医院精益管理理论与实践

任文杰 著

科学出版社

北京

内 容 简 介

目前，我国医院的运行发展同人民群众的期望相比仍有一定差距，医院管理的科学化、标准化和现代化水平仍有待提升，医院管理工作仍需在理念和方法上进一步地深入学习和系统更新。本书从我国医院管理的现实问题和精益管理思想的产生由来入手，对医院精益管理的理论基础、核心理念、文化驱动、实施基础、实施流程、工具方法、成效评价等进行了系统阐述，详细讲解国外医院实施精益管理的成功经验，并对我国医院精益管理的未来发展趋势进行了展望，以促进精益管理在我国医院管理工作中的推广和应用。

图书在版编目（CIP）数据

医院精益管理理论与实践 / 任文杰著. — 北京：科学出版社，2019.11

ISBN 978-7-03-062753-7

Ⅰ. ①医… Ⅱ. ①任… Ⅲ. ①医院–管理–研究 Ⅳ. ①R197.32

中国版本图书馆 CIP 数据核字（2019）第 242906 号

责任编辑：朱 华 / 责任校对：郭瑞芝

责任印制：李 彤 / 封面设计：陈 敬

科学出版社 出版

北京东黄城根北街 16 号

邮政编码：100717

http://www.sciencep.com

涿州市东南印刷厂印刷

科学出版社发行 各地新华书店经销

*

2019 年 11 月第 一 版 开本：787×1092 1/16

2019 年 11 月第一次印刷 印张：11 5/8

字数：333 000

定价：98.00 元

（如有印装质量问题，我社负责调换）

序

健康是人的基本权利，是民族昌盛和国家富强的重要标志，也是广大人民群众的共同追求。习近平总书记指出："没有全民健康，就没有全面小康。"党和政府历来高度重视健康事业发展，党的十八届五中全会已将建设"健康中国"上升为国家战略。

近年来，伴随着我国卫生领域的开放交流和社会办医力量的不断增强，各家医院对管理重要性的认识不断提高，医院管理工作更加规范有序，也积累了一些宝贵经验和先进做法。但从整体上看，我国医院管理的科学化、标准化和现代化水平仍有待提升，许多医院特别是基层医院的管理工作，仍停留在经验管理和日常业务层面，对医院整体服务能力的改造提升作用尚未充分发挥。因此，我国医院管理者仍需在理念和方法上进行深入学习和系统更新。

精益管理是近年来从企业管理中新兴的一种管理模式，已在多个行业中受到广泛应用和推崇，已被实践证明为适用广泛的先进现代化管理模式。部分国内外医院也通过成功引入或借鉴精益管理思想和方法，在管理工作和业务发展中取得显著进步。在我国医院管理工作中引入和实施精益管理，既是医院适应健康服务市场竞争和满足人民群众对医疗服务期望的客观要求，也是管理科学和医学技术快速发展的必然趋势。

本书作者长期从事医院管理实务和学术研究工作，具有丰富的医院管理实践经验和扎实的学术理论功底，对国内外医院管理理论和实践有着全面深刻的理解。这本《医院精益管理理论与实践》，既有对精益管理理念和方法深入浅出的系统论述和详细解读，也有对我国医院管理实践和运行环境的深刻理解与积极探索，将先进的管理理论同鲜活的管理实务相结合，既向我国医院管理者传播了新的管理思维和观念，又为其提供了详细实用的管理工具和方法；既是一部具有较高价值的学术专著，又是一本不可多得的医院管理教程。

当前，中国特色社会主义已经进入新时代，我国社会主要矛盾已经转化为人民日益增长的美好生活需要和不平衡不充分的发展之间的矛盾。在健康领域，人民群众对于高质量服务和产品的需求正在被快速释放，作为服务供给主体的各级医院应当及时更新管理理念，采用先进的管理方法，真正树立"以人为本"的服务观念，优化服务环境和流程，创新服务内容和方式，持续提升服务能力和品质。相信精益管理理念的引入，将会为我国医院管理工作注入新的生机和活力，推动各级医院更快更好发展，为健康中国建设作出新的更大贡献！

中国医院协会会长
二〇一九年六月

前　言

一直以来，总想找个时间静下来，把自己在多年从事医院管理工作过程中对“精益管理”（lean management）的实践、体悟和理解总结出来，以供同道研讨。近段时间，我们调研附属医院时有些触动，抽出更多的时间对医院精益管理进行思考、总结和学习，也进一步坚定了将收获和感悟与大家共享的想法。为此，我们专门成立了学习小组，对医院精益管理的理论和实践问题进行了系统性的学习、总结和归纳，形成了这样一本书供同道参考。

当前，我国医院的运行发展环境正在发生深刻变化。取消药品及耗材加成、改革医保支付方式、推行分级诊疗制度等一系列新医改举措正在持续深入推进；人工智能、物联网、基因工程、组织再生等新兴科技正在迅猛发展；健康中国战略背景下的各种健康服务新业态不断涌现；人口老龄化和生活方式调整也使得人们的健康服务需求更加多样化……变化着的环境给每一家医院的生存发展都带来了全新的机遇和挑战，同时也对广大医院管理者的创新思维、学习能力和管理水平提出了更高的要求。在新的发展环境下，医院原本的经验式管理和粗放的规模扩张型发展道路已不合时宜，迫切需要医院管理者转变管理思维和发展思路，实行科学的精细化管理，走内涵提升式发展道路。

精益管理，源自日本丰田汽车公司（Toyota Motor Corporation）于 1945 年开始为了提高效率、减少浪费、保证质量而建立的丰田生产体系（Toyota production system，TPS）。这一独具特色的现代化生产方式是丰田公司核心竞争力和高效率的源泉，推动着丰田汽车公司快速成长并逐步发展成为全球排名第一的汽车生产厂商。20 世纪 80 年代末，来自美国麻省理工学院的项目小组在对比研究了全球汽车业的发展之后，推出了一种以日本丰田生产方式为原型的“精益生产方式”（lean production），并逐步提炼出一套精益思想和管理模式。之后，精益管理被包括制造业、服务业在内的多个行业广泛应用和推崇，部分国内外医院也通过导入实施精益管理而取得了可喜的效果。

我自 2000 年从事三甲医院院长的管理工作，曾带领团队系统学习“丰田生产体系”“丰田管理方式”“丰田文化”等，在医院管理工作中借鉴吸收精益管理思想和方法。通过实施精益管理，医院的管理水平和服务质量明显提高，员工满意度、患者满意度及社会美誉度等也得到了显著改善。我也深刻体会到，精益管理是一整套管理体系和管理文化，基本原则和工具方法看似简单，但千万次地重复，千万次地改进，精益求精才呈现“以客户为中心”的始终。现今，面对正在发生深刻变化的发展环境，医院必须全面提高管理水平和服务质量，提高医务人员积极性和患者满意度，向内部管理要效益，而医院精益管理的出发点和落脚点恰好契合了这些迫切要求。同时，目前社会上对精益管理存在着各种“精细化”“精准化”“精益化”的不同理解。因此，有必要出版本书来系统地论述医院精益管理，以飨读者。

本书是一本偏重于工具类的论著，适用于医务人员、医院管理者及管理学科相关专业人员参考学习。在本书的编写过程，参考了大量国内外专家学者有关精益管理和医院管理的论著，在此对前人的学术贡献表示敬意和感谢。同时，也特别感谢我的团队成员孟勇、吕晖、张利江、张清云、刘海萍、陈露、石健、王亚辉、管文博、王晶晶、邢晓琳，是他们的艰苦努力和辛勤付出，才加快了本书的出版进程。另外，由于作者水平有限，文中不妥之处，敬请各位同道批评指正，并提出宝贵的意见和建议，共同推动医院精益管理事业发展。

任文杰

2019 年 6 月

目　　录

第一章　我国医院实施精益管理的必要性

在我国的卫生服务体系中，不同类型和层级的医院是医疗服务提供的主体，承担着救死扶伤、维护和促进居民健康的重要使命。作为一个集知识、技术、人才、设备、信息于一体的复合型实体，医院自身的发展受到内外多种因素的影响和制约。如何统筹各种因素，使医院发展的社会效益、技术效益和经济效益相统一，全面提升医院的整体效能，顺利实现医院的预期发展目标，创造出最大化的健康价值，是每一所医院运营的重要目标。在此过程中，管理是有效整合各种资源以使医院服务价值最大化的最关键要素，在医院发展过程中发挥着举足轻重的核心作用。人民群众日益增长的健康服务需求及健康服务市场竞争的逐步白热化，更是对现代医院管理的规范性、科学性及先进性程度提出了更高要求。

第一节　我国医院管理的发展历史与经验总结

一、我国医院管理的发展历史

1914 年，法国考古学家贝尼（C.H.Begone）在图卢兹城南发现 1.7 万年以前的医人壁画，这是至今发现的最早的关于人类医疗活动的记载。而医院作为医疗机构的一种基本组织形式，其功能和性质并非从一开始就很完备，而是经过一个漫长的历史发展过程才逐步形成。通过对相关文献资料的回顾和梳理发现，我国医院的发展演变同样是一个曲折漫长的过程，而对于医院的管理也正是在此过程中逐步产生、发展和进步，大致可将其划分为萌芽、起步、发展、改革和转型 5 个阶段。

（一）萌芽阶段

这一阶段是从公元前 5 世纪持续至 18 世纪末叶的一个漫长时期。在此期间，我国经历了奴隶社会的没落和封建社会的产生、发展与兴盛，医院组织也从无到有，并逐步演化出多种古代医院形态。

我国是医院萌芽产生较早的国家之一，早在奴隶社会末期的周朝，就已经开始出现社会抚恤组织。《管子・入国篇》记载："入国四旬，五行九惠之教。一曰老老，二曰慈幼，三曰恤孤，四曰养疾，五曰合独，六曰问疾，七曰通穷，八曰振困，九曰接绝。"在这九件事中，特别是慈幼、恤孤、养疾和问疾都与卫生保健工作有着密切关系。公元前 7 世纪时，管仲辅助齐桓公执政，在京都建立了残废院，收容残疾人供给食宿，给予治疗，这是我国古代医院的雏形。而《汉书・平帝纪》上记载有我国最初的医院形式，公元 2 年，"民疾疫者，舍空邸第，为置医药"，汉平帝刘衎下令设立了我国最早的传染病患者隔离医院。秦汉时期（公元前 221 年至公元 220 年），我国出现宫廷医疗组织，其医事制度随着朝代更换而变化。秦有太医令、丞，主医疗；西汉时太医令、丞有二：一属太常（即太医院）、一属少府（即宫廷药房），并设太医令、太医监、太医丞、药丞、方丞等官职，分别担任医、疗、方等医职。直至晋代、南北朝都沿用此制度，其服务范围也逐渐延伸到宫廷以外。隋唐时，设立太医署，作为国家最高医疗机构，由令、丞、医监、医院，掌管医事政令，各地都普遍设立医院和药局。此外，东汉时（公元 162 年）建立了类似军医院的机构，称"庵芦"，这种军医院至元朝已基本健全，成为专门收治患病军人的"安乐堂"。隋唐时代开始设立收容麻风患者的"疠人坊"，收治普通患者的慈善机构"悲田坊"，以后又出现养病坊、福田坊、广惠坊、安济坊、安乐坊、慈幼局、养济院等医疗组织。元明清时期，设立太医院，具体掌管医药，主要为宫廷服务。

概括而言，这一时期建立的医院具有隔离和慈善的性质，主要是为了隔离传染病人、救治伤员、收容残疾人或贫困人群。或者是专门为宫廷皇室服务。虽然这一时期我国的传统中医药不断发展壮大，并已具备相当水平，但总体上古代医院普遍规模较小、数量较少，常不固定，条件有限，发展得十分缓慢，因此这一时期的医院尚不是科学意义上的医院。在管理方面，虽然存在一些经验性的技术操作程序，但还没有定型的管理制度，机构的临时性和随意性大，即便是宫廷医院，其组织也简单多变，称不上是真正意义上的管理，相对比较简单、粗放。

（二）起步阶段

我国医院管理的起步阶段，可以追溯至19世纪中叶至20世纪中叶，帝国主义列强为了达到瓜分中国的目的，除使用政治、军事、经济等手段侵略我国外，还派遣了大批的医学传教士在我国民间行医、办医院。如1828年，英国传教士高立支在澳门建了第一个教会医院；1835年，美国传教士伯驾（Peter Parker）又在广州建立了美国在远东及我国的第一家基督教会医院（即现在的广州博济医院）。

鸦片战争以后，清政府被迫签订的《南京条约》开放广州、福州、厦门、宁波、上海为通商口岸，允许外国人设立医院和教会，教会医院由此在我国各地尤其是沿海城市发展迅速。如1844年英国人威廉·洛克哈脱（William Lockhart）在上海开设了第一家西医医院——中国医院（今上海交通大学附属仁济医院的前身）；1865年美国圣公会在杭州设立广济医院（即现在浙江大学医学院附属第二医院）；1883年英籍医学传教士司督阁（Dugald Christie）在沈阳设立盛京施医院；1896年英属加拿大人罗维灵（William McClure）在河南卫辉开办西医诊所（现新乡医学院第一附属医院前身）；1900年德国人埃里希·宝隆（Erich Paulun）在上海设立同济医院；1907年法国人姚宗李（Próspero Pan's）在上海建立广慈医院（现上海交通大学附属瑞金医院）等。据不完全统计，截至新中国成立前，我国的基督教会医院达340所，遍布全国许多城镇，这些教会医院的建立对推动我国医院事业的发展起到了积极的作用，也对我国传统医院产生了一定的冲击和影响。

这一时期，由国人创办并具有规模和影响的医院，是1918年由伍连德博士倡导建立的北京中央医院（今北京大学人民医院前身）。但总体上看，在1949年前，我国医院事业的发展仍比较缓慢，虽然随着社会经济文化和科学技术的迅猛发展，尤其是医学科技的不断进步，促进了分科化、集体协作等医院管理的发展和进步，强调了医院整体协调功能的发挥，实现了医护、医技分工，建立了一些医院管理制度，规范了相应的技术操作流程，但这一时期的医院管理总体上仍处于起步阶段。

（三）发展阶段

这一阶段是从新中国成立年到改革开放前的30年，我国的医院管理得到了一定的发展。新中国成立初期时，全国仅有卫生机构3670个，其中，各级各类医院2600个，门诊所769个，医院床位约8万张。当时，这些医院和卫生机构大多都集中在沿海地区或大城市，农村或落后地区很少有卫生院，即使有，设施也相当简陋，专业医护人员十分缺乏，医疗卫生资源总量不足且结构失衡。

在这种情况下，我国政府十分重视人民群众的健康，把医疗卫生工作当作一项重要的政治任务予以开展，把提升人民群众的健康水平提到了重要的位置。同时，也积累了我国社会主义建设初期的医院管理经验，主要采取公私合营、改造洋人教会医院及旧医药院校附属医院、从部队派骨干人员组建医院等多种措施，努力培养卫生技术人员和医院管理人员，积极发展省级、地市级、县级、乡镇卫生院及标准卫生所等机构和医疗卫生服务设施，我国逐步建立起了城市省、市、县三级公立医院网络和农村县、乡、村三级医疗卫生服务网络，初步形成了覆盖城乡的医疗卫生服务网络，基本解决了全体人民的看病就医问题，卫生系统的宏观绩效较为突出。而在计划经济的体制下，我国公立医院从诞生之日起，所有经费由国家拨付，所有基础建设和设备购置由国家出资，所有人员由国家指派、分配并负责完成国家下达的任务。

这个时期，我国的医疗服务体系是单一的公有体制，公立医院管理主要采用苏联的计划经济管理模式，政府是医院的实际控制者，提供医院正常运行的资金保障。医院管理者大多是行政干部或专业军人，医院院长由上级行政主管部门任命，是行政官员型的院长。医院的管理形式也是典型的行政式管理，完全按照上级卫生主管部门指定的指标和经费开展工作，院长的职能主要是按照上级既定的方针对医院的运行实施管理，经营自主权非常有限。医院员工工资基本由政府支付，与医院经营状况关系不大。因此，在完成既定计划任务和满足居民基本服务需求之后，医院缺乏提升服务质量的压力和动力，微观运行效率不高，政府财政压力较大，“大锅饭”问题逐步突显。

（四）改革阶段

这一阶段以改革开放为起点，持续至21世纪初，大致为改革开放后的30年。1978年，我国进入改革开放，国家经济体制改革的不断推进，促使我国经济体制由计划经济逐渐转型为市场经济，进而带动国内各领域发生一系列深刻变革。医院管理也进入到了新的阶段。随着居民卫生服务需求的变化和员工薪酬待遇的提升，公立医院经费短缺、服务单一的问题日渐突出。在宏观改革开放形势的推动下，我国医疗卫生行业也开始积极探索和推进改革，医疗行业开始向社会资本和外资开放，并逐步走上了一条市场化改革的道路。

20 世纪 80 年代中期，国务院批转《卫生部关于卫生工作改革若干政策问题的报告》（国发〔1985〕62 号），明确提出“必须进行改革，放宽政策，简政放权，多方集资，开阔发展卫生事业的路子，把卫生工作搞好”的口号，开启了我国医疗卫生市场化改革的进程。此后，国家基本复制国有企业改革的模式，对公立医院实施经费补贴、定额包干的政策，放权让利，扩大医疗机构自主权，按责、权、利相结合的原则，把相应的人事权、财政权下放给医院。同时，积极引入竞争机制，鼓励社会资本办医，倒逼公立医院提升运行效率。在此形势下，公立医院为了激发员工的工作热情和主观能动性，开始在医院内部探索和实行一系列经济激励手段，如技术经济责任制、经营承包责任制、租赁制、业余服务、院外兼职、委托办院等，同时不断扩大服务范围、增设服务项目。这些举措的实施，使公立医院的自我补偿和造血能力得到明显增强，综合服务水平显著提升，基本满足了人民群众多层次、多样化的医疗服务需求。

20世纪末，中共中央、国务院印发《关于卫生改革与发展的决定》（中发〔1997〕3号），其中明确要求“卫生机构要通过改革和严格管理，建立起有责任、有激励、有约束、有竞争、有活力的运行机制”。我国医院开始对自身运行机制和管理模式进行调整和完善，运行管理、组织机构、医疗服务等各环节的调整，使内部各管理层次之间的关系更加明确，协调薪酬体系、人事分配、人才培养等工作，形成更加科学和合理的监督机制，使医院运行过程更加顺畅、透明。2000年2月，《关于城镇医药卫生体制改革的指导意见》（国办发〔2000〕16 号），提出将医疗机构分为营利性和非营利性两类进行管理。对于营利性医疗机构放开价格管制；要求卫生行政部门转变职能，分开政事，对医疗机构进行分类管理；对于公立医疗机构则要求在其内部引入竞争机制、放开管制、规范运营等，这一系列措施吹响了公立医疗机构产权改革的号角。公立医院吸取比较成功的国企改革经验，结合本行业的特点，实行股份制，使内部员工持股；各级各类医院逐步形成医疗集团，产权制度改革全面展开，医院运营活力得到了前所未有的激发和释放。

这一时期，我国医疗卫生行业以激活微观运行机制为重点，简政放权、探索管办分离，通过引入市场竞争机制，激发公立医院运营活力，全面提升医院服务水平。市场化改革的不断深化使我国医疗卫生行业发生了重大转变，办医格局逐步多元化，医疗服务内容更加丰富，技术水平迅速提升。而受到体制改革政策的鼓励和市场竞争压力的驱动，我国医院在自身运行发展过程中也逐渐意识到管理工作的重要性，普遍注重借鉴吸收国内外先进企业和医院的管理经验，提升医院内部管理效能和运行效率，一系列体现行业特点和适应医疗市场竞争需求的管理思想、模式、制度、方法、工具等应运而生，现代化医院管理体系基本建立。同时，努力促进管理人员素质的提升，并积极选拔一些科研水平高、学术造诣深、有一定管理能力的技术骨干或学科带头人担任医院管理者，并注重其管理能力的培训学习与持续提升。

但是，“多给政策少给钱”的管理模式在激活公立医院微观运行活力的同时，也使公立医院陷入了过度市场化的旋涡。在经济利益的驱动下，大处方、大检查等过度医疗现象层出不穷，我国公立医院的公益性逐步淡化，“看病难、看病贵”问题突出，医患关系呈现恶化趋势，行业形象大打折扣，医院管理出现了新的问题，面临着新的挑战。同时，医院普遍实施的技术人员任职管理岗位的兼职模式，容易损耗本已不足的医疗卫生资源，也不利于医院管理的专业化发展。因此，对医院管理体制和运行机制的调整和完善，仍然是这个阶段没有根本解决的一个现实问题。

（五）转型阶段

进入21世纪以来，新一轮的医疗卫生体制改革逐渐被提上议事日程，医院管理逐步进入到职业化管理的阶段，医院开始由经验管理向科学管理转型。随着社会经济的不断发展，信息技术的日新月异，各个医院实力的逐步增强，人民群众对医疗卫生服务的认识在不断提高，医院的管理者们越来越认识到进行科学化和规范化的医疗服务行为，对实现医院良性生存与发展的重要性。

同时，医院管理者们也强烈意识到，随着全民医疗保险制度的建立和新一轮医疗卫生体制改革的实施，这将给医院的发展带来前所未有的冲击，医院必须实施责、权、利相统一的新型管理。实施科学化的新型医院管理，需要进一步理清政府与医院的责权边界（管理体制和监管、补偿机制），健全和完善法人治理结构和运行目标，使医院内部的运行更加规范、系统与合理，协调中国特色与国际规则交互与融合，进行有效和合理的设计与安排，来调动员工工作的积极性，使医院能够更加高效的运行，提高医院管理水平和服务质量，促使医疗机构回归公益性，切实服务于患者、造福于患者。

目前，我国医药卫生体制改革已经进入到“深水区”和“攻坚期”，急需建立一个城乡结合、上下结合、急慢结合、防治结合的医疗卫生服务体系。在这个体系中，需要建立起能够体现具有我国自身特色的现代医院管理制度，重新定位现代医院的功能和角色，并使之在整个体系中发挥核心的作用。

总体而言，我国医院管理经过长期的发展，成绩与不足同在，机遇与挑战并存。医院管理既是一个不断摸索、不断实践的过程，也是一个不断总结、不断提升的过程。作为医院管理者，理应明确医院管理的方向，把握医院管理的重点，促进医院管理的创新，最终实现医院管理效益和效率的最大化、最优化。

二、我国医院管理的成效与经验总结

经过长期的建设与发展，截至2017年底，我国共有医疗卫生机构98.66万个，其中医院数量达31 056个，包括公立医院12 297个、民营医院18 759个（源自《中国卫生健康统计年鉴2018》）。伴随着我国医院特别是民营医院数量的增加，我国医院管理的整体水平不断提升，在构建正常的医院工作秩序、提升服务质量和服务效率中的作用逐步突显。特别是近年来，我国积极推进医院管理改革，探索建立现代医院管理制度，取得了一定的发展成效，也为今后医院管理工作的科学有序开展提供了宝贵的历史经验。

（一）我国医院管理的成效

随着我国医院管理的日益科学化、合理化、专业化，医院在保障人民群众健康服务需求、改善人民群众生活质量方面的作用越来越明显。我国的医院管理在探索、改革和发展中逐渐进入到了一个与现代化建设、经济社会体制相适应的新时期。

1. 医院管理改革持续深化 2009年我国新一轮医药卫生体制改革启动以来，全国各地都在医院管理方面进行了探索性改革。积极尝试新的措施，提升区域卫生规划的科学性，促使卫生资源配置更加合理。上海市改变原有的行政区划和条块分割，从部管医院共建共管着手，将市属、部属、大学、军队等所属医院全部纳入卫生总体规划，开展和推动医疗机构属地化全行业管理和管办分开等改革试点工作，从而探索出更适合大卫生框架的医院管理运行和发展模式。在改革公立医院管理体制、探索管办分开的实现形式上，江苏无锡市则是将卫生局分为两部分，无锡市医院管理中心作为市政府代表，来履行国有资产出资人的责任，同时按照管办分离、政事分开的原则与卫生局相对独立运行，直接管理市属公立医院的资产和人员。在医疗卫生服务体系构建方面，各级政府努力建设、发展、调整城市大医院，进一步加强县医院和城乡基层医疗卫生机构建设，遍及城乡的医疗服务网络基本形成，布局更加合理。

2. 医院管理运行体制不断完善　随着公立医院由卫生行政部门的附属机构逐渐转变为自主运营的独立法人，一些医院则已经开始探索和尝试让院长作为法人代表，全面负责医院运行，基本上做到在管理过程中有一定的职责和权力。大部分医院实行绩效考核和岗位管理制度，引进竞争机制，明显提高了医院运行效率。医院人事分配制度，实施聘任制和聘用制，从平均主义转变为实行多种形式的责任制。深圳市政府把公立医院委托给医院管理组织进行管理，不再直接举办公立医院，从而实现自主管理。山东潍坊对于公立医院则是实行院长职业化，管理人员不再具有行政级别，推行院长年薪制和工资总额制，实行全员聘用制，医院人员的编制不再定额。

3. 医院的公益性日益得到重视　近年来，医院的公益性质得到了重新强调，医院的社会责任更是成为社会各界广泛关注的热点和焦点。医院更加关注让人民群众获得优质服务，不再单纯地从医疗机构内部考虑医院自身的发展。作为提供医疗服务的主体，医院承担着治病救人、防病治病的责任，需要保障人民群众的健康，维护社会的和谐稳定发展。应向人民群众提供各种医疗服务和预防保健、健康教育、疾病控制等一系列公共卫生服务，应对突发性公共卫生事件，对口支援基层医疗卫生机构、开展医务人员培训、医学教育与科研，引领医疗技术发展。在我国的新医改方案中，提出的"城乡医疗救助制度将覆盖所有困难家庭""基本药物全部纳入医保药物报销目录""尽快实现基层医疗卫生机构都有合格的全科医生"，这一系列具体而扎实的承诺无一不是指向公益性的问题。从本质上而言，医学的特殊性决定了医院应发扬救死扶伤的人道主义精神。医院的公益性应贯穿于医院管理改革的全过程。

4. 医院的服务能力逐步提升　我国的医院管理改革经过多年的探索和实践，使医院的服务能力得到了逐步的提升。我国医院的临床救治水平得到明显提高，管理水平和软硬件设施条件也都有显著的提升，与发达国家医院的服务水平之间的差距正在逐渐缩小。其中经济发达地区的大型医院的医疗水平和设施条件，已接近或达到发达国家层次。如上海交通大学医学院附属瑞金医院大力推行数字化医疗流程管理，坚持实践转化医学理念，组织多学科合作研究与攻关，建立"B2B"（bench to bedside，bedside to bench）及"B2C"（bench/ bedside to community）的快速转化通道，积极开展达·芬奇机器人手术、微创外科手术、心血管介入治疗等高精尖诊疗技术，拥有的第六代头部伽马刀、磁导航血管造影（DSA）、360 脑磁图、氩气刀、X 线刀、直线加速器等高精尖仪器已达到国际先进水平，最大限度地保障了患者的安全。国家为了改善中西部地区和基层医院的医疗条件，通过改善职业环境和薪酬待遇，促使医疗资源向中西部地区倾斜、向基层和农村流动，使医疗资源分布更加均衡。中西部地区和基层的医院在国家政策的支持下，自身也坚持推进内部管理改革，强化医疗服务质量管理，如位于鄂西北的十堰市太和医院，通过抓基础质量，抓学科建设，实施临床路径管理，开展"品管圈"活动，实施门诊流程、检验流程、住院流程、手术流程四大流程的再造，提升了人民群众的满意度。

5. 医院管理改革的良好环境和共识正在形成　我国医院管理改革经过多年的发展，正在逐步形成良好的改革环境和改革共识。北京医科大学（现北京大学医学部）、北京中医药大学、上海医科大学（现复旦大学上海医学院）、安徽医科大学、哈尔滨医科大学、大连医科大学及解放军第二军医大学等高等院校先后建立了卫生管理系，设置了卫生管理专业，形成了包括专科、本科、硕士、博士等不同层级的学历教育体系，培养了一大批医院管理和卫生事业管理的专业人才。中国医院协会的成立，确立了医院管理作为一门独立学科在全国学术领域内的地位和作用，对医院管理及整个医疗卫生行业的发展和改革发挥了重要的作用。一批专业研究医院管理的科研机构相继建立和发展，卫生部成立了医院管理研究所，北京、上海、天津、黑龙江、浙江、广东、辽宁等地均创建了医院管理研究所或研究中心。医院管理方面的专家和学者纷纷出版了《医院管理学》《医院管理讲义》等著作，介绍医院管理的理论和方法，在我国医院管理改革的发展过程中起到了积极的作用，促进了医院管理水平和管理质量的不断提升。

（二）我国医院管理的历史经验总结

伴随着我国医院产生与发展的漫长历程，我国医院的管理也经历了从无到有、从粗放到精细、从传统经验管理到现代科学管理的漫长过程，这一过程是在管理实践和学习借鉴中不断总结经验教训，并运用理论和经验指导管理实践的曲折过程。因此，回顾总结我国医院管理的历史经验，对促进我国医院管理水平的持续提升具有重要作用。

1. 培育医院文化　优秀的医院文化虽然不是实物，但是能够对各种实际行动产生影响。大量历史成功经验证明，群体基本文化素质的发展是大规模改革和发展的重要条件，因此，培养医院优良文化也是必不可少的。医院文化是群体在长期工作过程中流传下来的，具有智慧性和经验性，我们要看到一代又一代流传下来的力量，要取其精华，弃其糟粕，结合时代发展的需要进行创新。

2. 顺应社会变革　形势在发展，时代在进步，医院只有不断顺应形势变化，及时进行改革，才能跟得上社会变革和科学进步的脚步。社会变革具有一定的强制性，医院的经费来源、运行方式和经营策略都会受到国家宏观政策的巨大影响；居民生活方式的改变也会对医院的服务方式和内容提出新的要求；医学科技、信息技术的高速发展和管理科学的不断进步，也将大大改变医院传统的工作流程和服务方式。

3. 坚持对外开放　对外开放是为更新技术、提高水平提供了一个良好的平台。但对外开放同时也是一把双刃剑，需做到兴利除弊，谨慎学习。开放的目的是为了学习先进的技术，缩小与时代发展之间的差异。需要做到这几点：①以自身发展为主，广泛的吸取外来信息。②要有深谋远虑，既要立足现在，又要展望未来，不要为眼前的蝇头小利而失去长远的目标。③提高自我辨识能力，敢于质疑权威，但又要虚心接受先进知识。④联合人民群众的力量，让群众也参与其中，避免“长官意识”。

4. 实行科学管理　管理的本质是放大系统功能，遵循管理基本规律，运用科学方法对组织所拥有的人、财、物和信息进行有效的综合，来高效的达到组织目标。改革开放以来，许多医院自觉学习科学管理，提升了医院的工作效率。同时，管理又是一门艺术，需要结合不同对象和情境，灵活运用管理手段和方法。因此，医院管理者应结合各自医院的具体环境和特点，选择性地借鉴吸收其他医院或行业的管理经验。管理科学研究的是一般管理规律，多数的管理学新成果都源自于企业的生产管理活动。其中一些成果契合医院管理情境，可以移植应用，但这必须以结合医院自身特点进行论证和改造为基础，而这也正是医院管理的一项重要任务。通过深入研究医院管理的自身规律，才能更有效识别管理科学成果在医院管理活动中的适用性，真正有效发挥其正面效应，规避其负面影响。

第二节　精益管理——源于丰田的先进经验

一、丰田的成功秘诀——DNA 双螺旋

丰田汽车公司（トヨタ自动车株式会社，Toyota Motor Corporation），是一家隶属于日本三井财阀的汽车工业制造公司，总部设在日本爱知县丰田市和东京都郊区。

丰田汽车公司成立于 1937 年 8 月，在 20 世纪 80 年代，人们发现相较美国汽车，日本汽车更为耐用和易于维护；90 年代，人们更明显地觉察到，跟国内其他同行相比，丰田的优势更突出，

除了汽车产品的性能和外观令人满意外，丰田的工程与制造模式更展现出在产品和流程方面的极高统一性。丰田汽车的研发更快速、可靠性更高，制造成本极具竞争力，并且兼具世界一流的质量，在消费者中享有卓著的声誉。

与其他工厂相比，丰田致力于创造高超的水平、严格的标准、严密的流程，这使得它创造出了一个商业奇迹。在价格战争中挫败群雄，稳步擒获市场份额，所获利润远远高于其他汽车厂商，赢得了全世界商业领袖的赞誉。

长期以来，丰田一直被其全球各地的合作伙伴与竞争者视为高质量、高生产力、高制造速度和高灵活性的标杆。多年来，丰田制造一向被专业汽车机构鲍尔公司（J. D. Powers and Associates）及《消费者报告》（*Consumer Reports*）等期刊评选为最优质量之列。

那么，为什么丰田能够持续缔造如此辉煌的成就，这要从丰田公司 DNA 的双螺旋——丰田模式和丰田生产方式说起。

（一）丰田模式

1. 丰田 4P 模式 经过对丰田模式 20 多年的研究，杰弗瑞·莱克（Jeffrey Liker）归纳出 14 项原则，建构出“丰田模式”（图 1-1）。这 14 项原则也是丰田在全球各地工厂实施丰田生产方式的基础。莱克把这 14 项原则归为四大类，理念（philosophy）、流程（process）、员工 / 合作伙伴（people/partners）、解决问题（problem solving），即 4P 模式。

（1）理念（长远的思维）：以长期理念为基础的管理决策，甚至不惜牺牲短期财务指标。

（2）流程（消除浪费）：为使问题浮现而建立连续作业流程；为避免生产过剩而利用“拉动系统”；工作量均衡化；生产自动化；将任务标准化以实现持续改善；为快速发现问题而实行可视化管理；运用成熟可靠的技术而避免出错。

（3）员工/合作伙伴（尊重，挑战，共同成长）：培养出高度认同公司经营理念的领导人物；注重培养员工和供应商，给予他们尊重和挑战，在合作中共同学习成长。

（4）解决问题（持续改进与学习）：在持续改进中保持学习力；实地考察掌握一手信息；充分思考与讨论，稳健决策，快速施策。

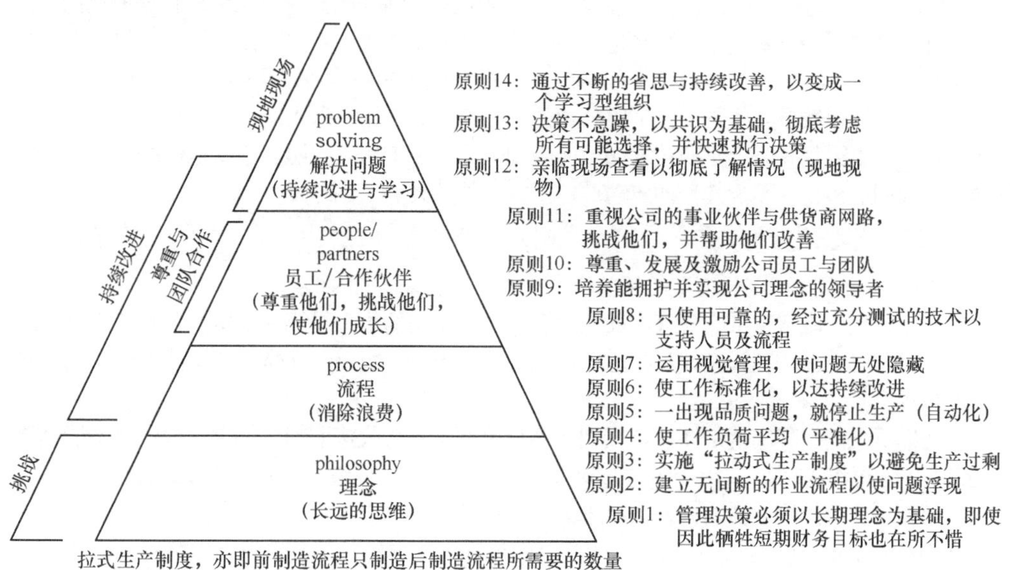

图 1-1 丰田模式

2. 丰田模式的两大支柱 丰田模式的本质是“通过释放人的潜能，追求卓越”，是组织达到卓越之道。丰田模式的 14 项基本原则可以概括为两大支柱：“持续改进”和“尊重员工”。持续改进就是要勇于挑战，它不单是指个人奉献的事实改进，更是要创造一种喜好学习，乐于变革的氛围。这就要求组织必须充分尊重员工，丰田公司通过动员全体员工参与持续改进而促进团队合作，采用“终身雇佣制”向员工提供就业保障。

（1）持续改进：是一个循环上升的过程。在计划中提出问题，使问题浮现，在处理问题环节提出相应的对策，在检查过程中对结果进行评估，从而在行动中创建更好的工作流。这个过程可以找出问题的根本原因并提出对策，通过不断省思与持续改进以成为一个学习型组织，这是丰田公司持续发展的根本。为此，丰田公司提出“现地现物”的理论。它要求领导者亲临现场，彻底了解情况，在发现问题后，利用“改善”使得组织能够持续学习，在制定决策的过程中，要求要穷尽一切可能并征得一致同意，最后要迅速地做出决策。持续改进建立起一种人人努力追求持续改进的公司文化，从长远发展来看，它还造就了丰田公司螺旋式上升的发展。

（2）尊重员工

1）公司不会为了生产而牺牲员工安全：实际上，丰田的工厂遵循的是在日本很普遍的实务：注重 QCDSM——质量（quality）、成本（cost）、递送（delivery）、安全（safety）、士气（morale）。丰田生产方式的奠基人大野耐一（Taiichi Ohno）说：“我们当然积极地诉诸任何能减少工时以降低成本的方法，但我们绝对不能忘记，安全是所有活动的基础。”丰田的第一位美籍总裁康维斯（Gary L. Convis）也说：“在丰田，有件事项非常清楚——质量第一、安全第一；格外努力、格外谨慎。这是我们的文化，也是我们的经营之道。”丰田公司切实维护员工的利益，这使得员工能够非常积极主动地接受公司文化，非常忠诚地坚守和执行公司理念，为公司贡献自己的力量。

2）鼓励支持员工积极提出改善意见：公司采用“按灯制”以促使员工发现问题。在单一流的生产线上，装有许多灯，如果哪一环节出现了问题，员工即可按灯提示中止操作，对此，公司不追究责任，反而进行奖励。这不仅减少了失误，还使得员工有发现问题的积极性。事实上，对于员工的错误，领导者不是批评而是仔细聆听，并要求员工发表意见，进行共同讨论。丰田模式不仅能使员工积极主动地提出改善建议，它还对此鼓励、支持，实际意义上就是要求员工投入、参与。

3）采用终身雇佣制以敬重员工：公司注重培养团队精神，因此对员工采取长期雇佣制，从一个员工进入公司开始就要接受丰田文化，经过长期的企业文化培养，可使每位员工都成为能为公司做出贡献的人。丰田公司的领导作风，在丰田模式的第 9 项原则中写道：培养深谙公司理念的领袖，并使他们能教导其他员工。丰田公司的领导者，对工作有深入的了解，有能力发展、指导并领导员工，更因其具备专业的技术知识而受到敬重，员工信赖并愿意遵从他们的领导。他们共同学习，共同进步，从而为其长期成功奠定了良好的基础。

（二）丰田生产方式

过去的 10 年间，由丰田创造的精益生产模式，在全球范围内得到推行，几乎所有的产业都开始使用丰田在生产制造和供应管理方面的理念方法。丰田的员工是第一批接受这种管理方式的员工，他们对其有更深的理解，并且在这方面做得更加出色，所以，在全球范围内掀起了招揽丰田员工的热潮。

“我们所做的，其实就是注意从接到顾客订单到向顾客收账期间，能否通过消除不能创造价值的浪费，缩短作业时间”，丰田生产方式的奠基人大野耐一说道。丰田生产方式的过程其实就是学习如何规划为产品增值活动，并去除未能创造价值的活动。

在 20 世纪四五十年代，避免在生产产品的过程中原材料的损耗，策划出精良的生产过程既是丰田的努力方向，同样也是大部分公司经营过程中的宗旨。大多数公司想要实现的目标是及时提供消费者需要的物品，生产出高品质的产品，简便且灵敏性高的生产流程，以及花费企业可接受的成本。步入 21 世纪以后，以实现作业流程的连续为重点仍然是丰田在全球市场中稳定发展的根基。

丰田特殊的生产流程对它卓越的建树有着至关重要的作用，这就是它在企业发展中使用的战略武器。这种生产流程是以单件流(one-piece flow)、准时生产(just-in-time)、自动化(automation)、改善(improve)、均衡化(equalization)等工具及质量改善方法为基础的，而这些方法也促进了“精益制造”经典的出现。

但是，工具和方法并不是一个企业持续成功的关键。丰田能不断使这些方法发挥效用，离不开以了解、训练和激励员工为基础的企业经营理念。丰田公司非常注重塑造和培养员工和管理者的领导力团队与文化，能科学制订公司战略并与供应商建立达成稳固的合作关系，建立一个学习甚至教导型的组织，这才是其成功的最主要原因。

归纳总结得出，丰田的生产方式其实就是精益生产的主要基础，其核心是杜绝浪费。值得注意的是，丰田生产方式与丰田模式两者不是相同的。丰田生产方式是在应用丰田模式的原则下形成的最完善的一种生产方式。丰田生产方式之所以能够给企业的生产带来显著的效果，是因为丰田模式还包含了丰田文化的基本原则。

丰田模式和丰田生产方式（丰田的制造方法）是丰田公司 DNA 的双螺旋，它们共同定义了丰田汽车的管理文化及该公司的特色流程，为丰田公司持续的辉煌奠定了最坚实的基础。丰田公司追求精益的生产方式，由此形成了丰田的精益思想，这种思想后来被各个领域所追捧，并进行套用，可以说，是丰田模式奠定了精益管理的基础。

二、精益管理——源于丰田的精益思想

“精益”一词是由乔恩·克拉夫茨克（Jon Krafcik）所创，他是麻省理工学院国际机动车项目（international motor vehicle program）的成员，该团队主要研究 20 世纪 80 年代晚期的全球汽车业，希望寻找出究竟是何种做法让日本获得了如此的成功。通过研究，他们推出了一种从顾客角度定义价值，以顾客需求为拉动，从最大程度上消灭浪费，使企业以最少的投入获取最佳的运作效益和提高对市场的反应速度的生产方式，这种方式便是以日本丰田生产方式为原型的而推出的精益生产方式。

（一）精益的定义

有关精益的著作给“精益”构建了多种框架和定义。1996 年詹姆斯·沃马克（James Womack）和丹尼尔·琼斯（Daniel Jones）编写的《精益思想》一书是这样定义“精益思想”这一术语的：“总之，精益思维本身就是精益的，因为这种思维方式能让人们用更少的资源（更少的人力、更少的设备、更短的时间和更小的空间）来做更多的事情，满足顾客的需求。也就是说精益思想提供了一种方法，这种方法能帮助生产者定义价值，并按照最佳顺序排列生产价值的活动，在没有干扰的情况下（不管谁来干扰）推行这些活动，使之越来越有效。”

大多数精益管理的培训师所使用的简明定义是：从顾客的角度出发，充分利用资源和人员的知识技能以创造出最大价值的一系列概念、原则和工具。而丰田公司给精益下的定义最为简洁、精美，包括两部分内容。

1. 彻底消除浪费。

2. 尊重员工。

对此，大野耐一这样说道：“通过持续彻底地消除浪费来提高生产效率是丰田体系最重要的目标。这一观点和丰田佐吉（Toyoda Sakichi）（1867—1930）所传承下来的理念‘尊重员工’同等重要共同构成了丰田生产体系的基础。”这种尊重是对所有利益相关者的尊重，包括顾客、员工、供应商和丰田运行社区。

上述两条并不是精益方法中的新理念，但是不少机构在尝试实施精益时只注重了消除浪费这一方面。为了取得精益实施的成功，必须同时把握好这两个方面，既要持续改进又要尊重员工。

如果因质量和生产率的提高而导致裁员，就说明没有平衡好这两个方面的关系。

从丰田生产模式中可以了解到：减少时间的浪费可以促进质量的提高，使产品产量增加而降低生产成本，这说明了精益是一种基于时间的方法。而“浪费”也在此有着非比寻常的意义，浪费就是指所有阻碍人们高效工作的因素或不能给客户带来价值的活动。

（二）精益管理的原则

1. 根据顾客需求，重新定义价值　精益思想关键性的第一步是精确地定义价值，而定义价值这一步骤只能由顾客来进行。当然，定义价值一定是针对具有特定价格、能满足顾客特定需求的产品（商品或服务）时才有意义。

站在客户的角度来看，生产者之所以会存在，是因为他们制造了价值；但是由于其他的一些因素，产品的价值也无法被生产者准确地描述。精益思想通过自觉地与顾客展开对话来定义特定产品的价值，暂不考虑现有的资产与技术，而是在将专职生产团队配置于生产线的基础上，重新考量技术本身的作用和在什么地方创造价值。实际工作中，管理人员只需确定必须要做的事情是什么，但不会将所有可能的变化都加以考量；否则，就会对价值的定义产生误解。

2. 识别价值流，重新制定企业活动　价值流是使一件特定产品通过任何一项商品活动的三项关键性管理任务时所必需的一组特定活动。这三项任务包括以下几方面内容：

（1）处理从构思细节与工程到投入生产的整个流程中出现的问题。

（2）管理从收到订购货物的单据到送出货物的整个流程中的信息。

（3）完成原材料到成品，再将成品送达给顾客的任务。

明确生产一个系列产品或者单件产品的价值流是精益思想的第二步。这一阶段通常会暴露出许多的浪费，然而企业却很少注意到这一步。

3. 使价值流动起来　精益企业只要精确定义了价值，就可以省略很多多余的步骤，从而完整地制订出某一特定产品的价值流图，也就可以实施第三步。这一步需要领导者更新自己的想法，使能创造价值的各个步骤流动起来。

精益企业是使部门和企业对创造价值做出积极的贡献，即重新定义他们的职能，明确价值流每个环节上员工的真正需求，使价值流动起来，才能够更好地提高员工的利益。

4. 依靠客户需求拉动价值流　促使企业活动从“部门”和“批量生产”转化为“生产团队”和“拉动式生产”，大大缩短了产品从概念设计到投产，从原材料到客户的所需时间，一旦企业拥有了能够根据顾客需求即刻设计和安排生产并制造出符合顾客需求的产品的能力时，就不再需要去做需求调查和销售预测，直接按照客户实际需求即刻生产，也就是由客户来拉动企业的生产活动。

加快价值流动有助于暴露出隐藏的浪费并将其排除。专职产品工作团队常常能学到增进流动和拉动的各种方法，更精确地定义价值。

5. 不断改善，追求尽善尽美　当组织能够做好以上四个环节工作时，精益管理就会展现出它的效果：企业生产的产品更能满足客户需求的同时，所耗费的时间、成本、场地等资源和发生的错误却在不断地减少，这是一个持续改进的过程。

第三节　医院精益管理及其应用价值

一、我国医院管理存在的现实问题

随着我国医院管理改革的不断深入，医院管理层及员工的服务意识、效益意识、发展意识不断增强，管理水平不断提高，取得了明显的发展成效。但纵观医院管理的实际，我们必须清醒地认识到，医院管理与经济社会发展、医疗卫生事业改革、人民群众的期望之间仍然存在着一定的差距，存在着一些不足和问题。

（一）管理职责与实际结合不够紧密

一些医院的内部各部门和各级职务的职责范围缺乏更加精确明晰的界限，没有从医院的实际出发导致无法满足医院快速发展的需求。有效的供给，满足顾客的需求才是有效管理的目标，这是现代管理学所认可的。在医院管理中，管理部门应从实际出发，围绕顾客的需求和医院自身发展的需要，对管理职责进行完善调整。然而，一些医院的部门职责范围和内容未能与时俱进，职责交叉重叠的现象依然存在，不利于医院的科学管理和长远发展。

（二）缺乏高素质的专业性管理人才

目前，我国大多数医院的管理者，都是由于医学专业技术能力和工作表现突出，而从医疗或技术专家转变为了医院领导，他们擅长于某领域业务，但由于缺乏系统规范的管理培训和教育，他们的管理实践多数是基于经验，管理的科学性存疑。由于这些管理人员缺乏专业的管理知识和管理方法，医院在管理形式上会出现不是制度管人、文化管人，而是行政手段干预，以随意性代表科学性，使管理工作机制不灵活，从而影响医院的发展。因此，建设一支职业化、专业化的管理人才队伍，是医院管理发展的方向，也是医院实现科学化管理的保障。

（三）工作流程有待进一步优化

在组织程序各要素中，工作流程设计、信息传递方式直接影响工作效率。目前，部分医院的工作开展仍然依靠陈旧固化的惯例或临时性的行程指挥协调，工作流程设计简单粗放，信息传递方式以人工为主，工作效率低下，信息传递失真现象存在，严重影响了医疗服务的效率与质量。

医院应从患者角度出发，对服务流程进行检验和再造，聚焦增值活动，减少无效环节。同时，借助于信息化手段，转变信息传递方式，实现即时传输共享，简化流程，提高服务效率和质量。

（四）成本管理体系不够完善

我国的医疗服务体系是以公立非营利性医院为主体的，但非营利性并不意味着对于经营性的忽视，成本管理对于一个医院的正常运营而言至关重要，这显然是广大医院管理者的共识。但在实际的医院成本管理实践中，却由于各种主客观原因而出现各种问题，对医院的正常运行与发展产生负面影响。医院的成本管理不同于一般企业，它并不一味地追求降低成本，还要全面考虑医院的医疗服务质量和技术安全等问题。同时，由于医院服务对象的高度异质性，医院的成本管理尤其是间接成本的分摊比较复杂，目前也尚未形成一个完善的、科学的成本控制管理体系。成本核算信息的不准确，也会影响到医院管理决策的效率和质量。

（五）缺乏完备、科学的激励机制

在我国医院管理的运行过程中，至关重要的环节就是如何调动医院员工的工作积极性。医院管理者只有充分利用好激励分配机制，才能有效地获取员工工作的积极性。目前，在我国医院的内部激励机制设计方面，尚存着较大的片面性，缺乏足够的弹性机制，有效合理的激励价值理念并没有内化于医院管理者和员工的意识当中，员工的潜力没有得到充分的发挥。尽管目前一些医院在利益分配激励机制上有所调整和改变，但依然缺乏完备、科学的激励机制，难以满足实际的需要，导致难以充分调动医院员工的工作积极性，引起管理效益低下。一些医院将收入、规模等粗放型指标作为激励员工的标准和依据。此类短期行为，无论是对医院的可持续发展方面，还是对医院的效益方面，都会造成一定的影响，进一步导致医疗卫生资源的浪费。

2017 年 1 月，人力资源和社会保障部、财政部、国家卫生和计划生育委员会（现国家卫生健康委员会）、国家中医药管理局四部委联合发布《关于开展公立医院薪酬制度改革试点工作的指导意见》（人社部发〔2017〕10 号）。《其中》明确指出，随着深化医药卫生体制改革和事业单位分类改革的推进，公立医院现行工资制度不能完全适应改革发展形势的要求。建立符合医疗行业特点、体现以知识价值为导向的公立医院薪酬制度，是深化医药卫生体制改革和事业单位收入分配制度改革的重要内容。这为我国医院建立现代化的薪酬分配制度指明了方向。

（六）对实施精益管理的重视不够

近年来，随着我国公立医院规模的快速扩张，部分医疗机构存在单纯追求床位规模、竞相购置大型设备、忽视医院内部运行和机制建设等粗放式管理的问题，对医院的精益管理重视不够，使得医疗设备利用率较低下，造成严重的医疗资源浪费。特别是一些大型公立医院更是拼硬件、拼设备、大搞医疗装备竞赛，客观上推动了医疗费用的不合理上涨，阻碍了基层医疗卫生机构与非公立医院的发展，也不利于整个医疗服务体系的良性运行与发展。粗放扩张的同时，部分医院管理者缺乏科学管理观念，对于管理的重要性和科学性认识不足，缺乏主动学习和应用现代化管理理念、工具和方法的动力和压力，管理理念落后，管理方法单一。

（七）患者就医体验差，满意度不高

在服务态度上，由于我国卫生人力资源相对短缺，医护人员承担的医疗任务较重，工作量较大，身心较为疲惫，因此很难有高质量的服务态度；在就医环境上，由于我国卫生服务需求和卫生人力资源供给不平衡，且地区分配不均衡，出现大医院门庭若市、小医院门可罗雀的现象，导致患者就医环境较差；在诊疗质量上，由于没有建立有效的犯错、纠错机制，医疗管理过程缺乏严格的规范与标准，导致医疗差错、事故等不良事件频发，患者接受的医疗质量较低；在等待时间上，由于我国大多数医院的医疗资源没有得到充分利用，导致各大医院门诊普遍存在“三长一短”的现象。而这些，都是降低患者就医体验度的重要因素，因此患者对就诊满意度普遍不高。

（八）缺乏团队精神，交流协作效率低下

医院被称为知识最密集、合作性最强的场所。而目前，我们所拥有的是一个效率低下且缺乏团队合作的医疗服务体系。纵观世界医学的发展，安全高效的诊疗服务离不开团队间的协作与沟通。团队的合作程度，又直接影响到科室管理质量、患者安全、治疗效果及患者满意度。我国医院地区与地区之间交流协作能力较差，医疗资源共享程度较低，虽然政府制定分级诊疗政策，但是医院之间的上下联动性较差。由于医院是相对独立发展的，在整个卫生行业上，又表现出患者就医信息不通畅的现象。医院内部及医院之间的交流协作不足，阻碍了医疗服务体系整体效率和质量的提升。

（九）长期规划不完善，持续发展受限制

“救死扶伤，造福群众”一直是医务工作者的核心工作理念；以患者为中心，为每一位患者提供安全、周到、价廉、优质的医疗卫生服务，应是每一个医疗机构的共同价值追求。当前我国的个别医疗机构为了短期目标的实现，急功近利，造成盲目逐利和严重的“表面化”现象，而医疗卫生事业要达到“完美”不是一日之功，所有医疗过程都要经历一个缓慢的持续推进过程。有些短期目标的制订，看似具有推进作用，实际上却影响了整个卫生事业的长期发展。

上述这些问题，并不是某一家医院的个性问题，而是我国各大医院面临的普遍问题。究其原因医院往往是基于同样的模板设计而成，各家医院的建筑格局也拥有极其相似的特征，但由于没有深入地了解医院的流程，又采用同样的范式和类似的教育来开发和运作流程。

而当被问到医院改革需要什么时，大多数医务工作者会认为我们需要更多的人力和资源。虽然说增加人力会降低医务工作者工作压力，从而促进现存问题的解决，但我们的资源总量有限，护士、医疗技术专家和重要的临床专业人才极度匮乏。把医院中出现的种种问题归咎于医护人员工作懈怠是不合理也是不公平的。我们应该着力引进一套新的管理理念和方法，改进医院运作体系，优化医院服务流程。

二、医院精益管理的界定

精益管理源于严格执行各种标准和准则。作为一种先进的管理理念，其最基本的特征就是要

在每一细节上精益求精。在每一个环节上严谨细致，致力于消除浪费和减少差错，追求以最少的资源产出最大的价值（产品或服务），以更快速并安全地满足顾客的需求，并不断地改善质量。

对于医院而言，定义“精益”一词必须从医院的目标和宗旨出发。医院和其他类型的机构一样，也需要花更少的精力做更多的事。在医院中，医疗是一个严谨的过程，只有运用精益管理理念，指导严谨的医疗实践，在医疗服务的各个环节和程序中，以严谨、细致、精益求精的理念对待诊疗、护理的每一个环节和过程，对待医院管理和经营的每一个步骤，医院才会取得竞争的优势和品牌的发展，才会赢得患者的认可。

医院精益管理以提高服务质量、增强患者满意度、帮助员工实现自身价值为发展目标，医院运行过程始终致力于提高效率并降低损耗，而这一原则也顺应组织自身发展原动力。在精益管理的持续改进过程中，医院服务质量和管理水平将得以不断提升。

三、精益理论在我国医院管理中的应用价值

（一）推动“三医联动”机制改革，优化资源合理配置

我国医药卫生体制改革的关键，在于推动医疗保险体制改革、卫生体制改革与药品流通体制改革的联动，通俗的说即是医疗、医保、医药改革联动，即“三医联动”。联动的含义在于形成医疗卫生体制中不同利益相关群体相互制约、平衡的有序竞争机制。将医院精益管理与“三医联动”改革相结合，优化医疗资源合理配置，改善医院服务流程，提高医疗服务效率，建立现代医院管理体系。通过科学有效的医院管理模式，使医务工作者的综合素质提高，转变医疗服务思想和观念，增强其对工作的积极性和参与性，推进医疗机构精细化管理，强化医疗质量管理和控制，强化医院经济运行管理和财务管理。

（二）提高医院管理水平，消灭浪费

精益管理的实现更注重于环节之间的有效衔接。医改破除“以药补医”机制，取消各级公立医院药品加成，改革医疗医药供给侧。要求医院从自身出发，建立完善的管理制度，明确各部门职责范围，利用先进的管理手段，优化管理方式，进一步提高医院的管理水平。由于医院内部需要各个部门工作的相互配合、交接，因此，体现医院管理是否高效的重要标志之一即为各种诊疗服务环节之间衔接的精益管理。

同时，应用精益管理优化医院服务流程，可以改善医院传统的服务方法和流程，舍弃一些烦琐和不重要的服务环节。如利用精益管理，寻找医院医疗器械精益管理的切入点，立足当前管理工作的细枝末节，以点带面，持续改进并加以完善，逐步形成一套完整的管理流程体系。医院实施精益管理，将会更好地实现医疗服务各个环节之间的有效衔接，形成管理的整体合力，发挥管理的最大效能，从而保证服务质量和服务效率的不断提升。

（三）推动医院文化建设，以服务患者为核心

精益管理在医院组织内部形成一种文化氛围后，就会在全体员工之间，各个操作流程、操作环节之中流动，形成一种自觉与自愿，这是一种理念的更新，更是一种管理的自我要求，是建立在精益基础上的主流文化氛围。精益文化以人的发展为核心，就是医院上下要形成一个尊重员工、爱护员工、信任员工的氛围，因为管理者只有使员工满意，员工才可能使患者满意。另外，创新是医院发展的不竭动力，精益管理提倡创新，强调理念的创新、技术的创新、方法的创新。医院通过建立完善精益管理的创新体系，充分利用现代信息技术实现医院精益管理过程的信息化、自动化，相信员工、尊重员工的首创精神，高度重视、支持、鼓励员工创新成果的传播、推广，将会为医院的发展营造出更加优良的氛围和环境。

（四）调整医院发展战略，促进医院长期稳定发展

精益管理是一种对发展战略和发展目标的管理。在 2009 年出台的《中共中央国务院关于深化

医药卫生体制改革的意见》(中发〔2009〕6号)中，提出“稳步推动医务人员的合理流动，促进不同医疗机构之间人才的纵向和横向交流，研究探索注册医师多点执业”的要求，不仅有利于均衡各地医疗资源，提高医师诊疗水平，提高医师收入；同时也有利于公立医院改善管理机制，建立合理的公立医院人事薪酬制度，提高人才待遇，促进公立医院向科技创新与科学管理相结合的模式转变，将医疗服务作为主要职责。

在医院精益管理过程中，结合具体实际为所有成员制订一个共同目标，激励员工为之努力奋斗。精益管理本质上是对于医院战略和发展目标的分解、细化和落实的过程，是促使医院发展战略有效贯彻落实的过程，是提升医院整体执行力的过程。精益管理就是要让医院的每个目标都具有可操作的实施步骤。

（五）追求卓越服务，持续改进医疗质量

精益管理是一个管理循环的活动，它既不可能一蹴而就，更不可能一劳永逸，必须与组织同步发展，持续改进、不断创新、不断超越，始终保持先进性和有效性。精益管理的核心内涵是在巩固与传承的基础上，不断探索与创新，推动工作持续改进，把工作做到精益求精，进而提升组织的可持续性发展能力。精益管理要求形成连续性的规范动作与良好习惯，达到制度化、程序化、规范化，实施持续性的改进，使组织能够持续性地适应不断变化的环境因素。医院管理同样要形成回路，其管理也是一个持续改进的过程。

医院精益管理就是一个根据反馈不断做出调整的管理过程。由于患者的疾病状态和健康状况是不断变化的，因此必须要求医院全体员工不断根据新情况、新问题进行及时反馈和科学调整，提升医院管理实效。

【本章小结】

伴随着我国卫生服务体系的变革和医院自身的发展，我国医院的管理工作从简单粗放到复杂精细、从经验管理到科学管理，经历了一个漫长的发展过程。虽然取得了一系列令人瞩目的成绩，积累了一些具有自身特色的管理经验，但也仍然存在着一些问题和缺陷，同人民群众对医疗服务的期望相比仍存在不小差距，有待通过管理理念和模式的变革，实现医院管理水平的全面提升。

精益管理源于丰田公司的成功管理实践经验，并已在制造业及其他多个行业中得到广泛应用并受到推崇，被实践证明是一套科学的工作方法和先进的管理理念，是一种具有广泛适用性的先进的现代化管理模式。在我国医院管理工作中引入并实施精益管理，既是医院适应健康服务市场竞争和满足顾客服务期望的客观要求，也是医学科学技术日益发展的必然趋势。精益管理，将推进医院的健康、快速和可持续性发展，使医院能够更好地服务于患者、造福于社会。

第二章　医院精益管理的理论基石

伴随着我国社会经济的进步和卫生领域的改革开放，为卫生服务提供主体的医院对管理工作日渐重视。在长期的医院管理实践活动中，很多源自企业管理的先进经验和管理科学的发展成果被引入其中，在很大程度上提升了我国医院管理的现代化和科学化水平。我国医院引入和实施精益管理，是在当前环境下进一步提升医院管理水平和解决一系列现实问题的选择和尝试，是在以往先进管理理念和模式基础上的进一步优化和改进，而不是推翻和否定。管理科学中的一些经典理论仍然是医院实施精益管理的重要基础，同精益管理之间有着密切联系。

第一节　战略管理理论

一、战略管理理论概述

（一）战略

"战略"一词，自古有之，原是指将帅的智谋、筹划及军事力量的运用。我国古代《孙子兵法》就是最早研究军事战略的一本经典著作。一代又一代的中外军事家对战略做出过许多研究，《战争论》的作者克劳塞维茨（Carl von Clausewitz）认为：战略是为了达到战争的目的而对战斗的运用；《战略论》的作者利德尔・哈特（Liddell Hart）认为：战略是一种分配和应用军事工具以达到政治目的的艺术，是一种"统帅艺术"。

战略的定义是多种多样的，一般而言，是对事物长远发展的全局性谋划。为了很好地理解战略的内涵，可以借鉴加拿大管理学者明茨伯格的战略 5P 定义：①战略是观念（perspective），它是人们对客观世界的理解与认识，是一种组织文化的反映；②战略是定位（position），是一个组织确定自己在市场上的位置，在环境中的位置；③战略是计策（policy），可以是在竞争中赢取对方的工具，是行动之前的计划，还可以成为行动过程中的手段和策略；④战略是模式（pattern），是固定的模板，是行动前的计划安排，指可以体现为一系列的具体行动和现实结果；⑤战略是计划（plan），是对未来可能会发生战事的提前安排，是具有超前性和动态性的有意识、有预计、有组织的行动程序，它从现时出发，着眼未来，以期实现组织长期的生存与发展。

（二）战略管理及战略管理理论的出现

1. 战略管理　"战略管理"一词最初由美国学者安索夫（Ansoff）在 1972 年的《战略管理思想》一文中提出，他认为战略管理是将组织日常业务决策同长期计划决策相结合而形成的一系列经营管理业务，它强调的是管理，而管理活动的重点是制订战略和实施战略。美国学者斯坦纳（Peter O. Steiner）认为，组织战略管理是确定组织使命，根据外界环境和内部经营要素设定组织目标，确保目标正确落实，并使组织使命得以实现的一个动态过程。

战略管理就是让一个组织和机构的内部能力去适应它的外部环境需求的过程。它对高效（高效果和高效率）地分配人力和物资资源是极为重要和必需的。战略管理的目的是使管理人员能够制订和实施一种推动组织目标实现的战略。在战略管理过程中，管理人员会自觉或不自觉地考虑许多主要和关键的因素。

2. 战略管理理论　21 世纪的世界，全球经济一体化和知识经济的发展成为两股不可阻挡的潮流，冲击着一切国家和地区。面临复杂多变、竞争激烈的环境，企业如何求得长期的生存和发展，已不是仅靠严格加强内部的职能管理所能奏效。而以着重研究企业环境，并根据企业条件对环境的变化做出相应反应，甚至实施以努力引导环境变化为主要内容的企业战略管理，在新世纪中必将越来越受到投资者、经营者和学者们的重视。

具体来看，世界各国（特别是西方发达国家）的企业对战略管理高度重视的主要原因有以下几方面。

（1）需求结构发生变化：第二次世界大战之后，随着工业生产的飞速进步，群众对于生活必需品的需求已达到饱和，人们需求发生转变，从对数量需要转向对质量需要，需求呈多样化趋势。

（2）科学技术的迅速发展：科技日新月异的发展，产品更新换代周期大大缩短。一方面导致许多行业成为“夕阳产业”，另一方面又促使一些以技术为基础的“朝阳产业”应运而生。老企业要生存，新企业要发展，势必造成企业之间的竞争开始加剧。

（3）全球化竞争日趋激烈：从 20 世纪 60 年代起，全球资源短缺、各国国内市场日渐狭小，以致制约国内经济发展等问题日益显露，西方国家的许多企业开始向外迅速扩展其经营空间。

企业战略管理就是在这样的背景下逐步形成的。其标志是 20 世纪 60 年代初，美国学者钱德勒（Alfred D. Chandler）发表《战略与结构：工业企业史的考证》；20 纪中叶，美国学者安索夫（Ansoff）和安东尼（Robert N. Anthony）分别发表《公司战略》《管理控制系统》。

在钱德勒的书中，战略决策与战术决策是企业的经营决策的两个层次。钱德勒认为，要进行战略决策首先要思考企业的未来，确立企业的基本目标，并为此制订相关的经营目标和经营方针，然后是对企业所拥有的资源进行分配和调整，进一步实现经营目标和方针，这是所说的决策行为；最后要有效地使用所分配的资源，确保日常经营活动顺利进行，这被称作战术决策。安索夫则是把企业经营战略界定为：“为了探求企业现在和今后应该进行怎样的经营活动而制订的决策基准就是企业经营战略”，提出了产品市场领域、成长方向、竞争优势和企业战略整体，这是企业战略的四大要素，并构成各因素之间相互补充、相互促进所产生的乘数效应。安东尼将企业控制自身活动过程的经营计划分成 3 个层次，即战略计划、管理控制和业务控制。这些层次明确了战略计划的概念，也是他从经营管理计划体系的角度考虑的。

以上这些著作的出版，把企业战略理论研究向前推进了一大步，初步形成了企业战略理论的框架。

20 世纪 80 年代以来，随着世界经济格局的不断发展，以西欧、日本为代表的经济发达国家在国际市场上与美国展开了激烈的争夺，新兴的发展中国家经济实力也是日益增强，在经济上也是减少对西方国家的依赖，他们独立的经济力量也能够与西方国家抗衡。因此，企业战略管理研究也不断地发生变化，主要表现为以下几方面。

（1）强调战略思考和创新的极端重要性：企业家学会战略思考，运用创新与企业家精神，才能做好良好的企业战略管理。在美国学者彼得·德鲁克（Peter F. Drucker）《管理——任务、责任、实践》和日本学者大前研一的《企业家的战略头脑》中均有提到。

（2）研究方法上强调系统研究与经济分析相结合：“系统论”的研究方法在企业经济分析和企业战略管理的运用上取得了巨大的成功。就此，美国学者波特在《竞争战略》和《竞争优势》中提出了“波特模型”，即行业组织论观点和分析方法。

（3）提倡结合企业战略管理与企业文化：重视员工在企业战略管理的重大作用，使企业战略管理的研究深入到心理、文化与组织结构、组织行为等。肯尼迪（Allan A. Kennedy）和迪尔（Terrence E. Deal）的《企业文化》、米勒（Lawrence M. Miller）的《美国精神》中均有体现。

二、战略管理在医院管理中的应用

（一）医院战略管理概述

医院如果没有在竞争激烈的市场中提前做好规划，将会影响到未来的发展。而这种规划的前提是从实际出发，运用科学的方法来促进医院的发展。结合具体实际来促进医院可持续发展从而实现规划目标即为医院战略的主要内容。

基于战略的基本概念，医院战略可表述为：医院根据其外部环境及内部资源和能力的状况，为求得医院生存和长期稳定的发展，不断地获得竞争优势，对医院发展目标、达到目标的途径和手段的总体规划。其目的不在于维持医院的现状，而要创造医院的未来。医院战略管理则是指：医院为了长期的生存和发展，在充分分析医院外部环境和内部条件的基础上，确定和选择医院战略目标，并针对目标的落实和实现进行谋划，进而依靠医院内部能力将这种谋划和决策付诸实施，以及在实施过程中进行控制的一个动态过程。

作为一种医院管理方法，医院战略管理具有实事求是，从实际出发的特征，具有独特性、全面性，并与外部环境联系密切，主要是用来研究医院的发展与规划，提高医院的竞争力以促进医院的可持续发展。医院战略主要是致力于医院未来的发展，通常以五年为一个周期。

（二）医院战略管理的意义

战略管理虽在很大程度上促进了企业的发展，但在医疗服务行业的应用有限，在一定程度上限制了医院的发展，不利于合理的使用资源和提高竞争力。战略就是医院发展的方向，如同大海中指明方向的罗盘。类似于企业的战略管理，医院的战略管理也必须有目标管理的属性，通过资源配置取得相应的竞争优势。

1. 为医院发展提供竞争优势　国外管理学家经过长期对比发现，竞争地位和利益得到改善的企业，大都实施了战略管理。20 世纪 80 年代，我国也引入了战略管理理论，在 20 世纪 90 年代，学会实施战略管理的医院发展的状态大都良好。医院的发展必须需要战略管理的引导，这样才能站在较高的层次看清自己整体，了解自己发展的长处和短处，了解外部环境的变化，迅速做出适宜的规划，逐步提高医院的竞争力。

2. 提高医院员工对工作的热情　目标会让那些目光远大的医院用来激励医院员工。人们会被强大的战略目标吸引，并且不懈奋斗。优秀的战略让人一目了然。简洁、清晰的表达，甚至不需要一句解释，就可以让人深深地受到鼓舞。

3. 为医院发展找到合适的定位　通过国外医院引入市场发展战略的实践，表明医院实施市场发展战略不仅会增加医院在市场的生存能力，还能推动整个国家的医疗卫生事业的发展与提高，并且使国民健康素质得以提高。在当前市场经济与科学技术飞速发展的形势下，医疗服务行业所处的内外环境正在发生着急剧的变化，而这些变化大多数难以被准确预测。医院一方面要提高医疗技术水平和服务能力，另一方面又要扩大医疗可及性、控制医疗费用。在这种背景下，医院的宗旨、目标和使命发生了巨大的变化，社会对医院的要求和地位日益提高。医院只有运用战略管理的方法，才能重新清晰定位自身的使命和目标，适应社会发展、符合人民群众的期望，使社会效益最大化、经济效益合理化。

4. 优化医疗资源配置　当前社会，医学模式已发生了重大改变，随着我国经济体制的改革与完善、全面医疗保障制度的建立、患者需求层次越来越高，这些新趋势给医院管理工作提出了新要求，越来越多的医院管理者开始关注战略管理。实施战略管理是医院适应外部环境变化、协调自身发展、获取竞争优势的重要管理内容。战略管理的最大特点是从全局和长远的角度来系统地制订医院的发展规划，这样就能有效避免因为思维片面、目光局限而造成的管理决策失误，从而避免了资源的浪费。另外，医院实行战略管理，可以从系统、全局和长远的角度来进行资源的有效配置。

（三）医院战略管理与企业战略管理的区别

组织为了取得竞争优势和在市场竞争中更好的发展实施了战略管理，实施战略管理也为社会贡献更多的价值。对于处在市场经济体制下的医院来说，政府不会为医院的错误负责，医院需要肩负起自我发展的责任。在这一方面，医院与企业战略管理的任务有相似之处。

但医疗行业有别于其他的服务行业，它的独特之处在于其所包含的两种属性：与其他服务行业一样的服务属性和与其他行业有别的服务特征，即以营利为目的的发展战略，和因救死扶伤这一天职所需承担的更重的社会责任。所以，医院与其他企业的战略管理模式存在一系列差异。

1. 服务对象的重要性差异 医疗服务的第一要义是“以人为本”，保障人类的健康。而企业提供的服务即使能够满足人们的精神所需也不能与健康服务相提并论。

2. 组织使命不同 从古至今，医疗都有着治愈疾病、维护身心健康的光荣使命。它的根本目的不是企业的盈利至上，而是以救死扶伤为职业核心。

3. 信息复杂 现代医院是知识、人才、技术密集区，它被认为是最复杂的组织体系，因为医疗团队的庞大，也是最复杂的人体系统。医学知识博大精深，个人难以完全精通，所以一名合格的中国或者美国医生都需要经过10年左右的培训时间。在医学上也有“隔科如隔山”的说法，对于医师来说，面对非本职专科的疾病，也会束手无策。那么作为门外汉的患者对医学知识了解甚少也不足为奇。由于医疗信息的复杂性和不对称性以及医患双方看问题的角度不同，导致经常出现医患矛盾。因而医院的战略管理应该多换位思考，站在患者的角度看问题，提升他们的就医体验，更好地为患者服务。

三、医院战略管理与医院精益管理之间的联系

精益管理是一种对发展战略和发展目标的管理。《第五项修炼》的作者彼得·圣吉（Peter Serge）在书中提出，共同愿景是团队学习的一个重要步骤。医院实施精益管理时，可以领导组织成员共同描绘一个未来愿景，在可及的未来愿景的驱使下，让员工内心充满希望，朝着共同目标而奋斗。精益管理的本质是一种对医院管理战略和目标分解、细化和落实的过程，使每个环节都能不被遗忘，充分发挥这些小细节的作用，它同时也是提升医院整体执行能力的重要方法。医院精益管理就是要细化和分解目标，最后实现医院的共同目标和共同愿景。

精益管理以常规管理为基础，并且深化了常规管理的基本思想和管理模式，以最大限度地降低管理的成本、尽可能地减少管理所占用的资源为主要目标的管理方式。精益管理的本质意义在于它能让医院的战略规划彻底有效地贯彻到医院的每一个环节，并在该环节发挥作用；能对战略和目标分解之后再细化，然后落实；进而提升医院整体执行能力。

医院精益管理有全面性、明细化、创新性、严肃性、持续改进等原则，这与战略管理的理念高度契合并相互支撑。

1. 医院精益管理的全面性原则 战略管理具有整体性，精益管理的全面性体现了此概念。

（1）全方位覆盖：就是把精益管理覆盖到医院全部的经济活动范围，没有盲点，不留空白，确保任务落到实处，工作取得成效。

（2）全过程管控：就是有效的管理和控制医院运行的全过程，精益化应贯穿于所有工作的一切环节，而非仅局限于个别程序和环节；时间上，要实现事前认真思考科学决策、事中观察事件变化有效掌控、事后能够及时并且准确地对全过程的精益化进行提炼升华。

（3）全体联动：就是医院内各个部门、科室都能有顺序衔接、沟通无障碍、相互之间合作协同。管理上，尽可能的相互协调运作，实现优劣互补；服务上，要营造精益准确的环境、为医院发展提供保障。宏观上，要立足整体、统筹规划、整合相关资源。

（4）全员动员，全员参与：只有突出每个员工在精益管理中的主体地位，激发每个员工的工作激情，才能实现精益管理的全方位、全领域、全覆盖。

2. 医院精益管理的细化原则 战略管理具有长期性，需制订长远的目标和规划。医院精益管理的细化原则体现了此理念。

（1）指标系统化：为了对考核对象的主要内容进行全方位反映，医院系统宏观地设置运行各项指标，同时应合理利用各项指标之间存在的有机联系，达到统筹兼顾、整体最优，为医院实现发展目标保驾护航。

（2）目标清晰化：清晰明确地定位医院阶段目标、中期目标、年度目标、总体目标，并通过量化、细化以及标准化将这些目标分解为具体的、可操作的、可实行的子目标，落实到每个成员、

每个科室、每个部门，纵横交错、全方位无死角地落实。

（3）操作精益化：用具体准确的量化标准取代传统模式中笼统、模糊的管理要求，把管理的内容逐一分解、细化、量化为具体的数字和程序以及责任，使各项工作都能看得见、摸得着、说得清。

3. 医院精益管理的创新性原则　战略管理的战略目标规划需要创新，医院精益管理的创新性原则与战略管理相辅相成。

创新是医院发展的不竭动力。精益管理的创新主要是理念创新、技术创新、方法创新，要步步领先，追求卓越。要建立完善医院经济管理的创新体系，充分利用互联网技术实现医院管理过程的信息化、自动化管理。同时要充分相信员工，尊重员工的首创精神，并积极重视、支持、激励员工对创新成果的传播、推广。

4. 医院精益管理严肃性原则　战略管理对于各目标的分解和落实也体现着严肃性原则。

精益管理的严肃性原则的主要体现：对管理制度和流程的执行与控制要严格考核，严明纪律、严谨作风。根据经济管理的目标制订考核办法来严格考核，能够在组织进行考核时克服主观性，避免考核随意性；从严明纪律角度出发，即要求从严治院，加强准确性、纪律性及计划性，并且严格执行相关的法律法规、制度政策与规则，坚决纠正不良行为作风，诸如管理松懈、作风松散、纪律松弛等现象；从严谨作风角度讲，不仅在工作时要认真细致、严谨严肃，完成任务更要高度负责、严肃对待，处理事务要恪尽职守、执行标准，从事管理要秉公办事、坚持原则。

精益管理是一种对战略目标的细化和落实，是提升医院整体执行力的一个重要途径，同时也是让医院的战略规划能有效贯彻到每个环节并发挥作用的过程。因此，精益管理必须始终坚持，从而形成一种习惯性管理思维，以期达到医院管理的制度化、程序化、规范化。

第二节　文化管理理论

20 世纪 80 年代以来，在管理实践中，管理方式与思想不断随着世界经济政治形势的快速变化而发生转变，创新、发展出不同的管理模式。就目前来看，文化管理是科学管理发展的趋势所在，是适应迅速发展着的现代经济社会的必然途径。文化管理，是指以文化为核心管理企业，它强调文化指导功能，强调人的积极作用，强调培养团队精神和情感管理，同时强调人的思想理念。

一、文化管理理论概述

（一）文化管理的产生

文化管理的正式提出是在 20 世纪 80 年代。以文化的内核进行管理是文化管理的主要特色，是在管理实践中有意识地构建个性化的组织文化的一种管理模式。全面认识文化管理并探寻其根源，加强对人性和文化方面的认知，了解其时代背景与实践基础，是采用文化管理的重要条件。

1. 文化管理的人文基础　组织管理的基本要素包括人、财、物、时间、信息等多方面，但其中最核心和关键的是对人的管理，所有要素的管理究其根源都还是依靠于人，所以，所有的管理对象究其本质还是人。而管理理论在实践中遇到的问题大多与人性认知相关，就说明任何管理理论体系、实践中必定要以人性假设为基础。不同人性假定的偏重，都会造成大相径庭的管理理念和管理模式，对于人性不同的假设无时无刻影响着管理人员的管理行为。纵观管理学发展，管理学家们无时无刻地进行着对人性的探索，使得管理学的发展进程形似人性的探索和深化过程。

典型的管理学中许多人性概括，都没有一个较为全面的认识，皆以片面的观点侧重于人性的某一方面。例如“经济人”、“社会人”与“自我实现人”。这些假说之间却又是相互补充与递进的；如科学管理理论就是弗雷德里克·温斯洛·泰勒（Frederick Winslow Taylor）在“经济人”假设基础上补充提出的；又例如梅奥（George Elton Mayo）的“社会人”假定，是“经济人”假说在实践过程中暴露缺陷后提出的；再如马斯洛（Abraham Harold Maslow）提出的产生人际关系和行为科学管理理论的“自我实现人”理论，都是在不断地发现前人假说的缺陷并补足的过程。这使加尔·沙因（Gar H. Schein）意识到，人性并非是单一的，而是具有复杂性，情境会使人突显出人性的不同侧面。

以泰勒为代表的科学管理假定人都是“经济人”。“经济人”假说由亚当·斯密(Adam Smith)提出，假说认为所有员工加入企业组织的目的只有一个即“经济”。科学管理理论在这样的思维逻辑支配下认为，管理活动之目的只有一个，即提高经济效益、解决组织成员的分成问题，方式则为采取科学方法制订出公认的标准。但梅奥、马斯洛、赫茨伯格和麦格雷戈等人的研究表明，社会上活动的员工不是各自孤立存在的，而是作为某一个群体的一员有所归属的“社会人”，其在生活工作中还需要得到友谊、安全、尊重和归属等，所以在管理实践中不可以忽视人的社会性。由此，“经济人”假说进化发展而成为“社会人”以及“自我实现人”。随着管理学的进步，管理学家发现人的需求具有复杂性，上述假设已不能概括全部管理学范畴，以对人性认识更加全面的“复杂人”假设登上舞台。

2. 文化管理的产生背景　文化管理的产生和世界经济的飞速发展紧密相连，直接关乎管理实践的具体要求。

（1）世界经济的快速发展：1970 年前后，文化之于管理的特殊意义尚未发掘，管理理论和管理实践也均未出现与运用。十年后，世界的经济形式伴随科学技术和生产力的不断发展开始发生变化。企业规模与组织结构日渐庞大、复杂，传统的管理理论、实践不适应企业发展的需要。当全球化、经济一体化变为世界大趋势，跨国企业如雨后春笋，多元化的跨国企业中，硬性管理规定和单一管理方式不能兼顾员工各自的风俗习惯、思维方式，导致传统管理模式完全无法生存，而在文化因素尤其是价值观凝聚人心方面，更是不能良好适应；各个国家、各个企业间的激烈竞争，生产力的发展，都不断推进人们的生活水平，传统管理模式上的物质刺激效果逐渐减弱。

（2）美日企业的对比研究：第二次世界大战之后，日本虽然战败，但是日本的经济却在短短的二十年的时间里重新发展，日本通过其特有的经济模式使全国人均经济水平稳步提升且长时间将全国的通货膨胀率保持最低水平，从而在“二战”后在世界舞台上脱颖而出，经济水平排名全世界第三。在日本经济迅速崛起的同时，美国的经济却遭受了前所未有的冲击和压力。美国管理学界纷纷开始调查研究其原因。在调查的过程中，人们发现在当时美国的《福布斯》杂志的企业排名中，日本将近三分之一的企业在前 200 位的名单上；除此之外，美国《好运》杂志在 1984 年也报道了日本的企业、银行的飞速发展。在不断地对比研究中，美国学者发现了与日本企业呈现差距的原因主要是管理理念和管理模式的不同，文化管理的名词也因此应运而生，并借此机会得到传播与发展。出生于美国，且在关于文化方面有丰硕成果的学者菲利普·巴格比(Philip Bagby)曾经说过，虚无缥缈的毫无把握的文化探索是到后期才取得相当大的认可和确认性，简单地说，文化的形成就是要经历一个由模糊到清晰的过程。相对于日本的管理方法，美国虽然是一个实行资本主义的发达强国，但是美国的龙头企业在整个世界舞台上仍然缺乏十足的竞争力，其根本原因就是美国企业的高层管理者自以为是、墨守成规的观念无法克服。针对美国企业存在的问题，管理者对企业中的机器设备、规章制度、组织结构做出了整改。不仅如此，企业的目标、宗旨和信念也有了较大的转化，因为它们对提升企业的生产效率和管理效率更具有决定意义。

3. 文化管理产生的标志　20 世纪 80 年代，《Z 理论——美国企业怎样迎接日本的挑战》《日本企业管理艺术》《企业文化——企业生活中的礼仪和仪式》《成功之路——美国最佳管理企业的经验》等著作的相继出版，宣告了文化管理的诞生。

（1）《Z 理论》是威廉·大内 (William Ouchi) 在考察日本企业时发现的，很多的日本企业为了提高自身的工作效率，就会通过利用公司员工之间还有各个企业之间相互的认可和确信，以及相当敏感的合作关系，来提高自己员工的工作积极性，以实现他们想要的目标。在此基础上提出，美国企业借鉴日本的经验，形成了自己新的管理方式和风格——Z 型组织管理。威廉·大内曾经在《Z 理论》中提出日本的大型企业与美国的大型企业在文化组织管理的方式方法和特点上有较大差异。相对于美国，日本更加注重文化管理。Z 型文化模式下，管理更加重人道。美国企业想要在竞争力以及效率上赶超日本，就要在管理上吸收借鉴日本的管理方式，将企业向 Z 型组织转化。这样可以有效提高组织效率，使员工感受到自尊和自我价值，并在生理和精神上一并与自己的企业得到升华。

（2）日本的集体主义价值观对各个企业管理所带来的效益与弊处，在《日本企业管理艺术》这本书中得到了相当详细的解释与分析。这本书由安东尼·阿索斯（Anthony G. Athos）及理查德·帕斯卡尔（Richard Tanner Pascale）共同编著完成，在书中，他们提出了与威廉·大内相同的观点：美国企业需要借鉴日本的集体主义价值观来改善自身的缺陷。美国企业的发展受到限制，很大的因素在于对个人主义的过度宣扬。针对这一现象，帕斯卡尔和阿索斯从企业的员工（staff）、战略（strategy）、制度（system）、构造（structure）、能力（ability）、特点（characteristic）以及共同价值观（common values）七个方面，依据企业管理中的七个要素，对美国与日本的众多企业进行对比，得出了以下结论：美日企业的差异主要来自员工和共同价值观这两个因素。与日本企业的集体价值观相反，美国企业推行的是个人主义，这就注定了企业的集体观念无法达成一致，员工得不到组织的重视，而是被作为上级达成目的的客体，在极大程度上使员工工作的积极性跌落最低谷，从而导致整个企业的运转效率十分低下，最终使得美国企业的发展与日本企业之间的差距一步步拉大。

（3）《企业文化》——对企业文化的详细分析：这本书由迪尔（Terrence E. Deal）和肯尼迪（Allan A. Kennedy）共同编著完成，一起讨论了企业文化发展的现状和意义。对企业来说，拥有一套优秀的企业文化可以促进企业更快、更好地发展。企业文化是企业的内在凝聚力，作为一种精神潜移默化地影响着每个人的一举一动，激发员工工作的积极性，进而推动企业持久发展。迪尔和肯尼迪认为企业员工的三观、整个企业的环境与氛围、企业的传统习俗、企业中的领头人以及整个企业的文化网络这五个方面是企业文化最主要的部分。而企业员工的三观作为企业重要的精神财富，是这些要素的重中之重，决定了企业的其他四个要素。

（4）《成功之路》——优秀企业的 8 种文化品质：《成功之路》由托马斯·彼得斯（Thomas J. Peters）和罗伯特·沃特曼（Robert H. Waterman）共同编著，提出了企业在文化方面应该做到的八个标准。在书中，作者首先对理性主义管理模式对美国企业发展的不良影响进行了分析。他们认为，美国企业在管理过程中过分看重理性思维的作用，缺乏对员工的关注和尊重，导致企业没有生机，气氛死气沉沉。而日本企业却恰恰相反，他们并没有将经济利益作为企业追求的最终目的，而是更加注重对员工的关心，极大地推动了自身的发展。因此，美国企业的发展要获得实质性的飞跃，必须要借鉴日本企业的运行模式，改变自己的发展思路，在发展过程中以人为核心。但要注意的是，这与人际关系学派所推崇的主张并不完全相同，只是要重视营造自己的企业文化，在实行文化管理的过程中，增添企业生命力。最后，彼得斯和沃特曼还提炼出了企业的八种优秀品质，即挖掘人力资源、紧靠顾客、不离本行、贵在行动、鼓励革新、以价值观为动力、精兵简政、绝对一致和自主创造。

（二）文化管理的内涵

在肯尼迪（Allan A. Kennedy）和迪尔（Terrence E. Deal）共同著写的《企业文化》中提到："提供企业领导人应当掌握的一般文化管理知识是该书的目的。"；在吴平和张德两位学者共著的《文化管理》书中，进一步解释和分析了"文化管理"。系统的管理学说和理论、管理思想和管理理念、企业管理在内的组织管理的一种管理模式都是"文化管理"所包含的内容和概念。以人为本，以人的全面发展作为目标，培育共同的人生观、价值观，营造出一种能够使员工身心均感觉到利处的文化气氛，使每个员工的工作激情最大限度地迸发出来。最大限度上地创造并实现自身价值，为社会的建设贡献出自己的力量，这是该管理模式的本质。人本管理位于管理的最高层次并且具有深厚的文化基础是文化管理的重要特点。把价值观作为重大的资源，营造企业良好的工作环境，激励员工积极进取、规范行为，为企业创造更大的价值是文化管理的要义。文化管理以内部协调带动外部适应，强调人和组织氛围，视战略为组织文化的要素。目标是提高组织活动的效益，行为准则是追求巧实力，价值取向是崇尚创新，思维偏好是系统思考。

从根本上来说，决策、协调和激励三要素所相互融合的有机整体就是管理。激励和协调机制对于文化管理又有着更加重要的作用。强调“内部协调”和“外部适应”的结合，发挥“内部协调”的作用推动“外部适应”的发展。

因为人们对文化因素的兴趣和关注探索，现今时代的文化管理理论和实践迅速发展。在管理学家们对文化管理的研究中可发现其要义，即人可被看作“文化人”，文化可以被当成最有效的管理资源，价值观在管理中的地位和作用被突出强调。

1. 人类学角度的文化管理　1955年出版的《文化人类学》一书的作者赫斯科维茨（Herskovits）在书中表明，文化作为一切刻有人类踪迹的实物相比较于单纯的自然界和原始形态来说，文化更像是一些看不见摸不着的东西。综合来讲，包括所有人造物的正是人类学意义上的文化。赫斯科维茨认为客观文化是像房屋、餐具等有形态可以看见触摸的人工制造品；而主观文化则是像宗教信仰、民风民俗、世界观人生观等无形的在现实中无处可见的群体意识。荷兰管理学家强皮纳斯（Trompenaars）则在他1993年出版的《文化踏浪》一书中对赫斯科维茨关于文化划分的概念提出了自己不同的见解。他认为价值观念系统只是文化的一个方面，文化除了是一个群体共有的价值观念之外，还是一个体系问题的解决方法与技巧，是某一个地区的人民群众用来克服他们所遇到的困难，让自己从当前困境中走出来的方法与技巧。单从表面文字上看，强皮纳斯并未具体指出除价值观念以外的物质和行为方面的东西，只是指出文化实际上是一些途径和方法。从上述的文字可以看出，强皮纳斯所提出的文化概念除了包括价值观念外，还包括物质和行为两方面。其次，因为他把人类面对共同问题时所产生的共同感知和共同态度以及使用的一样的方式方法作为假设，所以我们可以轻易了解到，强皮纳斯也是从客观和主观两个方面看待文化，独特的群体文化由此产生。一般地，不论表述文化含义的方式及角度怎样不同，都一定会包含物质和观念两个大的方面。除此之外，人类在自然生活中隐隐生成的生活习惯和生活方式即可以被看作是客观文化也可被看作是主观文化。按照这种方法来说，文化也可以分为物质、行为以及观念文化这三种形态。价值感处于文化系统中最核心最深入的地位。

《文化模式》这本书是由美国著名的文化学者露丝·本尼迪克特（Ruth Benedict）所作，作者在这本书中特别详细地介绍了导向、协调、凝聚这三个文化所具有的功能。本尼迪克特（Benednt）突出表明，文化形成的规则和模式会使个体在其特有的力量下按照共同的观念和准则来思维和行动。个体成员共有的习惯、道德、惯例、风俗、价值观等文化要素不论在哪个层级中都是推动组织有序发展的内在力量。在文化的熏陶下，组织成员自觉形成共识，所以能和组织共进退。作为人们衡量各事物的标准，文化系统在人的价值观念上起着决定性作用，并且作为准则约束人们的一切行为活动；文化体系同时也对人们的质量管理和活动管理的方式方法和最终的后果都起着决定性的作用。追溯到这个问题的根源，可以说整个管理体制的正常运行都受到文化体系的影响，因为文化在管理系统中充当的角色和其所起的作用都是举足轻重的。可以说文化就是整个管理系统中操纵者认为最重要的资源。如果不被重视，则会影响管理的效果，产生不好的影响。因为价值观的作用在整个文化体系中的表现不是很明显，所以在进行文化体系管理的时候，我们要将价值观在整个管理系统中的作用和感染力着重表现并将其突出。价值观的差异也决定了不同民族的文化差异。

值得提醒的是，管理在本质上属于文化方面的活动，管理文化伴随着管理的发展而产生，它是人类学意义上文化在具体事物中的应用。组织的规章制度、价值观念、发展目标及这些因素形成的文化氛围及人事交往无不体现着管理文化。管理者与被管理者在一定程度上共同受到文化的影响，从而使管理活动蕴含着社会文化的价值、信念和习俗传统。管理中形成的文化资源推动着管理文化的发展，而文化也影响着管理者的行为。美国学者菲利普承・哈里斯（Philip R. Harris）曾对文化与管理的整合进行总结，文化的作用着重体现在对整个团队内部的管理活动、对整个管理周圈氛围的警觉技能以及对管理活动的模式抉择三个方面。学者哈里斯的综述还将整个管理活动中各文化后台的判断、团队传统的叙述都表述出来。外部环境的影响及管理者在本行业的国际影响，使管理活动都透露着文化的气息。管理与文化及价值观密切相关。

2. 在组织文化角度上看文化管理　相比于人类学意义上的文化，组织文化是一个组织主动构建起来的人为文化，它需要进行调整和更新，甚至重塑。而人类学意义上的文化是在长期历史过程中自然而然形成的；人类学意义上的文化基本上不可能被破坏；组织文化却拥有利弊两面性，有特色且积极的组织文化可以营造一个充满上进心的气氛，促进企业的发展；他们都属于组织文化的有机组成部分。只有管理活动积极地去将人类学意义上的文化与自身相结合起来，才能使组织文化在管理活动中，将有用处的“能源效用”得到更大限度的利用。

迪尔和肯尼迪对组织文化的深度钻研和大力传播使人们对组织文化有了全新的认识。他们对组织文化的深度探究在整个管理学界都引起了巨大轰动。但是他们的研究并不全面，而只是着重探究组织文化在人民群众中的普及度以及加大宣传提升人们对其的重要性认知等几个方面。

在 21 世纪末，彼得・圣吉（Peter M. Senge）对组织文化研究作了另外的解释，即应创建怎样的组织文化及如何创建的问题，组织文化研究的进步，得益于他的学习型组织理论。学习促使组织增强自身实力以应对各种变局，因为学习是组织的“生命源泉”。彼得・圣吉表明，每个人都有后天学习的能力，在学习过程中要排除各种困难，在组织发展中学习更是活水源头，能为组织发展提供持续的推动力。必须进行超越自我、改进心智模式、建立共同理想、团队意识、有规则的想象这“五项修炼”才能变成真正的“学习型组织”。其中，系统思考最为重要。延展思维、共同的奋斗目标、不断地创新、超越自我，是组织成员共同构建创新文化氛围的必然要素。任何组织要想进行这些修炼，都必须先进行系统思考的训练。如果没有系统的想法，那么进行其他的“修炼”，都将是纸上谈兵。“修炼”系统思考的能力需要养成对系统思考的习惯并对系统的、完备的知识体系有深入的理解。外部竞争的激烈，需要我们不断创新，来保证组织内部协调。这是彼得・圣吉的“学习型组织”理论所强调的。若要形成创新的文化环境，必须先形成有利于创新的文化氛围；对组织文化进行改革创新，需要进一步对以上的“五项修炼”进行训练，提高创新能力。随着全球化经济的发展，跨国公司和跨国并购将人类学意义上的文化带进组织的内部环境，给跨文化管理带来难题，引起了人们对异地文化管理的深度探究，这个趋势下去，最终的结果是使文化管理进一步得到强化。另外，跨国企业的出现也推动了文化管理理论的快速发展。

人类学意义上的文化与人为构建的文化（组织文化）相互区别、相互贯通。管理学家们强调，在人类学意义上，文化是一种需求文化要和管理活动相互磨合的周边环境与气氛。但是文化还是一种相对有用的管理能效，因为员工仍然可以以文化为导向，提高凝聚力，规范行为；经过威廉・大内对美、日企业管理进行的深度探讨与对比，证明了这一想法。文化管理中的异地文化探究更加注重跨国公司是否能够十分积极且主动地去与当地文化进行磨合，从而进行高效的管理活动。这种文化管理一旦形成，就会成为一种新的文化生态环境。有学者强调，组织文化不仅是一种管理资源，而且会影响民族文化的资源。文化管理提倡在管理学中必须正确认识这两种意义上的文化，并要想方设法让他们相互磨合，如运用恰当，会出现更大的效果。准确地说，实践文化管理是把价值观用来引导、克制和对员工进行激励；但是，因为成因和变化不同，所以，人类学意义上的文化与组织文化有所区别，它们发挥的作用也不相同。

（三）文化管理的内容

进行实践和探索的管理目标被称为文化管理，它的内涵是随着实践不断完善和发展的，有以下内容。

1. 文化管理坚持以人为本　文化管理坚持以人为中心，把围绕人而展开的各项活动作为组织管理的主要目的。

2. “外圆内方”式管理 在文化氛围影响下的组织有利于实现柔性化发展，制度的内化就是内方，把制度变成习俗，制度和文化的关系被文化管理表现得淋漓尽致，制度和文化之间相互塑造，文化的润滑，才能使制度更好的适用于组织。如果要更好地进行文化的管理，中国古代老子的智慧值得借鉴：管好自己，无为而治。

3. 重视感情和价值观在管理中的运用 在管理中，认识被动发展的，通过价值观和情感的渗透，文化管理把人的被动变成主动。

4. 文化竞争力 作为核心竞争力，组织和理论学说基于科学管理，来弥补科学管理的缺陷，这种就是文化管理；它强调组织文化建设，重视文化的竞争与发展，它不只是理论，更是注重文化在解决实际问题中应用的管理实践方法。

5. 硬管理和软管理是对立统一的 在管理文化中，被称为软管理，它非常强调精神文化因素的作用。“软”有“柔”的意思，有学者称为“柔性管理”，并且把它当作企业发展潮流。依法治企就是管理的“硬”，具有刚性，强制的特点。软管理与硬管理并不是对立的，它是将两者结合，共同发挥作用，因此它也具有科学性。文化管理“软”的集中体现，但是硬的标志是完善的制度。

（四）文化管理理论中的人本管理

通过反思和批判传统理性管理理论，包含“以人为本”为理念的管理模式被文化管理理论提出来了，它高度重视理性化、制度化、共同的价值观、高超的管理艺术和卓越的团队精神等。在管理活动中更多地应用文化的引导和完善作用，精确抓住企业管理的灵魂，让管理效益更加提高。管理思想发展史上一场深刻的“革命”就是要文化管理理论全面超越传统管理理论。

作为一种全新的管理理论和模式，文化管理理论以塑造价值观为核心、以人为本，追求理性与价值、个人与整体在管理理念中相互融合与统一，契合了新时代发展潮流，是一种更符合人性、更有效率的新的管理理论。文化依靠人而生存发展，人是文化创造和文化享受的主体。在组织中挖掘人的“文化力”就是文化管理的主要内容，通过文化促使人们发挥主观能动性，推动人的全面发展。

文化管理理论实质上是人们对理想管理世界的追求和向往，文化管理是不断发展变化，没有止境的。为了实现人的自由全面发展，必须要灵活运用文化这种手段，在传统理性管理理论中，管理的中心是物而不是人，人只是没有灵魂没有情感的工具，被异化为“物”。受这种思想影响，在传统管理理论中，要求对雇员严格要求，以便实行标准化管理，但这种方式并不利于人的创造性的发挥。文化管理理论则充分发挥人的能动性，强调人处于管理的中心和主导的地位。人、财、物等要素在生产经营活动中，是一个有机结合的完整系统。

二、文化管理在医院管理中的应用

（一）医院文化的内涵

医院文化由企业文化衍生而来，是20世纪80年代的一位美国学者首先提出并很快流行于世的一种医院管理思想。它作为现代医院管理理论体系的一个重要组成部分，特别是在西方国家中已经作为一种思想理念和方式，成为新的管理潮流。在我国，医院文化已经被逐步认可，在医院管理和发展中显得越来越重要。

医院文化，是指医院在长期医疗服务经营活动中集体创造、逐渐形成，并为员工所认同的群体意识及社会公众对医院的整体认知。一个医院所独具的组织结构模式、价值体系、优良传统，全体员工对医院关爱程度、责任感和荣誉感等是医院文化的内涵，用公式来表示就是价值理念＋行为规范＋习惯＝医院文化。我们可以把它分成3个层次，上边的部分是花和叶（组织结构、制度和一些流程），中间的部分是“梗”的部分（价值观、使命、目的与行为规范），下边的一部分是泥土里的根（下意识、潜规则和习惯）。鲜花的根部才是最终决定医院是否健康的标准。医院文化依靠养成的习惯，习惯的养成依靠行为，成员的行为依靠理念，环环相扣，哪一方面出了问题，都会影响医院的健康发展。

（二）医院文化的作用

医院文化建设，就是将医院的价值观和各种理念通过引导、灌输规范言行和言传身教等方式潜移默化地渗透到员工的思想中，经过长期的这种文化熏陶，员工最终将在不知不觉中将医院的精神和各种理念体现在他们的日常行为中。

医院文化的主要功能是塑造人，通过文化对人的整合、导向、凝聚、规范和激励作用，使人们提高生产力。医院文化建设的主要任务是使个人与医院达成共识，追求共同的目标，提高员工的积极性，激发员工的创造性，大力提倡团队意识，让员工实行自我管理。事实上，推动医院发展的关键动力就是“以人为本”的管理思想，运用医院文化成功管理的主要标志是要贯彻落实医院文化的原动力，能够成功的管理员工。

（三）医院文化管理模式的构建

医院的物质与精神文化相互贯通、相互依存。要想构建和谐的医院文化管理模式，需要把医院文化逐渐渗透到医院管理的所有工作中，争取让“重物不重人”或“只重思想不重管理”的现象不复存在，需要我们用全面的观点看问题，既见物又见人，既见思想又见物质，有机融合软管理和硬管理。为了更好地衡量医院文化的管理模式，下面介绍几个标准：

1. “以人为本”是医院管理文化的精髓，任何工作都要围绕人而展开。全体员工要以医院文化为标准，自觉接受价值观，激发自觉行为，严格规范行为，激励员工投入到医院管理的各个过程。

2. 医院文化的核心就是培养共同的价值观，它激发员工行为协调一致。对员工的价值观和信念进行导向是医院文化的主要功能，并为医院发展提供动力。这些都是医院文化建设的重要标志。

3. 实行分权管理，共担责任是实施医院育才型领导方式的工作重点。医院领导班子不仅要关注工作任务是否完成，还要把提高员工积极性和培养思维能力放在心上，通过培养医院文化，将员工的个人价值观凝聚起来，提高了医院的凝聚力，无形中就提高了医院的竞争力。

4. 建立硬软管理结合机制，医院实现文化管理，首先必须坚持以人为本的管理理念。这就要求医院不仅要对员工实施人道化管理，即提升医务人员的个人修养、维持员工间的和谐融洽关系、营造良好的氛围，还要具有一定的权威性，对医院的规章制度要严格遵守并进行监督。

5. 坚持培育医院人文精神。对于一个医院的发展来说，人文精神的存在是必不可少的，医院的医务工作人员要对患者进行人文主义关怀，使患者体会到温暖，增加其对来本医院就医的满意度。医院也要对员工进行人文主义管理，在做好工作的同时，要更好地保障员工的利益及他们的尊严、价值。这是医院实现文化建设的必然要求。在医院的运转过程中，为了培育和弘扬人文精神，医院的管理者要对医院的各种机制进行先进文化的引导，使医院走在发展的最前端，同时人文精神的形成是医院战略性发展的首要途径。

三、医院文化管理与医院精益管理之间的联系

医院文化管理与精益管理在一些方面有着共同的联系。医院在长期经营的过程中，医院的医疗服务质量及医护人员的专业水平，让人们所留下的对医院的整体认知是该医院所形成的医院文化。精益管理是在传统管理的基础上对企业或公司的产品质量。服务质量以及生产速度等进行更加精细的分化来实现最大化价值。在医院的文化管理过程中，为了实现医院的全面发展，使该医院在所有的竞争者中脱颖而出，管理者总是要使内部的所有力量都集中在同一个目标。

医院在长期发展过程中，不仅要注重医院文化建设更要将精益管理的思想融入医院文化建设。医院文化的长期发展需要在传统医院文化的基础上不断注入新的血液来适应飞速发展的社会。而医院文化与精益管理的交相融合就需要每一个工作人员时时刻刻谨记精益思想的理念，把它贯穿在医院文化建设的方方面面。

（一）精益管理体现了“追求卓越”的医院文化

医院在实行精益管理的过程中，实际上就是一种对医院文化的更高的追求。在满足医药市场需求的情况下，医院尽可能地使每一项花费支出等进行更细致化的区分，以此来达到减少浪费、提高产品质量、降低医疗成本的目标。

（二）精益管理体现了“以人为本”的医院文化

①以患者为中心，医院的存在就是为患者服务，在医院的运行过程中，要始终把患者的需求放在第一位，把患者作为生产过程中的切实参与者；②以员工为中心，在医院正常运转的背后离不开每一个员工的辛勤付出。医院要实行人道主义，把每一个员工都作为医院的参与者，对医院的发展出谋划策，最大限度地发挥他们的价值，提升医院的创新能力和创造能力。

（三）精益管理体现了发扬医院团队精神的文化

拉动式生产是由各个环节独立完成的，但是在医院的生产操作过程中，单一的能力较强并不能保证更高地生产质量，这种模式并不适用于医院的生产。医院的生产操作过程中需要上下级之间进行有效的沟通，互相合作，互帮互助。而精益管理不仅强调了一专多能更加强调合作精神，更加契合医院生产中所需要的团结合作。

（四）精益管理体现了质量持续改进的医院文化

在激烈的市场竞争中，医院要想持续发展就要不断完善精益管理这一方法。患者是医院存在的意义，而在现代社会，患者越来越重视医院的医疗质量，所以医院的持续发展的根本就是要不断提高医疗质量。如何提高医疗质量是医院发展中的重中之重，精益管理的实施可以很好地解决这一问题。首先是要是每一位工作人员意识到医疗质量的重要性，在医疗服务中严格要求自己；其次是在医院的每一个生产发展的环节都要对质量进行严格地监督。在这种模式下，医院才能更好地实现可持续发展。

第三节　顾客价值理论

一、顾客价值理论概述

（一）顾客价值的内涵

早在 1954 年，彼得 · 德鲁克（Peter F. Drucker）就指出，顾客购买和消费的绝不是产品，而是价值。尽管学者们都使用了顾客价值这一概念，但学者们并没有对其进行专门的讨论和研究。

瑟摩尔（Zaithaml）对顾客感知价值的定义是顾客在购买某件产品或者服务时，从中所获得的利益或者好处与他自己本身的付出进行衡量时，对这件商品或者服务所做出的总体的评价。而在他之后又有许多学者对顾客感知价值进行了相关的研究，从不同的角度对其作出了定义。

1. 从单个情景的角度，安德森（Anderson）、然（Jain）、门罗（Monroe）三者都表示，顾客价值是在对感知利益得失的权衡基础上的综合评价或对产品效用的综合评价。

2. 从关系角度出发，在格伦罗斯（Gronroos）、拉瓦尔德（Ravald）看来，顾客价值就是单一情景的利得关系的利得与利失关系的比值，而且利得和利失是存在整个价值关系的衡量。每个人对该价值的看法也有所不同，有的人是从与供应商建立感情纽带出发，主要研究的是产品的额外价值。

伍德拉夫（Woodruff）认为顾客价值就是顾客对特定使用情景下有助于（有碍于）实现自己目标和目的的产品属性及这些属性的实效及使用的结果所感知的偏好与评价。这个定义主要强调的是顾客价值的来源是感知、偏好和不同的评价。许多学者认为该定义是更为准确的。

不同的学者对顾客价值都有不同的研究，但是在研究的结果方面都有着相同和不同之处。他们一致认为顾客价值是顾客在使用某产品或者服务之后对他的价值所做出的评价与分析。

不同的学者在对顾客价值进行研究的时候对其都有不同的分类，但是他们都是在认同感知价值的核心是一致的，是源自于利得与利失之间的权衡。弗林特（Flint）、伍德拉夫将其分为实受价值和期望价值。谢恩（Sheth）等把客户价值分为五类：情感性价值、条件价值、社会性价值、功能性价值、条件价值和认知价值。伯恩斯（Burns）依据客户对产品的评价过程，把客户价值分为占有价值、产品价值、全部价值和使用价值。

（二）顾客价值的基本特征

1. 顾客价值感知的主观性　一件商品的价值并不能由生产者来规定，而应有顾客来感知。顾客对一件商品的价值感知就有很强的主观性，这是由于个体的生活经历、生活氛围，个人修养以及经济能力的不同而导致的。

2. 顾客价值的情景依赖性　顾客价值的情景依赖性是指顾客在感知商品价值的过程中，外部环境等客观条件对其判断造成的影响。顾客价值与个人价值及组织价值最大的区别就是顾客价值所存在的情景依赖性。如在医院就诊时，医院的整体氛围，服务质量等客观条件都是患者对其进行价值评价的重要因素。

3. 顾客价值感知的相对性　顾客价值的相对性指的是顾客在对某一产品或者服务进行价值评价的过程中与其他产品或者服务进行比较的过程，这是一种比较典型的顾客价值。

4. 顾客价值传递的动态性　在许多文献中，学者们都曾提到过顾客价值具有一定的动态性。这种动态性主要是由于顾客价值所具有的主观性而引起的，顾客本身的需求、顾客就医的心情等都是重要因素。

5. 顾客价值的决策过程就是一个混沌过程　顾客价值的决策过程并不相同而且看起来杂乱无章，无迹可寻，但是企业或者厂家可以通过混沌的原理对其进行相关数据分析来找到其中蕴含的规律，以便于更好地了解顾客的需求市场。

（三）顾客价值理论

顾客价值是基于顾客个人的主观判断，对产品或服务的一种感知。顾客价值理论是现代营销的基本理论之一。顾客价值理论指的是顾客在商品的使用过程中考虑到成本与效用之后对该商品做出的整体评价。整个营销过程可以看成一个价值感测、创造、传递的过程，因为市场营销的核心在于帮助交换各方感知产品或服务的价值。其中价值感测过程目的是发现新价值机会；价值创造过程则研究如何有效地形成和塑造更多有前景、有新价值的市场供应品；价值传递过程涉及如何运用企业或营销组织资源基础和能力更有效地将价值传递给最终顾客。

价值创造过程是基于现有的产品市场不断开发新的产品来达到市场供应的需求。

（四）顾客价值理论的现实意义

实际上，企业对顾客价值的追求并不是无限度的，是需要付出成本的。若企业对顾客价值的追求所付出的成本超过所带来的收益，企业的顾客价值创造行为便失去了意义。但这个限度如何界定，顾客价值如何量化，却仍需要我们进一步研究。尽管顾客价值理论仍有一些需要完善的地方，但它作为一种新的营销理论，适应企业新的竞争环境，为企业建立新的竞争优势提供普遍的指导意义。包括：①企业竞争战略应定位于顾客，而不是竞争对手；②企业建立竞争优势的两条基本途径是增加顾客总价值和减少顾客总成本，其前提是采取这两条途径的成本的增加小于收益的增加；③企业应针对其目标顾客开展价值分析，缩小企业“产出价值”和顾客“使用价值”的差距，提高顾客满意度。

二、顾客价值理论在医院管理中的应用

（一）医院顾客价值的创造

站在医院的角度，需从已存在的医疗市场获取利益以维持医院的生存，进而才可以保证医疗技术与服务质量的提升。另一方面，医院是一个具有公益性质的机构，应把日常工作重点放在患者身上，关注患者利益，一心一意为患者服务。医院在市场上的生存不可以以盈利为目的，否则违背其公益性质，必然受到社会的道德谴责。但是，如果违背市场经济的基本规律，医院是难以生存和发展的。因此，医院自身的定位也是一个难题。从市场营销方面而言，患者是作为医院的顾客和医院医疗服务价值最大化的追求者存在，通过了解医院所提供的医疗服务，患者与原本的期望值相比较，这些对患者满意度和医院形象都有一定的影响。美国著名营销学家菲力普·科特勒（Philip Kotler）教授在 1994 年提出了顾客让渡价值（customer delivered value）理论。在该理论中，他认为拥有较高的顾客让渡价值的公司或企业能够使顾客较多地去购买商品或服务。之所以会出现此类情况，是因为许多商品或服务满足了顾客的需求。顾客满意度的提高意味着顾客的忠诚度也提高，而顾客对公司的信任度也会随着顾客满意度的提升而增加。忠诚度高低决定了公司回头客的多少，回头客越多，公司所获得的利润也越多；利润越多，公司将得到更好的发展。从市场营销的角度分析，患者就是医院的顾客，顾客让渡价值的高低同样决定了医院顾客的选择。顾客让渡价值是顾客总价值（TCV）与顾客总成本（TCC）之差。要想使得顾客让渡价值提高，医院必须首先提高患者满意度即忠诚度。决定顾客忠诚度的根本原因是顾客价值。对于一个医院来说，顾客价值主要包括时间、体力、精力及价格成本，这些成本的总和就是顾客成本。医院获得最大效益的基础是提高顾客忠诚度，而顾客忠诚度的最佳指示因素是顾客让渡价值，所以医院要更加重视顾客让渡价值。

医院要想提高和巩固市场占有率，必须提高顾客让渡价值。这是由于患者在选择医院就医时，为了使自己获得更多的利益，最大限度地满足自身需求，总是从成本和价值两个方面进行分析，以便于从中选出成本低、价值高的医院。

1. 医院顾客总价值＝医疗技术价值＋服务价值＋员工价值＋形象价值

（1）医疗技术价值：通常情况下，相对于花费少的技术含量低的医疗产品和服务，顾客更愿意选择专业能力强、技术含量高的服务与产品，不会过于纠结于价格。在此情况下医院若想实现价值最大化，就要提高医疗技术和服务水平。

（2）服务价值：在医院顾客总价值中是不可或缺的。随着人类生活水平的提高和消费观念改变，对医疗技术发展水平的关注度有所上升，更加重视医疗服务水平，同时对医疗产品也会有不同程度的关注。例如，部分医疗消费者将会对医疗产品做出比较，医疗机构的附加服务（如方便的就医时间、良好的就医环境）也会对医院顾客产生不同感受。顾客在消费过程中的实际利益与相关机构的附加服务及附加价值呈正相关。因此，在拥有相同优质的医疗产品时，附加服务的作用显得异常重要，其竞争也更加激烈。

（3）员工价值：指医院员工的经营观念、知识水平、业务能力、工作效率、服务质量、道德水平、适应能力、语言能力等方面的价值，在医院为消费者提供医疗产品和服务的过程中起着主导作用，对医院顾客总价值有一定的话语权。如果员工具有较高的综合素质和以客户为导向的经营意识，他们为顾客带来的价值是普通员工无法达到的，消费群体将会增加，从而为医院创造更多的价值。员工价值对医院和顾客的影响是巨大的，这种影响往往是微妙的、难以衡量却又是至关重要、不可忽视的。因此，要从各方面加强对员工日常工作的鼓舞与监管，并且要加大对医院职工综合素质和能力的培养力度，保证员工的工作热情与水平。这样对提升医院的声誉和品牌有着至关重要的作用。

（4）形象价值：医疗消费者对医院的印象及医院的附加服务价值所带来的综合作用的反映即为医院形象的价值。形象对医院来讲无疑是一笔重要的财富，而要使顾客的需求获得更高层次和更大限度地满足，主动支持医院的医疗产品和服务，离不开良好的医院形象。良好的形象使顾客对医院的信任感和安全感增强，而这种信任感和安全感又来自于设备先进、服务热情、环境优美给顾客带来精神上和心理上的满足。

2. 医院顾客的总成本＝精力成本＋时间消耗＋金钱成本

（1）精力成本：指患者在就医过程中所消耗的精神及体力。当时间及货币成本保持不变，医院对病患的总价值维持在一定范围的条件下，如果精力成本降低，那么患者就医总成本也会降低，患者的让渡价值就会增加。患者就医流程包括：生病产生的需求、寻找信息、选择判断、决定就医到入院治疗以及离院后的感受。一个拥有清晰且明确目标的就医流程导视图与空间布局合理的医院，一定程度上会降低患者精力成本。反之，若医院缺乏向潜在病患提供信息的渠道，不但会增加患者的精神和体力，还会增加就医总成本。因此，医院管理在具体实施时，应从患者获得更大让渡价值出发，降低患者就医的精力成本，切实满足其利益。

（2）时间消耗：指患者在治病医疗期间所消耗的时间。当精力及货币成本保持不变，医院对患者总价值维持在一定的范围条件下，时间消耗越少，病患花费的总价格就越低。假设在服务水平、技术水平等条件相同的情况下，病患就诊、候诊期间等候时间过长，不仅会引起患者对医院的不满，同时可能会引起患者因时间成本变大所造成的总成本变大而产生中途放弃治疗的想法。因此，在保证技术水平一流、服务质量优秀的前提下，医院管理者同时也应将重心放在降低患者的时间成本上。

（3）金钱成本：是患者在治疗期间总成本的主要方面。由于受到药价贵，重复检查，医师诊断不明确，收费不规范等各个方面的影响，患者金钱花销大于心理预期。如果要降低金钱成本对患者的影响，在现代医院管理中，应该实行诸如收费信息公示度，规范收费流程等政策，保证公开透明的原则。

（二）医院顾客价值的传递

医院创造的顾客价值需要在第一时间传送给患者，将其中一部分转化为患者所拥有的真实价值，避免因信息传递不及时而造成患者的流失，为了医院的长期发展，这种机制显得尤为重要。医疗机构在传递顾客价值时需经过以下三个阶段：价值期待、价值感知、价值体验与评价。

1. 顾客价值期望　价值传递的心理基础是价值期待，患者在接受医疗过程中形成的价值期待实际反映了其自身对价值的观念、判断和需求。克里斯托夫（M. Chirstopher，1991）认为，“顾客的价值链就是顾客为了给自己创造价值而采取的一系列序次行动”。波特（Porter，1985）指出，“要理解什么对顾客有价值，还要理解顾客的价值链是起点”。

由此可知，患者的价值链体现在患者的价值需求和价值期望优先顺序上。而决定患者的价值期望和价值需求有以下两方面，一方面，患者通过切身体验如门诊或住院后，形成对医院服务质量的总体评价，从而形成新的价值期望；另一方面，间接接触到信息后所形成的新一轮价值期望，如通过部分在医院有过就医经历的亲朋好友的评价以及医院自身的宣传，顾客会产生不同的价值期望。价值期望作为价值循环的起点与终点存在于顾客价值链中，而且价值期望对顾客就医方式及就医地点的取向有一定影响。

2. 顾客价值感知的医疗服务　作为顾客价值传递的第二个重要环节，顾客价值感知在医疗服务质量上能够得到更好的体现。由于医院的医疗服务存在于服务型行业中，顾客的满意度与顾客对服务质量的感知程度不可分割。即顾客的满意度取决于感知质量的好坏。总而言之，“服务质量是决定顾客满意度的一个重要因素”。

营销学家格朗鲁斯（Christian Gronroos）指出服务质量包括与服务产出有关的技术质量和服务过程中的有关功能质量这两大部分。前者主要指在服务过程中传递出的一系列信息和内容，在经过实际的服务之后才能得出对它完整的评价。后者主要指的是在服务传递的形式中包含的一系列信息内容，在服务传递的过程中就能形成对它的评价。顾客不仅关注自己的病症能否被医生治好，同时还希望医务人员在服务中态度热情、周到。格朗鲁斯认为，顾客感知质量的形成需要技术质量和功能质量的促进，且医院的形象口碑和品牌的公众评价都在中间起着一定的调节作用。如果形象良好，那么小的错误也会被忽视；同样，若失误太多，形象破坏，其调节作用也不存在。

但品牌传递的标准仅是顾客对服务质量的一部分，服务质量是价值感知的决定性因素。通常，在顾客初次接受诊断时，经常通过 3 个方面的质量感知医院价值：第一是服务的便捷和效率，越便捷，时间成本越低，顾客对价值的感知也就越高；第二是服务的多变性，顾客通常会选择拥有个性化服务的医院；第三是医务人员服务态度，感知价值很大程度上受到医务人员服务态度的影响。

3. 顾客价值体验与评价　一般来说，诊断后顾客便会对医院进行全方位的评价，以明确在诊断前顾客对医院和医务人员接触后所形成的微弱价值感知。治疗前，医患间的信息不对称，或者院方在了解顾客需求过程中的主观思想偏差，可能导致对顾客的需求分析存在偏差。在顾客接受相应治疗之后，会产生一个“体验差值”，即为期望价值与实际价值之间的差距，也就是患者通过治疗过程中的自我期望价值和医院给出的价值造成的感知差距。顾客的最终评价是通过最初价值期望与所接受到的价值感知比较所产生的。

三、医院顾客价值与医院精益管理之间的关系

“精益思维”是精益管理要求组织的各项活动所运用的思维模式，以小资源（人力、设备、资金、材料）投入、创造出尽可能多的价值为名，其核心及目的是为顾客提供新产品和及时的服务。因此，医院精益管理的过程就是高效为顾客提供更多价值的过程，通过实施精益管理，医院能够更有效地实现自身运营目标、满足顾客需求和产生社会效益，实现医院、顾客与社会的三方共赢。

另外，由顾客确定产品价值结构是精益管理的一个重要理念。

在当前社会发展迅速的经济网络中，大多数企业在外部环境因素刺激下，如低成本的信息、先进的技术等，又增加了满足顾客多样化需求的社会条件。现如今，利用工业社会中规模优势和信息时代的低成本信息优势来满足顾客个性化需求显然已经成为企业脱颖而出的必要条件。

因此，顾客对产品的价值结构就显得尤为重要。大部分企业会由于企业的经济约束性提供价值组成清单，顾客则在清单的内容里确定价值结构。

对于医院而言，最主要的顾客就是患者。医院所提供的各项医疗服务，面向的是患者各种各样的服务需求，患者的潜在需求、消费能力、消费习惯等都在相当程度上影响着医院提供服务的内容和方式。在医院精益管理的过程中，坚持以患者价值最大化为目标，由顾客确定医疗服务的价值结构，进而以患方需求为导向来配置医疗资源、组织医疗服务的生产和提供过程，是能够有效满足顾客需求、最大化顾客服务价值的重要基础。

第四节　学习型组织理论

一、学习型组织理论概述

（一）学习型组织的概念

著名学者彼得·圣吉的学习型组织（learning organization）概念最先出现于他的作品《第五项修炼》（the Fifth Discipline）中，描述了组织在必要的发展历程当中，需要在外界环境的剧烈变化

的同时，保证终身学习、求取弹性效应、不断地自我再造、精简来维持自身的竞争力。这样可以不断激发员工热情、拓展思维，从而建设一种符合人性可持续发展并且有机的扁平结构。学习型组织不是传统意义上的单一模型，它是一种对传统思维模式的创新，是关于组织的概念和雇员作用的一种态度与理念。每个人在这一组织中都要去识别问题并解决困难，通过全员参加，组织可以进行足够的尝试，从而推动组织获取进步。解决困难是学习型组织的基本价值，而效率是传统的其他组织的根本立足点。

学习型组织不仅能修身，还能传递获取更多的知识。五项修炼分别是自我超越、改善心智模式、建立共同愿景、团体学习、系统思考。彼得·圣吉是一名管理学学者，在他的作品《第五项修炼》"学习型组织的艺术与实践"里面提到了学习型组织的概念所需的五项修炼，其中以系统思考为核心。其基本方法和理论基础都是系统动力学，学习型组织理论是系统动力学方法在组织管理领域的成功运用典范。

在现代知识经济的崛起中，企业受到了前所未有的巨大挑战。为组织学习提供理论的持续发展战略提供当代社会主流理念。结合于此，我们可以提出学习型组织的内涵包含如下：

1. 组织学习的基础——团队学习　团队是学习组织的基本单位。只要我们做到了深度会谈，而绝非辩论，就做到了团队学习。只要各个团队成员都可以提出自己的观点，带动所有人一起真正思考，就领会了深度学习的内涵。深度会谈的中心目标是一起思考，这样就可以尽量避免独裁，从而得到更优质的结论，辩论的不同之处是每个人都想要别人服从自己的观点。

2. 学习型组织精神——学习、思考和创新　全部学员的学习、系统的思考、观念上创新，制度、方法及管理等多方面的改革是学习型组织精神的重要内核。

3. 学习型组织的关键特征——系统思考　为了避免陷入系统动力的旋涡里去，我们站在系统的角度认识系统，思考系统。

4. 学习型组织核心——建立"组织思维能力"　在建立组织自我的思维路线中，组织各成员工作、学习相辅相成，这将成为学习型组织核心的工作新形式。

5. 学习型组织方法——发现、纠错、成长　"学习智障"总是会存在于组织的学习活动中，但这其实只是个体思维没有找到关键要点的误区。如何解决其中的障碍与限制，修复组织机体，寻找合适方法，这需要我们个人不间断地去学习、探索以及互动。学习的关键元素往往都不在心理和机构层面的考量，主导在于修复力和行动力。所以只有在我们不停地思考过程才能找到方法。而从发现到纠错、从纠错到成长、从成长再到发现如此一个不间断循环的过程，也是促使学习继续的自然动力。

（二）学习型组织理论的发展过程

美国哈佛大学教授佛瑞斯特（Fonest）在1965年第一次提出学习型组织的概念之后，这一理论在实践中逐渐发展起来。美国学者彼得·圣吉对企业管理发展的过程进行了深入的研究，在《第五项修炼》一书中，他第一次系统地总结了"学习型组织"的理论，提出进步是学习型组织的特色，组织必须经历以下五个方面的修炼：自我超越、改善心智模式、建立共同愿景、团体学习、系统思考。学习型组织是一个以团队学习为特征的横向网络系统，它强调共同的愿望，对客户负责。它以提高员工自主学习能力为核心，提高全体员工的智商，使员工超越自我，实现自我创新，达到提高组织工作效率、快速增加财富的目的。学习型组织拥有一批坚持学习、追求共同目标、超越自我的员工队伍，具有广阔的思维和前沿视野，不断创新的决策水平；有着工作就是学习，学习就是工作的良性工作机制；有团结协作的氛围，有热情工作和鼓励发展创新思维。在普及了创新学习的发展理念之后，不断出现了各种有关学习型的企业和社区。目前中国的多数医院都认为应当建设学习型的医院。

控制等级权力基础特征既是权力，又是高级责任制度。它强调系统和控制的完美组合，员工从而得以更坚定专一地工作。企业家、管理人员正在寻找一种适应发展的管理模式，即学习型组织理论管理模式，而不是按分类和控制水平管理的模式。

美国麻省理工学院佛瑞斯特教授最初提议一个学习组织的想法。佛瑞斯特教授是个伟大的科学家，作为全球第一个电脑制造团队的领袖，他认为世界所有事物都被视为是动态和变化的，并以此提供了一种复杂的方法来研究人类的动态性复杂的系统——系统动力学。1965 年，《企业的新设计》一书，充分运用系统动力学原理，将理论与现实结合，非常具体地假定企业组织在未来的三种理想形态：层次扁平化、结构开放化以及组织信息化，并逐渐将从属关系转化为工作伙伴关系，不断重新加重调整结构关系。

作为学习型组织理论的奠基人，彼得·圣吉尤为注重研究理想组织形态，理想组织形态以系统动力学为基础。学士毕业后，彼得·圣吉继续深造并攻读博士学位，拜佛瑞斯特为师，致力于创新组织理念研究和创新系统动力学的理论与科学领域。经过数千家企业的研究和分析，在其代表作《第五项修炼》"学习型组织的艺术与务实" 中提出，缺乏整体搭配能力和系统思考是现代企业的缺点，将会导致组织不能更有效地学习。究其原因，是因为组织的架构切割，所用方式为现代分工、各自负责，这样就使得人们在行动与时空上相距较远。不必要负责时，往往也没人会去改正不良行为，同时也就造成学习低效。

从彼得·圣吉开始，整个管理学的范式发生了转变，学习型组织的提出和一套完整的修炼也在此刻问世。很多学者从这个角度认为，《第五项修炼》及其后的《第五项修炼·实践篇》《变革之舞》的问世，标志着形成了学习型组织的基础框架已经形成。

（三）学习型组织所涉及的方面

学习型组织可概括为以下 5 个方面：

1. 自我超越（personal mastery）　投入工作后有主动创造性，能够发散思维，实现自我超越。

2. 改变心智模式（improve mental models）　打破固有的传统思维，创新性树立新思维。

3. 建立共同愿景（building shared vision）　作为凝聚公司上下意志力、大家齐心协力、共同致力于企业组织目标所在，共同愿景的建立有一定必然性。

4. 团队学习（team learning）　众人拾柴火焰高，团结的力量远大于个人，透过集体思考和分析，能够找出个人缺点，强化团队向心力，共同进步。

5. 系统思考（system thinking）　应搜索与事件相关的全面资料，掌握事件背后的全貌，培养构建全局观，展现出问题的本质，从而更有利于看清它们所存在的关系。

（四）学习型的领导

一个学习型组织必不可少的是有头脑的领导，他不仅能理解学习型组织，还能够帮助他人获得成功。三个明显的作用是学习型组织的领导必备的：

1. 设计社会建筑　社会建筑是在组织中看不见的物质。组织设计第一步就是培养组织的治理思想，治理思想能够指导员工。第二步是学习型组织的新政策、战略和结构，并由此安排组织具体战略。第三步是领导并设计学习流程。并且保证它们得到改进。

2. 创造共同愿景　组员对未来的美好设想叫作共同愿景。这个由员工和管理者共同提出的未来设想，需要管理者和员工详尽分工与合作，其中管理者负责制订政策、全局掌控，员工各司其职，共同达到最终目标。但是，如若没有协调一致的目标设想，公司人心将无法聚拢在一起。

3. 服务导向型的领导　那些为他人服务和指引目标方针的领导被称为服务型领导，而非指靠自己一人建立组织的领导人形象，领导应尽量做到权力下放，以及将决策观念、决策信息分享到一线员工，学习型组织的领导最重要的是将自己奉献给集体组织。

（五）学习型组织的特点

1. 共同目标　一个组织的所有成员都有着一个公共的目标，员工们被目标所驱动，并认为集体利益高于个人利益至上，能够充分发挥创造性思维，严格执行领导者决策，同时根据市场动向、公司整体情况等，领导者为公司未来指明方向性方针。

2. 创造性的个体　学习型组织是由多个创造性的个体所组成的。组织是由最基础的学习单元个体组成。当充分发挥个人的主观能动性和创造性时，组织也可发挥其最大价值，团队里面的每个人的努力都直接或者间接地完成组织的所有目标。

3. 学习的习惯　学习型组织应该有着乐于不断学习的习惯，这包含了四个方面：①是要求组织里面的成员愿意终身学习，这样就推动成员间形成良好的学习氛围，同时能为组织实现目标奠定并夯实基础。②强调学习过程全员参与，即组织的各个阶层都需要进行学习，如行政层面、管理层面。③强调学习的连贯性，从组织设计计划到组织计划实施，从组织计划实施到计划评价与分析，这一连贯的过程均需要全体员工认真学习。④强调团体式学习，指某一组织不仅要对员工个人创造性的学习与发展充分重视，还要进行必不可少的团体学习，它不仅会促进团体向心力形成，还能凝聚出爱学习的氛围。通过时刻保持学习的能力，学习型组织及时纠正错误倾向的方针政策，推动组织不断成长，进而不断发展。

4. 扁平式结构　以“地方为主”的组织因从决策层到操作层中间层次少，所以呈现出一种扁平式结构，这种结构赋予下层一定的权力，增强下层的企业灵活性，突出特点为办事效率高且下层有决定权，需对产生的结果负责。

5. 自由管理　学习型组织基础理论中包含着自主管理，同时也将个体的工作以及学习紧密结合，个人可以从中发现自己的问题，并分析造成原因，选择改革方案，完善计划方案以及评价分析。必要时可与团队伙伴合作，提高自主管理，从而提高完成目标的可能性。在自主管理中，团队成员充分意识到自我问题后，进行自我纠正，用更完备的技巧和思维进行工作，自我创新，达成目标。

6. 重新界定　当重新界定学习型组织的边界以及组织边界的时候，要创设地打破固有传统思维，要同时考虑内部和外部因素即组织内部和外部环境。

7. 平衡工作与生活　平衡员工的家庭生活与工作作为基本要求出现在学习型组织。在日常工作中，组织鼓励并支持员工自我发展，在鼓励发展的基础上，受到公司支持的员工将尽心尽力为组织的发展。凭借辅助员工家庭与事业平衡的办法，学习型组织在把模糊了组织和个人的边界，也淡化了家庭和工作的边界。降低了两者之间的冲突，从而提升成员的家庭生活水平。员工在享受到了良好的家庭关系、健全的天伦之乐、使子女得到良好教育的同时，也在组织认真地工作，这样就寻求了事业家庭之间的平衡。

8. 负有使命感的领导角色　为了做好学习型组织的工作，领导需要表演各种角色，例如设计师、教师、仆人等，仆人角色指当组织规划新目标时，领导者负有一种使命感，即甘愿为组织贡献自己才能，他自觉地接受目标的召唤；对组织成分进行利用以及资源分配的过程就是领导者的设计工作，它不仅设计组织发展的基本理念，还设计组织的结构和组织政策以及策略；领导者想要演好教师这个角色，首先要判断真实情况，提高成员们对组织系统的具体了解，也帮助他们对真实情况进行分辨与解读。

成立学习型组织非常必要，它可以完成员工工作和学习的具体融合，在保持员工工作热情的同时，也能思考生命；与此同时，也推动了组织的不断进步和改进，从而使组织保持持久的竞争力。因此，学习型组织的特点还可以概括为以下几个方面：①组织的未来目标共同化。个人和组织的理想相同，都服务于共同的期望。共同理想将各种个性的人都集合在一起，向着同一目标努力。②组织的层次扁平化。传统组织的金字塔型结构不同于学习型组织的扁平型结构，组织结构的跨度大、层级少，上级的命令能够快速传递给下级，减少中间的相隔层次，让下层的组织有着一定自主权。③组织关系和谐化。整个组织类似于一个平台，各个员工都可以自由地交流，知识与信息更加畅通。④组织系统开放化。员工不仅实现组织内部的充分交流，而且跨越组织的水平及垂直界限，进行更深入真挚的交流。⑤保证组织自主化管理。在组织自我管理的过程当中，员工可以充分发挥主观能动性和创造性，在活动中发现自我修改目的，纠正自身问题，调查自我的现状，制订自我方案，自己完成各项事务，从而不断地了解新的信息。⑥保持组织持续化的学习。

学习型组织的本质特征是持续不断地学习，使每一个人活出生命的意义。所谓“不断学习”包含着四个含义，即“终身学习、团队学习、全过程学习和全员学习”。

二、学习型医院的构建

（一）学习型医院的含义

建设出围绕整个医院的学习气氛，也建设出把提升核心竞争力、持续发展的，有科学化并且人性化的医院，同时也要符合人性、网络横向并且有机的医院。这就是学习型医院，它还包括了以下三个特点，①医院的正确发展方向：抓服务质量，不断提高医院服务能力和质量及技术水平是根本目的。②技术进步是医院发展的动力：唯有以学习促进技术进步，临床技能提升，才为医院发展注入不断动力。③人才收纳竞争是医院发展的有效途径：要树立“终身学习、全员学习、全过程学习、团体学习”的理念，建立保障机制，奠定人才基础。

1. 扁平化的组织管理的幅度会更大，而扁平化、柔性化 就是学习型医院的组织结构上下级沟通多，更便捷，办事效率更高。在新型的医院模型中，决策者和基层人员均需要在不同岗位上进行决策，全员参与，基层人员加强自我管理、自我学习，有更大自主性。反观在传统的医院中，管理者往往只参与决策，决策者对决策合理与否考虑较少，把简单控制作为管理的主要内容，基层人员只负责行动。

2. 学习知识对学习型医院来说是十分重要的 如果学习型医院想在竞争中存活、发展、进步，那么它就必须在人才方面做出投入，人才代表着知识，所以医院要不断地吸引人才、培养人才才能够在竞争中占据优势。彼得·圣吉提到过，“你永远不能说，我们已经是一个学习型组织”，医院的竞争优势主要来自于对只是不断汲取的程度和对核心人才培养的规模，这表明如果医院想在竞争中占用优势，就需要医院中每个人自主学习、弥补自己的不足、适应时代的变化。

3. 学习型医院要通过不断地学习知识来拥有创新力 如今网络信息高度发达的时代，科学技术日新月异，身处在知识经济时代，一个医院创新能力的高低已成为是否被时代所摒弃的评判标准之一。各级医院为了满足人民群众各种各样的需求，在竞争中得以存活和发展，他们需要进行技术、服务、组织结构、研究和诊疗等持续不断的创新。

4. 医院未来竞争的基础是信息化、网络化 学习型医院需要将各个要素输入数据库并进行总结。信息化不仅是网络信息时代的典型特征，也是当今世界发展的大趋势，是医院发展策略中不可忽视的重要因素。新材料产业群的兴起和生物工程与新医药产业群的迅速发展对医院是一种冲击，对医院信息化提出了更高的要求。因此，在这种情况下，医院在决策时应将信息化纳入决策中，以改善医疗技术、优化就医流程和提高医学的信息化水平。

（二）如何构造学习型医院

医学知识和技术的刷新使得在医学专业方面对医务人员的要求不断提高，为了使每个医务人员认识到专业知识的重要性，可以在建立医院时选择建立学习型医院。医务人员认识到知识的重要性有利于医院进行可持续发展；员工进行科学性学习、做学习型员工；科室也变成学习型科室；把医院变成学习的场所，做到理论知识学习变成动手实践能力；做到生命不止，学习不止；使学习型医院能够获得系统深入的学习和创新。为了提高医院的医疗水平、医院在竞争中的竞争能力，医院要不断地对其技术进行大幅度创新。如果想要建立学习型医院，就需要关注其文化建设、好好学习和提高创新能力。

学习型医院是将医院作为学习的场所，以科室或班组为一组，组织每一位员工不间断地学习。团队精神是一个集体能够很好发展的前提。实验研究证明：集体的智慧是个人智慧的总和，团队的行动能力是个人行动能力的总和。当整个团队都在认真学习时，使团队成员之间相互交流学习经验，可以使每一个成员甚至整个团队得到极好的学习结果。所以，医院以科室和班组为学习单位，使团队的全体成员一起有计划地认真学习，这样才会取得良好结果。

1. 自我超越　在学习型医院中，不断学习并完成自我超越是一个重要环节，这与医院人才培养和医院技术创新、管理创新、组织创新等息息相关。学习型医院中明确学习目标，沉着冷静、持之以恒地学习，客观地认识现实，这是其主要精髓。在一定程度上自我超越等于终身学习。医务人员通过不断地自我超越，去实现他们作为医护者最为本质的追求，进而督促其进行自我管理，在技术和事业上专心致志的创造和创新。医院影响着医院成员的学习与能力，医院成员个人也影响着医院；如成员的成长可以促进医院发展良好，所以医院要形成一个有利于个人发展的环境。

2. 改进心智模式　心智模式影响着人们如何了解世界及分析处理问题的立场与方法，即影响着世界观和方法论，它存在于组织成员个人的头脑之中。改变陈旧过时的心智模式一个最好的办法是思维创新、技术创新。改变原来的心智模式，推行共同心智模式，注重交流，形成创新思维，经常反思和反省。

3. 建立共同愿景　彼得·圣吉提到过“一个缺少全体成员共有的目标、价值观与信念的组织，必定难成大器。”医院的共同愿景是医院中每位成员在心中共同的希望。将医院中管理者通过实地勘测与情况分析，建立对医院未来如何发展的憧憬，并转变为各个成员的内心希望，这就是共同愿景。通过建立共同愿景，实现医务人员团结互助，推进医院建设更进一步。

4. 团队学习　团队学习即队员聚集在一起并完成学习计划。团队学习是为了把团队构建成一个成员之间有默契、有融洽关系的活力团队。在这里，每位成员都甘于奉献、把团队看得比自己还重要，这样使团体凝聚向心力。想要成功建立学习型医院就必须搞好团队学习。在医院管理中，团队是员工的学习单位。深度会谈与讨论有利于个人和团队的学习，增加团队成员之间的交流与合作，促进团队的和谐发展。

5. 系统思考　运用系统的辨证与发展的观点，研究系统自身各个要素之间和其与环境之间的关系，重点关注是什么原因造成了系统内部的问题。系统思考是一种思维、思考方式，是非线性的，是用来分析系统反馈的信息，甚至能够影响整体动态。学习型医院的建立需要系统的思考方法。系统思考可以培养医务人员新的思维方式，即全面系统地看问题。系统思考有利于管理者制作医院的发展计划、解决医院难题。

三、学习型医院与医院精益管理之间的关系

医院的文化建设是医院提升管理水平的必要条件和精益管理得以实现的原因。医院管理之间的竞争是思维方式、思想观念和行为方式的较量，是医院文化这种深层次的较量。建立学习型医院、构建以精益思想为核心的新内涵的医院文化，通过改变思维方式、思想观念和行为方式，充分发挥医院文化的导向与约束作用、凝聚作用、激励作用，从而提升医院的执行力，增强竞争力，为医院长久发展奠定基础。在此过程中，学习型医院的构建与实施医院精益管理在以下方面具有相通之处。

（一）引导全员正确认知

在《第五项修炼》这本书中，彼得·圣吉说过“系统思维和创造性思维根源于知识及知识的灵活运用和潜能与智慧的开发”。精益管理是一项涉及多方面的系统工程，要准确把握这种管理模式，应通过不同的方式进行学习以提高员工对此的理解，从而更好地运用到工作中去。

（二）树立医院核心价值观

全球医院随社会的发展而不断发展，树立精益管理的医院核心价值观也变得越来越重要。要实现精益管理，应结合国际和国内的具体环境来制订发展对策，并从思想上认识其重要性，从而提高生产效率来促进可持续发展，提高医院整体竞争力。

（三）强化理念认同，发挥凝聚效用

精益思想在医院文化中具有提高员工认同感的作用，这有利于提高员工工作效率，提高各部门分工协作水平，促进管理目标的实现。

（四）实现制度创新，增强约束保障

要做到精益管理，不仅要提高医院的创新能力，还要深入贯彻精益管理的核心思想和价值观，不仅要遵循相应的规则（例如 PDCA 循环），还要将其精髓运用到日常管理工作中。

（五）目标激励形成执行合力

目标的制订与全体员工的主动性对于实现精益管理同等重要，而要想确定科学的目标需要结合具体实际并贯彻落实到每一部门，充分利用自身优越性，减少失误，并根据每个员工的综合素质进行激励，提高员工主动性，促进医院的发展。

第五节　内容激励理论

一、内容型激励理论概述

（一）概念

内容型激励理论，即指通过研究作用于能产生激励作用的诱因及影响其发生的因素，此理论主要着重于通过提供人们所需之物，诱导人们产生兴趣，从而找出诱因，即重点在于激发兴趣的条件。理论主要有"需要层次论"、"成就需要激励理论"等。

（二）内容型激励理论的代表及其论点

1. 马斯洛需要层次理论　1943 年初，亚伯拉罕·哈罗德·马斯洛（Abraham Harold Maslow，1908—1970）首次提出了"需要层次"理论，即生理的需要、安全的需要、归属和爱的需要、尊重的需要和自我实现的需要。其中，生理的需要是指满足人类衣食住行方面的需求；归属和爱的需要是指与人的亲情，友情，爱情等情感有关；安全的需求是指保障自身的生命安全及心理的健康；尊重的需要包括自我内在尊重和外在尊重，前者如成就感、自尊心等，后者如地位高低、受重视程度等；自我实现的需要包含成长过程、自我目标的实现，潜能的发挥。11 年之后，马斯洛又发表了《激励与个性》，书中在尊重的需要和自我实现的需要之间又添加了求知的需要和求美的需要。

马斯洛提出，要想产生高层次需要的满足，即要在低层次的需要得到部分满足的前提下，才可能体验到。这七种需求是紧密联系的，且是逐步上升的，当满足了下一级的需求后，上一级的需要就会成为驱动力。但只有当一种需求得到完全满足，才会产生下一级的需要。然而，大多数人每种基本需求都没有达到完全满足。一般来说，社会中很多人只是部分基本需要得到满足。

生理的需要、安全的需要、归属和爱的需要和尊重属于低级的需要，它们可以借助外部条件使自己的需求得到满足；求知的需要、求美的需要和自我实现的需要，则属于高级的需要，其是从内心深处所产生的一种微妙感觉，人们对其的追求是无限度的，且它比低层次需求更有价值。因此，可以使员工的高级需求得到实现，来使员工在生产中更加积极。

2. 奥尔德弗 ERG 理论　生存-相互关系-成长需要理论即 ERG 理论，20 世纪 70 年代初，耶鲁大学教授克雷顿·奥尔德弗(Clayton Alderfer)在已有相关材料基础上，提出了 ERG 理论。该理论是在马斯洛、赫茨伯格的需要理论的基础上，提出了一个需要类型的新型模式。

（1）生存需要：即全部的物质需要以及生理需要，例如劳动报酬、对工作条件的要求、还有对工作环境的要求，当然还有最为基础的吃、喝、睡等，这与马斯洛的需要层次中生理的需要和

部分安全的需要有相似之处。

（2）相互关系需要：它和马斯洛需要层次中部分安全的需要、部分尊重需要、全部归属或社会需要相类似，即在其他需求相互作用的下，满足人们对社会和地位的需求。

（3）成长发展需要：它包括马斯洛需要层次中部分尊重需要及整个自我实现。即人们经过自己的努力，发挥自己的潜能，最后获得有创造性的成就，而使人产生的满足感。

奥尔德弗提出，人们更加渴望得到满足较少的层次，但如果人们通过一系列努力仍没有满足这个层次的需要，人们就会重新追求较低层次需要的满足，而且一个人可以同时有两个及以上的需要。该理论与马斯洛需要层次相比指出了人们的需求中存在从挫折到倒退的趋势。

3. 成就需要理论　20 世纪 50 年代初期，心理学家戴维·麦克利兰（David C. McClelland）在集中研究了在生理和安全需要得到满足后，人们对成就需要的需求状况后，提出了成就需要激励理论，也被称为激励需要理论，它是一种内容型激励理论。

成就需要激励理论主要是研究在生理需要得到相对满足的高层次管理中的被管理者，如各级经理、高级官员、科学家、工程师等高级人才。在科研管理、干部管理方面，其实用性较强。

麦克利兰将成就需要定义为：沿着既定合适的方向标准，以追求卓越、追逐成功的一种内驱力。其认为，成就需要、权利需要和合群需要是在生存需要得到基本满足后最重要的三种需要。

成就需求理论提出，成就需求高的人更加渴望成功，他们敢于接受突如其来的冒险与挑战，并为自己设立一些难度适中的目标，以务实的态度去对待困境和险境，不会受迷信和侥幸的干扰，能够分析和估计问题，进而解决问题。他们愿意承担那些可以迅速得到准确反馈的工作中的个人责任。他们更加喜欢表现自己的才华，如果公司给予他们一个能够独立解决问题的环境，他们就能充分发挥自己的实力，去创造辉煌。

该理论还提出，乐于和别人建立友情，爱情或人与人之间良好关系的人，通常是那些有较高社交和归属需要的人。同时，他们更加害怕被某个人、组织或社会团体拒之门外。此外，他们喜欢建立一种和谐融洽的社会关系，享受自己与他人如胶似漆、包容体谅和帮助他人的乐趣。他们更想得到他人的接纳，获得他人的赞同。故而他们也变得更加忠实可靠。

4. 赫茨伯格的双因素理论　1959 年，美国心理学家弗雷德里克·赫茨伯格（Frederick Herzberg）提出双因素理论，其又称激励因素-保健因素理论。这是他在经过调研相关人群后发现：如果在工作环境或工作关系（公司政策、上下级关系、工资工作环境等）方面，达不到可接受的最低水平时，就会引发员工的不满情绪。但即使满足这些条件，员工也并不会感到激励。这些起不到激励作用的外界因素被赫茨伯格称为“保健因素”；这些能够激发员工的热情的因素（工作的挑战性、成就感、上级的认可等）的因素被其称为“激励因素”，两者共同构成“双因素理论”。

管理人员不仅要满足员工“保健因素”，更要注重满足员工的“激励因素”，使员工在工作时更加积极的工作。

双因素理论还强调：需要得到满足后不一定会激励起人的积极性。当只有满足属于“激励因素”的需要时，员工的积极性才能得到良好的发挥。激励因素的缺乏或保健因素的缺乏，都会引起更大的不满。但具备了保健因素后，却不一定会激发强烈的动机；而具备了激励因素后则会激发强烈动机。

（三）内容型激励理论比较

以马斯洛需要层次理论为前提，比较四种理论，并在此基础上进行与其他三种理论区别的研究。

1. ERG 理论是对需要层次理论的发展，以下几方面可以看出：

（1）与马斯洛需要层次理论建立在满足到上升的基础上相比，ERG 理论又进一步提出遇到挫折到倒退这一方面。在此理论下，当高一层次的需要未得到满足或者遇到困难挫折的情况下，人们会把欲望放在较低层次的需要上。

（2）另一方面，ERG 理论强调在任何一个时间内可以有多个需要发生作用，是对需要层次理论每个时期只有一种突出需要的补充。

（3）ERG 理论指出，人的需要可以越级并不是严格按由低到高的发展顺序，而需要层次理论认为，人的需要不存在越级，也不存在由高到低的下降，是严格按照由低到高顺序发展的。

（4）ERG 理论提出，人的需要只有三种是与生俱来的，通过后天学习则可以获得其他需要。在一定程度上，弥补了需要层次理论的缺点不足，修正了马斯洛需要层次理论，更符合人类实际行为特点。

2. 以下几方面可以表明，成就需要理论是对需要层次论的升华。

（1）两者认识度不同：成就需要理论明确指出，教育与培训可以造就出具有高成就需要的人才，而需要层次理论则认为，这些需要都是与生俱来的，是内在的，不需要培训。

（2）两者着重点不同，一种研究从低到高顺序的五种需要，而另一种研究人的生理需要基本得到满足的情况下，人还有哪些其他需要。

（3）两者发展观不同：马斯洛需要层次理论认为人的需要是按照由低到高逐级上升的，而ERG 理论认为不同的人基本需要的排列层次和所占的比重都是不同的，被环境激活的那些需要决定他们的个人行为。

3. 双因素理论补充了需要层次论，主要表现在以下几个方面。

（1）双因素理论中的激励因素或满意因素，激励人们完成任务，为人的行为提供环境条件，这些因素与马斯洛需要层次理论中较高层次需要相对应。

（2）与马斯洛理论中的生理的、安全的和社交的需要相对应的是，双因素理论中的保健因素。一旦没有这些保健因素，就会导致不满。它们属于预防性因素，本身的存在并不能挖掘人的内在潜力，也不能起到激发人的积极性而更好地工作的作用。

（3）双因素理论认为，属于保健因素的需要不能很好地调动员工的积极性，只能带给员工有限的激励作用，并不能极大的激发人的工作积极性。这使双因素理论比马斯洛的需要层次理论更进一步。

二、内容型激励理论在医院管理中的应用

医院是一个由多部门、多岗位组成，并且对部门和岗位协作要求非常高的社会组织。同时，医疗服务的加工、生产和提供具有明显的即时性，服务质量在相当程度上依赖于服务提供者的主观能动性，而这种服务质量又事关人民群众的身心健康。因此，对医院管理者而言，如何针对不同岗位和层级的员工，灵活运用多种激励手段，以有效激发员工的工作能动性和创造性，是影响医院服务质量的重要问题。在此过程中，明确不同员工潜在的渴望和需求，以便有针对性地开发激励措施、制订激励方案，是科学有效激励的关键环节，而内容激励理论正是为医院管理者提供了可靠的决策依据。

（一）满足不同层次的需要

管理者应该找出本就客观存在的需要中的激励因素，运用不同措施来满足不同层次的需要，为实现组织目标，控制人的行为，引导人的行为。当实现自我需要占主导地位，人们最富有独特性的技能就会运用到实践中去。为了达到这一目标，所有管理者应意识到要允许创新，以发挥每个人的创造性，进一步应用开发他们的技能并运用一定的方法来促进个人的发展。

（二）注重留意不同特征的员工其对应的需求

理论所讲的层次并不是所有人都严格按照顺序满足的。了解这些情况，对于管理者来说是十分重要的。因为某些人对社交的需要比尊重的需要要多些；对某些人来说生理需要或许重要点，金钱仅仅是外在之物而已。所以，要多关注员工的个人价值。首先，平衡员工医院价值与个人的

价值，改变个体目标与医院目标无关的状况。然后，承认员工的成长路线和医院的成长路线。并根据员工与医院的发展速度来作为制定发展战略的依据。将人的技能最大限度的展现在日常工作中，才有利于提高个人满足感。

（三）督导员工积极向上发展

满足管理者的各项需要，有利于引导员工向高层次发展。管理者在尊重员工需求的同时也应兼顾其激励动力，时刻注意了解并想方设法满足员工的需要，引导他们的需要向高层次发展。管理者有多种职责，其中培养更多具有高成就需要的人，并把他们放在最能发挥他们能力、潜力和作用的岗位上是一项重要职责。保健因素在管理工作中与激励因素同等重要，兼顾好前者有利于提高员工工作主动性，提高工作效率对于后者，要不断加强，增强员工的责任感、事业心，并始终保持高昂的激情去对待工作，干劲十足。在管理工作中，适当地运用保健因素，不仅有利于满足员工在经济方面的需求，在提高员工工作主动性方面也有一定的作用。

（四）锻炼员工处理有挑战性的工作以激励其关注工作对应的因素

工作具有一定的挑战性和丰富性，有利于对员工形成一定的激励，强化其责任感，提高工作效率。对大型医院而言，他们大多数的员工是知识型员工，可将其对医院的忠诚转化为对事业的忠诚。

（五）为员工提供舒适合意的职业环境

在高强度的工作压力下，能让员工保持高昂的情绪，有利于提高医院的工作效率。因此，医院应为员工打造舒适的生活空间，为员工营造悠闲欢快的工作氛围。良好的工作环境有以下几点：①共同的价值观。医院员工对于注重尊重、尊严、公平的环境有高度评价。②开放的沟通。员工也可以相互自由地表达自己的需要、需求以及自己的看法观点。③薪资和福利。公平公正而丰厚的薪酬，先进的工具，表现了对员工的关心。④工作与生活的平衡。休假时间长短影响着员工享受生活的乐趣。⑤宽松的管理。医院应实行宽松的工作环境和着装标准。⑥医院战略。用可行性强而且表达朴素的使命与目标来吸引和留住最好的人才。

（六）支持员工不断提升自我

在医学技术日新月异的现代社会，医院想要不断发展，员工就要不断进步、不断学习。医院应该鼓励员工学习，通过教育与培训造就出具有高成就高需要的人才，如举办训练班，来强化宣传高成就任务所需的形象，鼓励员工严格要求自己，鼓励其对医院建设有所贡献。

三、内容型激励理论与医院精益管理之间的联系

内容型激励理论的核心是着眼于满足人们的需要，作为一种内激励以激发人自觉地工作而减弱对工资、资金等物质条件的需要，本质上是对于人性的尊重。而尊重人性同样也是精益管理的核心理念之一，只有充分的尊重人性和满足人的需求，将组织目标与个人需求相融合，人们才会自觉地为组织目标而工作，才能有效促进组织管理的精益化。具体到医院管理过程中，内容激励与精益管理之间存在以下关联。

（一）精益管理实践是应用内容激励理论的典范

尊重员工是精益管理的核心理念，尊重员工包括授权员工、挑战与激励员工、发展员工等，而这其中均包含了对员工不同层次和类型的需求满足。精益管理认为只有尊重员工，才能保持组织持续改进的动力，才能不断促进组织目标和发展愿景的实现，其中的关键是在于对员工内在需求的高度满足。因此，精益管理的实践过程是充分尊重和满足员工需求、充分发挥员工主观能动性的过程，是将内容型激励理论灵活运用到管理实践中的典范。

（二）内容型激励理论为推进精益管理提供动力支持

虽然精益管理的科学性和先进性已被诸多成功企业所证明，在国外一些医院也有成功经验，但并不是在所有企业和医院，精益管理都能顺利实施。究其原因，人的因素对于精益管理的推进具有重要作用。“人”的要素贯穿于精益管理推进实施的始终，是实现全员参与和持续改进的关键。所以，要充分调动人的积极性，在精益管理实施中发挥积极的作用，就需要设计一套有效的激励机制，激励机制对精益管理的推进实施过程十分重要。

医院是一类知识密集型组织，知识型员工在其中占据主体地位。不同于传统员工，知识型员工更希望获取能够促使自己发展且具有一定挑战性的工作；与成就、自由和进步相比，知识型员工并不把金钱作为首要的价值。针对医院员工的这一特点，根据内容型激励理论的有关阐述和解释，发掘不同岗位和类型的医院员工的内心潜在需求，并据此制订有针对性的激励措施和方案，才能实现有效激励，充分调动“人”在推进医院精益管理中的核心作用，为在医院内部顺利推进和实施精益管理提供坚实基础和强大动力。

【本章小结】

管理是一门科学，具有普遍适用的客观规律；同时也是一门艺术，需要根据不同管理情境来选择具体的管理方案。精益管理源于丰田公司个性化的生产方式，经过提炼形成理论后被广泛应用于多个行业，完成了从管理实践到管理理论再到指导实践的蜕变。而医院作为生产和提供健康服务这一特殊产品的组织，其管理工作同样具有区别于其他行业和领域的明显特殊性，在管理实践中必须将管理理论同医院管理工作的具体特点相结合。

本章梳理了战略管理、文化管理、顾客价值、学习型组织、内容激励等经典管理理论的核心内涵，并对这些理论在医院管理工作中的应用进行了回顾，从中可以看出这些理论在医院管理实践中的具体化和个性化。同时，精益管理作为一套被实践广泛证明行之有效的现代管理理论，不单纯是对丰田个性化生产方式的总结，而是在其基础上的提炼与升华，实质上仍是对管理科学规律的基本遵循和充分利用。因此，精益管理同经典的管理理论之间存在着管理科学规律方面的归一性，相互间必然存在着理念、思路或方法上的密切联系。在具体的医院管理实践活动中，应当积极广泛地学习先进的现代管理理论，借鉴其他行业和领域的先进管理经验，并注重在应用中同医院自身的工作特点相结合；同时，也需要注重发挥各种先进管理理论间的相互支撑作用和联合效应，真正根据管理工作需要将各种管理理论和方法融会贯通，才能充分彰显出管理对提升医院服务能力和水平的巨大功效。

第三章　医院精益管理的核心理念

精益管理是从著名的“丰田生产系统”中派生而来的，从最初的具体业务管理方法，上升为宏观战略管理理念，目前已融入企业管理的各项事务，并逐步被其他行业所借鉴。而精益管理之所以能够在诸多行业和领域的管理工作中发挥作用，在于精益管理本身在形成发展的过程中逐步凝练出其核心理念，对于核心理念的坚持是成功实施精益管理的关键所在。医院实施精益管理，也应当遵循尊重员工、从顾客角度出发、消除浪费与创造价值、注重长远发展和在持续改进中追求完美的核心理念，才能充分发挥医院精益管理的最大功效。

第一节　尊 重 员 工

一、精益管理中的尊重员工

（一）尊重员工的重要性

1. 员工是组织发展和持续改进的原动力　在阐述“尊重员工”这一核心理念之前，我们需要了解在精益管理中员工的真正价值，这将帮助我们更好地理解尊重员工的重要性。

首先，精益管理将员工视为组织的“主人”，在塑造共同价值观和愿景的基础上，注重培养和打造员工，为员工规划个人成长空间和职业发展平台，努力实现员工个人和组织的共同成长，促进员工自我价值和组织发展目标的同步实现。员工成长是组织发展的重要目标，同时也是源源不断的动力所在。

同时，为促进员工持续性改进和发展，丰田公司在公司生产模式下设计了一套促进工具，在整个“拉动式”的生产流程中，物料的补充是根据消费者而定，上游的工序必须根据下游工序的需要进行生产，整个流程要求非常严苛，问题既要能快速被每个环节的员工察觉，又需要迅速解决，否则生产就会停止。在丰田公司管理层看来，员工在流程中起着重要作用，公司打造的是“人”，而不是汽车。

丰田模式有鼎鼎大名的两大核心支柱：“持续改进”与“尊重员工”。日文直译为“改善”，持续改进是丰田公司经营的基本原则。持续改进可挑战一切。其实质不仅是个人贡献的实际提高，更是创造一种不断学习、接受和乐于改革的精神环境。创造这样的环境，我们需要员工给予相应的尊重，这也就是丰田模式的第二大支柱。换言之，在丰田的生产体系中，支持和鼓励员工不断改进工作流程至关重要。

因此，精益管理是一种文化，而不仅仅是工具，它通过为员工提供工具使他们能够持续改进工作，组织发展十分依赖员工。正如安德鲁·卡内基（Andrew Carnegie）曾说：“带走我的员工，把我的工厂留下，不久后工厂就会长满杂草；拿走我的工厂，留下我的员工，不久后我们就会有一个更好的公司。”彼得·德鲁克（Peter Drucker）也曾说组织只有一项真正的资源——员工。可见，员工是组织最宝贵的财富。

2. 医院员工的核心价值　在实行精益管理的医院中，医院员工同样是医院构建持续改进系统的核心。一方面，掌握精益思维与理念的员工是医院服务的主体；另外，医院员工的能动性的充分发挥是实现医院持续改进的重要基础，因此医院员工的价值尤为重要。有的医院领导在学习和实践精益管理时，单纯套用了精益管理的几个管理工具，如 5S 法、可视化管理、看板法等，然而在实际推行过程中，却发现取得的成效不大，医院在短暂遏制了流程中的浪费后又恢复了原样。这便是因为领导没有重视员工的价值，没有认识到精益管理是通过为员工提供相关工具，员工才是进行流程改善的主体，是实现医院持续改进的动力。

（二）尊重员工的内涵

丰田模式下的“尊重员工”和传统意义上的尊重有所不同，尊重不意味着领导无条件地信任员工，与员工之间彼此其乐融融。“人的生命是时间的积累。员工把宝贵的生命时光交给我们，我们有责任让员工的每一分钟都投入到有价值的工作中，否则就是浪费他们的生命”。丰田汽车公司前社长丰田英二如是说。在丰田领导者看来，尊重员工则是尊重员工投入工作中的价值。因此，在采取精益原则的企业中，管理者和领导常常核查员工的工作质量，这样做既是出于对患者的尊重，也是对员工的尊重。

在精益管理制度下，尊重员工的内涵包括授权员工、挑战与激励员工、发展员工等。授权员工，主要是指员工使用公司的精益工具以改善公司的运营；挑战员工并不意味着让员工单独去解决问题、应付过量的工作，而是基于管理者十分熟悉员工能力，布置给员工力所能及但有一定挑战性的工作；激励员工，是管理者鼓励员工参与到解决问题和消除浪费的行动中；发展员工，是指通过对员工能力的培养，在工作中激发员工的潜在价值，促使员工的成长进步。下面举一个反面案例，某一医院前台接待员在工作中发现患者常因为等候时间过长而抱怨，因此向管理者提出相关建议，但他们的建议不被采纳或不被重视，员工从而感到挫败感，逐渐失去解决问题的热情。

人是不断进步的根源所在。丰田公司认为，要想不断地涌现出优秀的员工和团队，必须在尊重人性的制度下，强调人力资源之重要性，且将员工视为企业的宝贵财富和未来发展的动力。在精益管理制度下，制度要最大限度地树立人的尊严，维护人的尊严，尊重员工，让员工觉得自己很重要，管理者和员工拥有同样的尊严和人格。

二、医院如何做到尊重员工

（一）管理者学习精益管理理念

医院要真正做到尊重员工，首先是医院需要组织精益学习团队，培养管理者的精益思维，使他们能够真正意识到和完全理解“尊重员工”的重要性，而不是把管理者的职责视为只是完成工作和具备良好的人际关系技巧。管理者必须是医院精益理念与做事方法的模范，一位优秀的管理者必须对日常工作有事无巨细的了解，方能成为精益管理的最佳教导者。因此，医院需要组织管理者系统地学习精益理论，管理者通过对医院员工的尊重，持续努力地教导员工使用精益工具，以便依赖员工持续改进医院的流程。

（二）充分授权员工

1. 鼓励员工参与流程改进　在医院的精益管理中，尊重员工包括不浪费员工在工作中投入的价值，因此消除医院流程中的浪费是尊重员工的体现之一。医院可以通过可视化管理、现场管理等多种管理方法和工具，认真核查员工的工作质量和效率，保证良好的医护质量和医疗效果，尽量消除员工进行不必要的工作，尊重员工的付出和价值。

同时，医院在执行一系列高效的精益措施中，能够有效地激励员工、信任员工，让员工参与到解决问题和消除浪费的行动之中，使其能够忠于医院，持续地学习、成长，并尽其最大的努力提升患者的价值和医院的价值。员工在为患者、医院创造价值的过程中也实现了自我价值的提升。

2. 与员工建立伙伴关系　与传统的领导、下属之间有严格的权力界限不同，在精益管理中，管理者与员工是平等的伙伴关系。在医院管理中，如果发现问题，首先是反省流程和管理者的自我反省，而不是责怪员工。面对犯错员工，管理层应以尊重、宽恕、引导等方式对待，而非传统管理中的惩罚、责备。如此，医院员工就不必担心因失误被管理者惩罚，而是寻找出错背后的内在原因并施以对策，也就是所谓医院员工的自主管理。

3. 不断挑战员工 在医院精益管理中，管理者需要不断地挑战员工，激发员工潜能，赋予员工价值，相信员工可以做得更好。尊重员工就是要尊重其智慧和能力，医院管理者需要适时给予员工解决问题的机会，给他们提供充分发挥聪明才智的舞台。在医院管理中，需要加强对管理者精益思想的培养，建立“尊重员工，反省流程”的文化。管理者需要真正做到尊重、信任员工，不轻易放弃医院任何一位员工，让员工对医院充满归属感，发现问题不随意责骂员工，懂得引导员工正确学习等。管理者每天对员工表示出的信任、尊重和关心能极大地激励员工，让员工在工作岗位上发挥出最佳的水平。

（三）保障员工基本权益

1. 保障员工的基本权益 首先，医院应重视员工的薪资水平和健康、安全。中国医师协会调查显示，九成以上的医生日工作量多于 8 小时，一成以上超过 12 小时，医生中有八成没有周末休息，白天上手术台、晚上上书台、闲暇之余还要思考患者的诊疗如何进行，可谓非常劳累，半数以上医师身体处于亚健康状态、手术室工作期间昏倒、猝死风险极大，这样的现状下，精益又如何在医院实现呢?

合理的薪资水平使员工不用每天为经济开支担忧、发愁，合理的工作强度才能让员工全身心地投入岗位工作，保证工作质量。同时，整洁卫生、健康安全、场地明亮的工作环境能够减轻员工工作中的疲劳感，有效放松员工的工作心情，提升员工的工作动力，让员工每天都能工作在一个良好的环境中。在这样的工作环境中，员工不会出现挫折感和失败感，不会转行或跳槽，遇到问题会更加积极应对，保持主动解决问题的热情。

2. 营造良好的工作氛围 医院需要为员工营造出良好的工作氛围，工作的强度要与员工的能力匹配，不允许员工过度操劳或超负荷工作，应让员工在轻松、愉快、安全的环境中实现高质量、高效率的工作。良好的工作氛围会让员工更愿意主动积极地工作，让工作成为开心的事，激发员工的工作热情和创新性，帮助医院谋求更大的发展。员工的精神状态直接关系着医院的生命力、发展效益和发展方向。精益管理提倡在组织和员工之间构建起良好的伙伴关系。医院在为员工提供工作场所时，应考虑到场所对员工的重要性。

（四）促进员工不断成长

1. 明确发展路径 当员工的薪水、环境等物质需求满足达到一定程度的时候，员工更倾向于自我价值实现等高层次需求。每个员工对自己可选择的成长轨迹清晰明了，对自己将会学习到的内容和达到的水准有所衡量，知道自己最快成长曲线与最慢成长曲线，这是典型的丰田模式，在这种模式中包含着培育的标准、时机、内容与方法，而员工的努力程度关系到自身成长的快和慢。因此，在医院的精益管理中，需要明晰员工的发展路径，让员工对未来充满期待。

2. 员工培训 医院应在建立健全教育培训制度的基础上，为员工营造良好的学习环境，鼓励员工把学习作为成长的阶梯，使员工在学习中提升自身的业务能力和发展能力，对员工的积极表现给予肯定和奖励。积极倡导团队精神，以团体的业绩作为考核员工的标准之一，发扬民主平等，在员工中间创立一种团结协作、友爱互助、和谐共处的良好氛围，以实现员工的自我管理为最终目标。

（1）技能培训：对医务人员，应定期组织专业技能的相关培训，提高医务人员的服务质量；对医院行政岗位人员，可借鉴丰田模式的轮岗培训（job rotation）和一个专业多能力培训。通过岗位轮换和技能多样化，不仅提高人员素质，还能满足医院精益管理的需要。前者使员工有意识地从整体概念出发，在解决具体问题时发现改进方案；后者扩大操作人员的工作范围，提高其工作时间利用率，提高操作的灵活性、生产的适应性。

（2）岗位责任培训包括医院历史、医院情况、纪律、规章制度与职业道德知识以及文明用语、服务礼仪、岗位基本知识和其他基本技能等。岗位职责培训要求对员工上岗前进行岗位教育，考核合格后方可上岗。任职后，部门和主管部门应定期对其进行业务知识培训和指导，并将所学知识和技能纳入月度考核管理，兑现奖惩。实践证明，这一举措对提高员工业务素质，增强他们对医院和岗位的热爱，实现无私奉献、全心全意为病人服务意识有着至关重要的作用。

（3）精益管理思想的培养：医院团队由员工组成的，员工的活力集合在一起累计成医院的活力。员工的活力来自于他们的知识、能力和热情。精益生产非常重视员工的思维训练，只有对员工进行必要的、适当的精益思维培训，才能提高员工的传统被支配意识，充分发挥员工的主动性和工作积极性。医院要以“树立精益意识、自发主动实践”的员工教育引导为出发点，从领导层的管理角度出发，通过动员会、座谈会、推进会等形式，将精益生产的理念、目标、方法和效果自上而下地宣传和发动。以传递给每一位员工，鼓励员工去参与精益生产改进活动。而当员工在发现医院管理过程中存在的问题，也可以及时提出改进医院管理体系的建议。

借鉴以下措施：①从广义来说，增加医护人员精益化培训的次数，提高精益化培训的效率，例如设置多方案课程由员工自行选择，提高积极性；②在培训过程中，管理层持续发力将医院培训工作立足实际，注重调动各部门积极性，各司其职，相辅相成，形成一个有机的整体。如，后勤部安排好后勤保障工作，为员工构建起坚强后盾，使员工敢想敢做，提高医疗服务意识与整体综合素质；门诊部由患者投票选举“最美医师”传授医患和谐沟通的技巧。

3. 激励员工

（1）绩效考核体系的构建：丰田的绩效考核不只是适应整个公司的制度，而是考察工厂选址的各个环节，跟踪这些目标的进展，这是丰田学习过程的核心。因此，医院需要建立严格的绩效目标，并将其转化为各部门或团队的绩效目标。管理者需继续把重点放在实现医院各部门的成就目标上，指导员工重新考虑目标实现情况，不断改进本部门工作过程，减少浪费。这不仅提高了医务人员的水平，而且增强了医院的整体竞争力。

（2）完善薪酬福利制度：将绩效目标与薪酬制度挂钩，奖金激励。复合薪酬模式在医院管理的不断变化中，将逐渐取代单一薪酬模式。其重要特征为经济性和各种可变报酬的使用。可变报酬主要涵盖股息、奖金和补贴。作为固定报酬和浮动报酬的补充，间接报酬不是替代品，其主要措施是实行合理的成本分担。这样的好处在于提供法律福利，包括医疗工作者的安全和健康、家庭收入的维持，以及克服家庭困难的法定福利，也有灵活的福利，养老金补充，医疗保障，以及为医疗专业人员提供带薪休假的弹性福利。通过建立完善的薪酬体系，不仅保持了薪酬制度的活力，而且与医院整体的发展战略相适应。

（3）增强对医务人员的情感激励作用：从道德责任感和成就感来看，医务人员优于其他专业人员，很大程度上道德激励对医务人员的坚持至关重要，这使得医务人员的工作压力高居首位。为防止患有疲劳综合征、职业倦怠、失眠和抑郁。至于如何激励员工，各医院应“各显神通”，以人文关怀为主，将减少员工内心压力为主要目的，具体通过医院管理部门圆桌讨论，开展形式多样的减压释压活动，释放压力。

第二节 从顾客角度出发

一、顾客与医院顾客

客户一般指的是接受产品或服务的组织或个人，包括可接受或潜在可接受产品服务的集团，他们是供应链上的最终消费者、代理或中间体。根据产品的所有者的情况，可以分为接受产品或服务的外部顾客，即消费者、使用者、受益者或采购方；与参照组织内按顺序接收产品或服务的内部客户。他们可以是产品生产线的下一个进程的操作员、产品或服务形成之间的下游工程部门或者帮助客户使用产品或服务的代理人。

对于医院而言，其内部顾客主要是指医院各科室部门的全体员工，包括在医院生产和提供各种健康服务过程中承担不同角色的卫生技术人员、行政后勤人员和工勤人员；外部顾客则主要是指与医院的健康全链条服务发生联系的组织或个人，包括监管方（政府部门、行业协会、新闻媒体等）、供应商（药品、耗材、器械等）、消费者（患者及其家属、亚健康人群、社区居民）及合作伙伴（上下级医疗机构、银行、医疗保险经办机构等）等。当然，在医院面向的所有顾客群体中，医院服务的终端消费者即广大患者，永远是医院应重视的最主要顾客。医院实施精益管理的重要目标之一，便是要更充分有效地为患者的需求服务，促进患者需求的最大满足，为他们提供安全可靠、方便有效、经济适当的高质量乃至超出期望的周到健康服务。而要达到这一目标，就必须遵循从顾客角度出发的精益管理理念。

二、价值由顾客决定

（一）传统价值与精益价值

传统意义上，企业价值观以自我为中心，以尽其所能扩大影响来增加利润为目的，完全由增加额外的功能进行广告宣传、促销、大量的人力推广或服务。这些自我设计和制造产品、服务项目组成形同画蛇添足的项目与功能，并不一定是用户所需或者必需的，最后将造成极大浪费，这些费用又以成本的方式转嫁给用户，用户最终得到的只是为实现这个转嫁的没有价值的殷勤服务与莫名的噱头。

不同于传统价值，精益管理中顾客来决定价值。又称顾客价值，是根据顾客的实际需求确定产品的价值结构，其中包括产品价值的构成、比例和价值流程。在从设计到生产到交付的一连串过程中，企业应首先确定企业某一产品提供给客户的具体利益和数量，以实现达到顾客的最大满意度；其次确定顾客购买产品的各项支出和各项支出的数量；各项效益与支出之间是怎样的联系；为实现产品价值而进行的各项效益和支出的依据是什么，我们必须尽量减少生产全过程中的过度消耗，不把额外的成本转嫁给用户。提高产品对顾客的经济价值，使顾客获利的同时，企业也能获得足够的利润。

（二）医院的价值定义

由前面的论述可知，价值是由顾客决定的。詹姆斯·沃麦克（James P. Womack）和丹尼尔·琼斯（Daniel T. Jones）写道，“价值只能由终端顾客决定”。那么，对于一家精益医院来说，医院的顾客是谁呢？医院中的活动和护理种类繁多，有各种需求的顾客不计其数，但最明显的“终端顾客”就是患者，因此医院的大部分行动和优先任务都应围绕患者开展。其他顾客还包括患者家属、医师、医院员工及付款人。不同类别的顾客对价值的定义不同，如在患者接受阑尾手术时，对于患者而言，价值则是围绕减轻病痛展开的手术治疗，对于家属来说，则是在手术期间随时了解患者的状态，减轻家属的焦虑情绪。

有时，医院也需要考虑流程中的内部顾客，也就是工作的交付对象。内部顾客的有效支撑，是提高医院运作效率和外部顾客满意度的关键，如化验科的诊断报告需要交给患者的诊疗医师进行审阅。在任何流程中，员工在工作时，不仅要考虑终端顾客的需求，还要考虑方便“下游”工作者的接收，但对内部顾客需求的考虑不能偏离终端顾客。

三、医院如何从顾客角度出发

从顾客角度出发是精益管理理论的核心理念之一。医院实施精益管理，需要从患者角度出发，把患者价值贯穿到医院的日常工作之中，落实到医疗服务的每一个环节上，切实解决患者在就诊过程中遇到的各种问题和困难，不断提升患者的满意度和认可度。只有如此，医院的精益管理才有可能取得实实在在的成效。

具体来讲，医院需要从顾客的角度出发，即医院的活动是能够为患者直接创造价值，活动能够转变为患者需要的产品与服务，并且产品和服务质量合乎要求并不需要任何返工，是增值活动。增值活动需要同时满足以下 3 条标准，即顾客愿意为活动买单、活动必须以一定的方式改变产品或服务、各项活动保证是对的。

1. 顾客愿意为活动买单 医院应该从患者的角度出发，医护人员的活动必须围绕解决患者实际问题展开。但医疗服务的供需双方普遍存在着严重的信息不对称，大多数患者不一定清楚医疗行业，有时候医师进行的治疗活动不能被患者理解，此时需要医师充分尊重患者的知情同意权，耐心为患者解答疑惑，而不是简单的一告了之或签字同意。同时，医护工作虽然需要遵循大量的行为规范和标准流程，固定的医护活动也总是以习以为常的方式展开，但是医院员工、护理人员和领导者不能想当然认为自己所做的工作都是增值活动，而是应该多思考在流程中是否存在浪费和改进的空间，是否可以在标准流程基础上提高效率和质量。如对于在进行骨折诊断的患者来说，与诊断和治疗直接相关的步骤是有价值的，与医护人员接触的时间也是有价值的，但当患者需要将同一个验伤信息告诉 3 个不同的人时，信息的第 2 遍和第 3 遍重复就是浪费；做 X 线检查是有价值的，但因为放射科医师忙碌而造成的等待就是浪费。

2. 以一定的方式改变医疗活动中的产品或服务 医疗活动流程中，“产品”一词既可能指代的是医院顾客、影像资料或医药器械，当然也可能是实验所用样本。如果是指医院顾客（即病患），就是指改变其身体状况、使之向出院等预期最终状态发展的系列操作。当不是指患者时，则是产品经历多种形式。如采集血样，从医师的指令变成 1 管血样；医生使患者得以康复的诊疗行为；针对患者病情实施的化验检查等，都使患者产生了改变，体现了活动的价值性。在手术室中实施手术的医师，其为患者实施手术属于增值性的活动；药房中的药剂师为患者提供的用药信息属于增值活动；放射科的医师为患者实施的 CT 扫描属于增值活动。

同时，医疗活动对于产品或服务的改变不仅限于现有流程的优化，也可以表现为服务理念和方式的人性化，为更好地开展整体护理，为患者提供更放心、更满意的服务，一些医院添加新制度、新方法，来使患者放心整体护理、满意医院质量。例如，一些医院将饮食状况、身体状况、心理状况、病人文化背景、可承担经济水平等信息写入病历；为做到“用心服务，创造感动”，医生的服务也改进了不少，如护士在帮助病患口腔护理时，可以做到舌面、舌底、角落均清洗等良心服务；在做儿科肺功能训练时，术前孩子对器械感到恐惧，就换成风车或纸蛤蟆让他们吹；产房护士，每天给产妇发婴儿照片、体征等信息，让产妇时刻了解婴儿动态。临床路径使诊断和治疗有了时间表。出入路径线的判断提高了对患者个人情况的观察，也增长了诊疗规范化和个性化的意识。大多数医院还建立主诊医师制度，使高职称医师也能走上临床一线。

3. 各项活动保证是对的 活动进程中，有的做得很好，有的某些环节出现差错，就需要返工和做额外的工作，像这样的活动，不能看作增值时间的加倍，反而是种增加的浪费和对顾客利益的损害。医院各个科室都有不少源头、中间、结尾环节出错的例子。如医师开具的处方中有使患者过敏的药物；手术中患者体内残留的纱布导致二次缝合的问题；药品的配发错误而重新退回药房等，见表 3-1。医院必须对增值活动和非增值活动之间的差异进行明确区分，并且在事先建立起完善的防错纠错机制，才能尽可能地减少非增值活动的产生，更有效地减少浪费、创造价值。

医院实施精益管理，需要从患者的角度出发，通过对现有流程系统的精益管理、评价和改善，来解决患者服务经历中的问题。患者价值是医院价值的核心组成部分，患者价值是对医院发展的一种诉求，是医院发展的推动力。医院实施精益管理，离不开患者价值的存在。通过对患者价值的分析，可以为医院制订精益管理方针和举措提供一定的思路。从患者角度出发，关注患者需求，彰显患者价值，是医院服务于患者的需要，也是医院实施精益管理、实现自身发展的需要。

表 3-1　医院各科室不同角色的增值和非增值活动实例

科室	角色	增值活动实例	非增值活动实例
手术室	医师	为患者实施手术	等待延误的程序
药房	药剂师	提供静脉注射信息	重新处理病房退回的药
病房	护士	为患者用药	将信息复制到另一台计算机
放射科	放射科医师	为患者照 X 线	实施不必要的扫描
实验室	医学技术员	分析实验结果	修理破损器具

第三节　消除浪费与创造价值

一、什么是浪费?

（一）含义

在精益模式下，价值是由顾客决定，所以凡是超出增加产品价值所必需的物料、设备、人力、场地和时间的部分都是浪费。第二节提到的“非增值活动”包括必要的但非增值的活动和不必要的非增值活动（即：浪费）两种。必要但非增值的活动是指不能直接创造价值，但属于实现增值所必需的活动，如医疗设备的维护、医院员工服务质量的考核、挂号排队缴纳费用等。虽然这些行为并不会直接创造价值，但属于在医院的管理和为患者创造价值中不可避免的活动。而不必要的非增值活动就是纯粹的浪费，即增加了成本但没有增值的行为。而在医院管理中，对于那些反复出现、干扰正常工作、影响患者诊治的问题和纷扰都在“浪费”概念的范畴之中。消除浪费，不仅包括应杜绝出现不必要的非增值活动，还包括应尽量减少必要但非增值的活动。

对于患者而言，其看重的价值主要是其继续生存和康复的程度，可以回归参与到正常活动中所需的时间，以及诊治方法的有效性和持久性。患者不仅需要安全、高效的医护措施，更需要能够给他们提供更长久、更高品质生活的医疗保健体系。医院实施精益管理，需要思考体系建设等方面更深层次的问题，而不仅仅是对服务模式的变革。

（二）医院存在的浪费

在精益管理过程中，首先应学会识别和描述浪费。著名的丰田生产方式的创始人大野耐一认为，浪费是专指消耗了资源而不创造价值的一切人类活动。大野耐一定义了 7 种浪费类型，包括需要纠正的错误、生产了无需求的产品所造成的库存和积压、不必要的工序、员工的盲目走动、货物从一地到另一地的盲目搬动、由于上一道工序发送传递不及时而使做下一道工序的人等待、商品和服务不能满足客户要求。大野耐一的 7 种浪费后又逐渐发展成为包括缺陷、产品过剩、运输、等待、库存、行动、人才和流程过剩在内的 8 种浪费类型。

在医院的管理同样存在 8 种类型的浪费，①缺陷浪费：指的是任何从源头上就出现错误的活动，如医师用药错误、延误诊断、手术操作失误、手术器械遗漏等。②产品过剩浪费：指的是过量生产的产品或是早于顾客需要的产品生产，如医师对于患者过量的检查、过早运送的药物被退回来等。③运输浪费：指的是一个体系中产品的过量移动，如患者或医药用品运输过量和运输时间的浪费。④等待浪费：主要指的是患者等待时间和员工等待时间的浪费。如由于医院停车位不足而导致患者和员工的开车等待；由于医院流程设计落后而导致患者在挂号、缴费、就诊、检查等过程中反复排队等候。⑤库存浪费：指的是材料、物资、设备等过量的库存。⑥行动浪费：指的是员工为完成某项工作而付出的不必要的走动量，如在医院中缩短护士与患者之间的距离不仅可以减少护士的走动量，还可以保证他们对患者的需要做出更快的反应和实施更密切的监控。

⑦人才浪费：是指在一个系统中没有有效地发挥人才的作用，没有将合适的人在正确的时间安排在合适的岗位，人才的潜力没有得到最大限度的发挥。如将人际交往和公关能力极强的员工安排做了文秘工作而不是市场拓展工作。⑧流程过剩浪费：是指在工作流程中所做的非必要的工作，如有些医院还尚未使用电子病历，造成医务人员在患者诊疗过程的各环节需要反复核对已经确认过的患者信息，服务不连续且效率低，见表 3-2。

表 3-2　医院浪费的 8 种类型

浪费类型	简要描述	医院实例
缺陷	耗费在操作失误中检查、修正错误的时间	医疗器械取拿错误
产品过剩	将产品使用于患者不需要或暂不需要的事情	不必要的检查
运输	不必要的系统物资移动	空间布局的不合理，如做检查与缴费、门诊距离远
等待	在下一工作程序到来之前的无效等待	工作流程分配不合理造成的员工等待时间长
库存	由储存、移动、变质和损耗行为造成的存储成本增加	药品的囤积导致变质
行动	工作流程中不必要的空间位移	空间布局不合理，如器械室与手术室空间距离远
人才	对员工一味批评、不问询员工情感、不支持员工持续发展而造成人才浪费和流失	员工情绪下降，不献言献策、“磨洋工”
流程过剩	做患者认为无价值或不符合患者健康需求的工作	建立却从未使用过的数据库

二、医院如何消除浪费，创造价值

精益管理强调消除一切浪费，努力使成本、质量实现最优化的目标。医院通过对各种浪费现象的梳理，可以根据自身的实际状况，更加有针对性地消除浪费，改进服务，提升效率，创造出最大化的价值，从而为患者提供更为优质、安全、高效的医疗服务。医院在具体过程中，可以按照以下步骤消除浪费。

（一）以患者价值为导向，找出浪费

在实施精益管理的医院，必须坚持以患者价值为导向，打破以往的各部门各干各事的工作模式，使得不同科室之间建立起以为患者服务为中心的协作工作方式，去除多余和烦琐的程序。从患者的角度出发，才能清楚地找出在医院流程中的浪费，提高医院员工的工作效率。

例如，对患者无意义、无价值的住院时间，将导致高额的住院费用和漫长的住院时间。缩短患者平均住院时间，减轻患者经济负担，也是国家医改政策取向所在。住院时间可分为有效住院时间（又称有效住院日：对患者的诊断和治疗起直接作用的住院时间）和低效或无效住院时间（又称无效住院日：患者的等待期和治疗康复期）。剖析当前住院流程环节，医院只能在与疾病治疗直接相关的环节上产生更大的效果，这些环节对于患者来说是有效且增值的，而预约检查、等待报告、手工传递诊疗信息和处理入院、出院手续这些对患者来说是无价值的。运用现代最新信息工具，将住院过程中涉及的临床护理、检查、放射、手术、药房、财务等系统完美结合，优化住院业务流程，不仅使工作效率得以整体提高，更使患者获得的医疗服务变得更加便捷、满意。

如有的医院在实行精益管理过程中，为了解决等待浪费，在信息时代下积极利用信息化手段，加快医院信息化建设，开展各种渠道的门诊预约服务，推动门诊实现动态精细化管理，适时调整各种门诊资源的分配与布局，有效解决挂号、交费、检查、取药排队的问题。门诊大厅预约、网上预约、手机 APP 或电话预约等多种方式，这给患者更有效的就医提供了便利。在这种模式下，医院各个部门也整合起来给患者提供井然有序的服务，而不再是各个科室各做各的事情。在这种

就医环境下，患者早上到门诊后，先空腹抽血，而后做B超，接着做胃镜，吃早点后，再做心电图检查，下午能拿到检查结果，非常方便快捷。

（二）绘制价值流程图，使用工具改善

将医院目前工作的整个流程图画出来，纵观整个价值流程图，检查主要是哪些环节出了问题。传统的流程改进方法注重提升局部效率，其结果是某个流程的显著改善，但对于整个价值流程并没有什么帮助。在精益改善中，由于去除许多非创造价值步骤，便能使得整个流程得到明显的改善，同时，创造价值的时间也显著缩短。同时，精益管理强调管理者亲临现场，在实际过程中发现问题，而不是片面听取报告内容。

创建医院流程的当前状况价值流图的具体步骤：①选择一项服务或者流程。对于医院来说，着重选择患者数量大、反映问题多、影响收入大的部门或流程。②组建一个跨部门（科室）的价值流小组。在一线员工中选择对流程熟悉的组员，所有组员要接受价值流图知识的培训。指定一个负责人，最好是该流程的主管，这一步是成功的关键。③确认顾客需求。可以从信息系统调出历史数据或现场观察采集数据，计算出顾客的节拍时间，节拍时间=每天工作时间／每天患者量。④现场确认主流程（外部主流程／内部主流程）。画出外部单位（若有涉及，如药品的供应商等）、流程的起止点和中间流动点。⑤现场观察及采集数据。观察每个步骤的操作过程，包括人、时间、库存、质量等；用“时间距离观察表”记录时间距离的数据；记录其他所需数据（效率／库存、质量／次数／工具等）。⑥画出各种流动。主要包括物流、患者流、内部员工流、信息流等。⑦计算增值／总时间和距离，分析改进措施。

运用精益化思想也要善于使用精益化工具，如看板管理、持续改进法、5S法等，能够有效地的连接思想和管理目标，使医疗服务环节的操作有序化，标准化。如通过制订多病种临床路径，以患者入院病情诊疗效果为依据，严格制订检查治疗的项目和规范，建立一套标准化的治疗模式，单病种的诊疗的效用会大大提高，不仅能够规范诊疗行为，控制医疗成本，提高医疗执行效率，而且能够增加医生护士之间，临床一线科室、其他辅助科室和学科专业之间的交流，治疗项目的有效性和安全性就有了重要保证。关于价值流程图和精益工具如何使用，后面的章节会详细进行阐述。

第四节 注重长远发展

一、什么是注重长远发展？

（一）精益需要长远发展

没有什么是一蹴而就的，丰田公司也是如此，丰田人通过二十余年的努力奋斗、探索求生，才摸索出精益模式，将准时制的理念进化成为一种先进的生产模式，丰田人一步步研究探索，才有了今天的精益生产的模式。丰田公司的成功是源于多方面的，在丰田公司层面上，他们非常注重着眼于长期的思维，而对于公司高层来说，他们更加注重为顾客和社会创造与提升价值，这个目的在该公司的长期方法中占主导地位，为成为高效的组织，该公司建立了学习型组织，适应环境的变迁。可以说没有该基础，丰田公司在发展过程中就无法持续改进，不断学习。因此，在利用精益生产指导医院管理时，不要急功近利，医院要有长远的打算。

（二）短期利益服从于长远利益

丰田的首要原则便是“管理决策以长期理念为基础，即使因此牺牲短期财务目标也在所不惜”。丰田公司的每位员工都具有赚钱以外的目的感，员工对公司有极大的使命感，且能够根据公司使命来辨别是非对错。他们从前辈那里学到的丰田模式，获得一个一致的信息：做有益于公司、员工、顾客及整个社会的事。如丰田北美汽车制造公司的使命说明：①作为一家美国公

司，为社会和美国的经济发展做出贡献；②作为一家独立公司，为团队成员拥有稳定的生活和福利做出贡献；③作为丰田集团的一个公司，通过我们为顾客创造的价值，为集团的整体发展做出贡献。

医院管理需要注重坚持，精益管理不是应急措施，而应作为促进医院长远发展的有效策略长期执行。任何的改革都不是一蹴而就的，在推进精益管理变革的过程中，需要多层次的管理人员的参加。在变革前期，要想推动精益化改革的起步，管理者必须要考虑到改革的必要性、思考实施的方法，从而制订出具体的方案。接下来在方案实行的过程中，需要对每一个步骤进行检查，获取每一个环节的回馈，收集方案执行过程中的信息，依据此类信息对流程中的每一个步骤进行改进，从而酝酿出下一个行动，这个循环也是医院依赖管理方式变革，使医院可持续发展的正确方法。

二、医院如何坚持注重长远发展

（一）树立长期理念

医院应该有一个优先于任何短期行为的决策体系，使整个医院的运作和发展能够相互呼应，朝着这个一致的目标迈进。起始点应该是为顾客、社会、经济创造价值。要有责任感，努力决定自己的命运，对自己的行为负责。医院应建立起完备的精益推行方案，并与医院长期发展目标相融合，将涉及面广、影响范围大、推行难度高的精益项目纳入其中，并分解细化到各年度，分步推行，层级实施。在此过程中要强化过程调度和制度保障，上下同心、一以贯之，把精益方案的执行情况纳入日常管理，及时调研分析，时时查漏补缺，防止走形式、走过场、项目跑偏等现象发生。

（二）提高管理者的决策素养

随着社会的进步，各行各业都在飞速发展，对知识的需求也愈为依赖。知识的丰富是工作能力、领导能力的基础。要想成为一个优秀的医院管理者，必须树立终身学习的理念，不断学习新的知识，获得新的技能，掌握新的理论，丰富自己的阅历，提高自身的工作能力。

1. 广泛普及精益管理理论　医院要想实现精益管理，首先要使精益管理理论深入每个人的内心。对此，医院可以开设精益化体系培训讲座，聘请管理咨询公司的实战专家，分批次的对各部门的成员进行理念宣传和培训。除此之外，医院要营造一种精益创新，精益改革的良好文化氛围，使每个成员切实感受到良好的氛围，运用文化力量改变员工思想观念。

2. 坚持理论实践相结合，求真务实的学习方法　实践是检验真理的唯一标准。必须坚持实践与理论相结合，用理论指导实践，靠实践丰富理论，两者循环，不断进行改进，才能提高自身的知识文化水平。

3. 不断丰富自身工作能力　要不断丰富自己的知识理论，重视科学知识的学习，不断创新方法，使自己的管理才能得到提升。因为管理是一个系统学科，如何建立一个创新、高效的系统，建立什么样的管理系统、怎样实现系统管理被认为是当前管理科学的新理念。因此，为了满足管理新理念的需要，还要学习系统论，如系统方法、过程方法和基于事实决策的方法进而提高自身工作能力。

4. 学习人文科学知识　管理的根本是管人，所以精益管理理论的根本必须以人为本，只有懂得最大限度地调动人的积极性，最大限度地激发人的工作创造性，才能出色地做好工作，更好地完成各项工作任务。所以，学好人文知识是非常有必要的。

（三）组织项目团队，群策群力

精益改善的实施是一项系统工程，涉及方方面面的问题。因此，在确定开展的项目后，立即组建相应的精益项目小组，除了开展该项目的部门或科室的领导和一线人员参与外，必须联合提供相关支持和配合的其他部门人员共同组成。然后分项目组由专业辅导师进行专门的“群策群力”等精益管理方法和工具的运用培训，形成坚强的项目团队。建立项目团队后，项目组长负责调动全队成员，共同为本次改善行动确立合理、明确、振奋人心的愿景，并围绕着愿景运用“头脑风暴”讨论应该改善什么并共同实施改善行动。同时通过畅通的渠道将愿景和实施方案传达给全院所有相关人员，在医院内部形成一种共识、建立一种责任感，并因此聚集全院更多人的力量，共同献计献策，积极配合改善，保证项目的顺利实施。

（四）制定医院的长远战略

1. 坚持医院的使命感和责任感　公益性是医院的社会属性之一。因为医院是卫生事业的重要组成部分，所以卫生事业的社会公益性规定了医院的公益性。总的来说，所有的医院都必须实行人道主义精神，贯彻救死扶伤的服务理念，营利性医院也不例外。

医院（hospital）一词是来自于拉丁文原意为“客人”，因为一开始设立时，是供人避难使用，备有休息间，使来者有舒适感，有招待含意。后来逐渐成为收容和治疗病人的专门机构。全院每一个医护人员都以救死扶伤、捍卫健康为己任。对生命饱含敬畏，全方位体恤、呵护、善待病患；以患者为中心并为其健康提供便捷、低价、高效的医疗服务，给人民群众带来关爱和呵护，利用医院的精湛医术和一流服务给社会带来安全和健康。

医院的品牌和医疗质量是医院发展的根本，树立品牌意识，提高医疗质量是医院改进的重要目标。医院的品牌文化就是医院的“精、气、神”的表现，是一个医院的精神面貌所在。它是医院的全体工作人员长期经营才最终形成的，在医院管理及为患者服务等方方面面都有体现，作为重要的核心力量和内在灵魂，始终贯穿于整个医院建设。医院工作永恒的主题是医疗质量。医疗质量不仅关乎每个患者的生命，更是医院的生命线所在。

2. 结合医院实际情况　精益不是简单的复制。国内的医院并不能盲目复制国外知名医院的精益管理方法，而应该结合自身实际，对国外的精益管理的方法进行借鉴的同时不断发展更正。著名管理学家彼得 · 德鲁克认为企业要思考 3 个问题：我们的企业是什么？我们的企业将是什么？我们的企业应该是什么？这几个问题组成在一起，就能够表述企业的愿景，将企业转换成医院也就构成了医院发展的愿景。医院发展愿景是对医院未来发展的构想和设计，是医院的发展方向及战略定位的体现。良好的发展愿景，将有效促进医院的长远发展。

3. 制定长远规划　我国医院实行的发展战略是与我国医疗机构的宗旨使命相统一的，既是对医院战略目标的定位，又是一种管理模式的创新。总的来看，它是一种长远而整体的规划。医院实施精益管理，同样不能只顾眼前利益而损害长期利益，应立足长远发展，高站位规划；尊重发展的客观规律，综合统筹内部的环境和外部的考验，总结成功的经验和失败的教训；把握趋势、掌握机会、避开威胁、发挥优势、弥补劣势，着力提升精神内涵，找准发展定位；从医院整体的角度对医院的发展方向进行管理，将医院整体的发展与各科室、各部门的发展现状相适应；优化医院发展机制，制定出具有自身特点的长远规划、阶段性计划和相应的发展目标，并进行分解量化，从发展思路、内部结构、运行机制、服务模式等各个方面，研究切实可行的措施，逐步实现不同阶段的各项具体要求，提高医院内部系统效率；合理利用医疗资源，形成全体员工所共同认可、遵守、奉行的价值观念、能力素质和行为准则，构筑医院的发展愿景，增强医院的凝聚力、创造力和竞争力，推动医院全面发展。

第五节　在持续改进中追求完美

一、持续改进的概述

（一）持续改进的含义

“持续改进”是指逐渐、连续地增加改善，涉及每一个人、每一环节的连续不断地改进：从最高的管理部门、管理人员到工人。它是日本管理部门中重要的理念，是日本人竞争成功的关键。日本持续改进之父今井正明著有《改善——日本企业成功的关键》一书，其中提到精益生产方式就是把“无止境地追求完美”作为经营目标。持续改进假设我们生活的各个方面应该经常被改进，实际上就是生活方式的哲学。持续改进被作为系统层面的一部分来加以应用并进行改进，流动和拉动式系统改进了流程的灵活性、对顾客的响应速度以及交货时间，改善了经营活动并全方位地改进了公司的进程。

（二）持续改进内容

1. 消除一切无效劳动和浪费　在精益生产的眼光下，生产过程被划分为增值的过程和不增值的过程，增值也称创值过程，不增值则称为是浪费。走进生产现场，我们会发现种种无效劳动和浪费，大量的生产厂家却对此熟视无睹，甚至认为这些浪费是不可避免的。从杜绝浪费出发，找到积极改进的潜在因素，发挥员工的工作积极性和无限创造力，对工作程度、管理模式、配置装备、操作手段等方面进行不断改进，逐步消除各种不必要的浪费，使企业无限接近完美。

如在医院管理信息化过程中，由于医院信息化使患者就医更加快捷方便，所以必须建立网上挂号、远程会诊等自动化管理信息系统来提高医疗服务水平。患者可以通过登录医院提供的服务管理平台，或者手机就可以随时随地实现查询化验报告、预约挂号、预约床位、体检结果查询，以及在线咨询等。这样即缩短患者就医的时间，也提高了医院就医效率，患者疾病得到及时治疗的同时减少资源浪费。建立信息系统既降低医疗服务成本，又提高医院的业务和管理效率，同时降低了医院运营成本，可谓一举三得。医院信息化的数据可以反映患者需求，使医护人员能够更好地了解患者需求，对患者进行有针对性的医疗服务；同时，医院可以通过信息数据查询，帮助医师查询慢性疾病患者治疗过程，方便治疗并提高医疗水平。系统还能发现科室管理存在的问题并及时进行整改。

2. 追求理想化的目标　与现在那些具有明确的生产指标的企业不同，精益生产厂家并没有一个清晰、明确的目标，其往往是为达到最佳状态而不断进步，如“零事故”“零差错”“零投诉”“零余货”等。虽然这些目标是理想化的，几乎是不可能达到的，但它往往可以作为人们的美好愿望而存在，激励员工不断进取，不断挑战，极大限度地发挥他们潜在的能力和智慧。

如在医院安全管理中，不同的医院采取各种不同的方法追求极致安全，如在手术切皮前后暂停，进行仔细核对，建立起精细化的工作制度。为了强调对患者的识别，用两种以上的方法识别患者，如使用姓名与登记号，使用姓名与病案号等。为了防止患者摔倒，加装扶手，树立标识，清洁地面等。为了能及时抢救猝死患者，在一些位点装配电除颤器。为杜绝设备故障，不少医院安排专门人员检查，特殊设备专人专管，设备工程师全天服务，有的医院甚至建立了工程师查房制。

3. 追求准时和灵活　精益生产对生产过程的要求是物流和信息流的准确、准时，通过运用看板生产和适时供货，为了满足生产所需，对于零部件和材料的质量及数量必须提出具体的要求。准确把握信息流在市场供应中发挥着极为重要的作用，基于准确的信息流，即便是在库存不足的情况下依然能够实现准时供应的目标。企业多品种小批量生产在消费市场多元化的背景下面临着严峻的挑战。因此，独特的生产信息管理系统——看板系统成为精益生产方式成功的依赖。当前科学技术的发展促进了灵活的生产系统的建立与完善，从而为建立小批量的生产提供了坚实的基础。

二、医院如何持续改进

（一）由点到面的持续改进

持续改进主要包括点改进、事项改进、系统改进。采用每种方法解决问题时，选择恰当的问题范围是很重要的，丰田公司倾向于点改进方法，采用了全部 3 种方法来解决不同类型的问题。丰田教导我们，PDCA 循环不管问题发生的范围，它带来的流程都是大同小异的，他们通过不频繁的持续改进行动来教导人们如何就在持续工作的基础上进行小型的持续改进。

点改进是针对流程中存在的许多具体的小问题；事项改进是针对某类型的问题；系统改进也称为精益变革，它是由一个或一系列更加庞大的项目组成。各医院应该研究所有持续改进的方法，根据需要解决问题的类型恰当地使用它们，而不是去争论哪种更有效，见表 3-3。持续改进要求医院必须寻求改进工作的新方法。医院内的一个领域应当将取得的改善成果与其他部门或领域分享，以避免改善过程的重复。尽管不同科室、不同部门之间存在着差别，但某些关键程序，如药品、医嘱和处理程序是相同的。医院可以建立起一种机制，当一个科室实现了改善之后，其改善成果能够分享给所有的科室，为所有科室所共同学习、借鉴，实现改善成果效益的最大化。当前，一些医院通过设计实施持续改进表格、建议板等，用以征求员工的意见，都是实施持续改进的有益探索和良好方法。

表 3-3　持续改进的类型

持续改进方法	问题范围	持续时间	例子
点改进	小	数小时或数天	采用 5S 规则来重新组织护士站、解决设备故障停工问题
事项改进	中等	1 周（包括策划时，时间会更长）	防止药房操作失误、使跨部门的自动库存货架标准化
系统改进	大	9～18 周	重新设计某科室布局和流程，如临床化验室、药房等

项目的选择由医院根据自身需求来自行决定，从而由点到面的在医院内进行全面推进。首批精益项目的选择要从多方面进行考量，但关键在于项目本身所对应的条件能否达标。精益项目的条件主要包括以下几个方面：①收效时间短且效率高；②影响力度大，对其他项目具有一定的指引作用；③联系面狭窄；④另外项目要得到专家与主管的认可与支持。首先医院的精益改善决定从手术室流程、药品的采购及库存管理、门诊取药及出院购药、设备的整理以及维修这 4 个方面逐渐推广到医院的各个部门，如医院的后勤，各个科室等，使医院的观念通过这次精益改善得到了转变，医院按 5 个步骤组织团队开展全面培训、确立愿景进行有效沟通宣传、充分授权实施 5S 管理、及时激励巩固成果，使服务流程得以优化，顾客满意度明显提高。如药库的库存管理及采购流程经过合理改善后，采购计划制定时间大大缩短，由原来的 40h 缩短为 2h，采购审批周期的缩短更是有了重大的突破，由原来漫长的 93.6h 变为了现在的 2.5h，药品库存减少了约 1000 万元，减少了医院出现资金周转不灵的情况；医院报修的响应时间也由以前的 30min 甚至 3 天稳定在了 30min 以下；出院带药流程的环节简化和人手的减少使处方平均流通时间与门诊患者的平均取药时间都得到了大幅度减少。服务流程的改善，显著提升了医院工作效率，减少了等候时间，员工满意度及患者满意度都明显提升。

（二）亲临现场，现地现物

企业不断学习的驱动力是持续解决根本问题的需求。组织型学习是丰田模式的最高境界，辨识问题的根源并预防问题的产生是丰田持续学习制度的重心。要想进行持续改进，就要深入探究，仔细分析，学会省思与在沟通中运用所学到的知识并从中得到启示，把所知的最佳实践案例标准化。追溯源头、亲自观察，亲临现场，彻底了解情况，解决问题与改进流程，即使是高层管理者，也应该亲自查看情况，才不会仅了解表面现象，而不清楚深层次情况。为了让高层管理者能够亲自实践，亲临现场，需要组织医院流程模拟练习，从而使高层管理者能更加深层次地了解精益管理各方面的内容，如案例分析和应用工具。上海瑞金医院在 2005 年就让干部组织参加了精益管理的培训，通过那次培训，干部对精益管理有了更加深层次的理解，当时在现场就对三个部门进行了改善。在这个培训中，可以学习到 8 种浪费的识别和视觉管理、精益管理概论、精益医院流程模拟练习，同时，还学习了 5S 和视觉管理两种非常实用的精益管理工具。

（三）制定决策要稳健

医院管理者在制定决策时要稳健，穷尽所有的选择，征得一致意见，实施决策时要迅速。通过不断反省与持续改进形成一个学习型组织，建立稳定流程后，运用不断改进的工具找出导致缺乏效率的根本原因和对策。通过不断反思，找出流程和计划中的不足，制定避免重复犯错的对策。

例如，急诊科因其病情紧急、有较大的随机性、任务繁重、工作时间性特别强的特点，需要不断改进服务，需要医院专门重点管理。急诊部门要有明确的指导方针，急诊部门要设立独立的负责人与咨询台。另外由于急诊部门每天需要出入大量的车辆，这就需要急诊部门的大门要宽敞并时常打开；候诊厅要设有茶歇，方便家属投币使用；另外急诊部门要设有由急诊指挥中心 24 小时实时调度的 110 控制中心急救电话；为了向患者提供更高质量的服务，急诊部门人员应实行一天四班制的轮流弹性上班制度。当然一切流程都要按照医疗优质服务理念合理设置。

（四）通过不断省思和持续改进，成为学习型组织

1. 绩效评估 有效地进行绩效评估有助于持续改进。通过量化的方式，员工通常不了解自己的部门运转如何，这可能是因为绩效评估没有进行追踪。在精益环境中，尊重别人意味着坦诚相待，应让员工都知道部门是如何运转的。适时的评估比寥寥几次的评估更能得到有用的信息，最好是每天都进行绩效评估，如每天交班的时候进行一次，这样及时反馈是推动问题解决、杜绝问题出现的根本。在不同的环境中，使用不同的工具进行测评，以鼓励和尊重员工的方式呈现，如均衡计分表。

2. 日常团队会议 另外一种激励员工的方法就是每天更新并召开交流会，这种会议架构必须严格应用标准化工作方法。会议中应该做到主题明确，时间维持在 5～10min，会议的目的是进行快速交流，让员工查看昨天的问题，提出新的建议和想法，优先解决最为迫切的问题。当有人提出问题或建议时，就要把它们贴在白色公告栏内，在部门内进行解决、实施、检验、反馈。

3. 完善员工建议机制 丰田高管强调持续改进员工的创新性和思维的重要性，丰田需要员工投身其中并有所见解，而不是“将他们的头脑拒之门外”。在医院管理中，管理者需要鼓励员工参与到流程的改善，员工是持续改进的根本动力。科室可以通过设立意见箱、意见栏等让一些有顾虑的员工发表及时有效的看法和建议。而管理者在持续改进中也发挥着重要的作用，主管和管理者应对敢于提出不满的员工表示感激。对于员工提出的问题，不能否定，而是以积极的态度应对。

另外，在很多情况下，员工没有权利独自解决问题。如检验部门对护士不能把标签贴好而表示不满，在这种情况下，领导者需要代表员工处理问题。领导者扮演双重角色：一方面鼓励员工并予以授权，鼓励他们独自解决问题；另一方面在必要时给予员工帮助，引导员工。

【本章小结】

精益化管理对医院的整体改善起关键作用。它能够提升医院整体的执行能力，同时，它在战略实施和目标分解、细化和落实的过程中具有重要意义，能够让医院的战略规划有效贯彻到每个环节并发挥作用。其核心内涵是在巩固与传承的基础上，不断探索与创新，推动工作持续改进，把工作做到精益求精，努力追求完美，提升医院的可持续性发展能力。精益管理在战略上，要求重新设计向患者提供医护的实体空间和流程，同时动员医护专家、各级管理者、员工全员参与到持续改进活动之中。丰田公司强调每个人的工作职责不仅在于做好自己的工作，还在于找出完成这项工作的更佳途径。丰田公司鼓励员工尽量多地向自己的同事或主管面对面地直接提出意见和

建议，赋予员工自主权改进自己的流程，而不是仅仅向管理者发出牢骚或抱怨。精益管理的核心理念集中展现出了以人为本的思想，围绕为顾客提供更多服务价值、尊重并发动员工参与改进、消除浪费、持续优化服务流程、培养忠诚顾客，从而为组织带来长远发展。这些理念与医院本质上以患者为中心的人本服务理念高度契合，医院实施精益管理，必须将这些核心理念切实贯彻到实际的工作行动中，才能真正发挥出精益管理的功效，才能真正为人民群众提供满意周到的高质量健康服务。

同时需要强调的是，精益管理要形成连续性的规范动作与良好习惯，达到制度化、程序化、规范化，实施持续性的改善，使医院能够持续性地适应不断变化的环境因素。在持续改进的过程中，创新是医院发展的不竭动力，精益管理的创新主要是理念创新、技术创新、方法创新。医院应建立完善精益管理的创新体系，充分利用现代信息技术实现精益管理过程的标准化、信息化、自动化管理，相信员工、尊重员工的首创精神，并高度重视、支持、鼓励员工创新成果的传播、推广。

第四章　医院精益管理的文化驱动

在医院管理过程中，医院文化具有深刻而广泛的驱动作用。从短期微观来看，医院内部的文化内涵是影响医院管理的内在文化因素；从长期宏观来看，整个国家和民族的文化底蕴都会对医院管理的实操性活动产生深刻影响。本章将会以精益文化为切入点，从企业文化诊断与评估系统、沟通反馈机制、学习型组织及文化品牌塑造和延伸等多角度来探寻我国医院在管理过程中建立精益管理模式的文化底蕴和可行性操作。

第一节　精益文化的内涵特征与医院精益文化

一、精益文化概述

（一）日本精益文化的起源

本书写作的核心理念是来源于日本丰田汽车公司的精益思想，精益思想在一定程度上是属于企业的一种文化理念和特色，企业文化其实是一种群体文化和亚文化，从表面来看，企业文化的产生、发展与企业领导人的风格、企业的内外环境等条件有着密切关系，但在更深的层次来看，它具有互异性，它是企业民族文化的反映，是国民总体精神气质的体现，而且，丰田汽车公司发展的精益管理模式也不是凭空产生而来，其来源于日本的国民精神和文化底蕴。所以这里有必要对日本的文化底色和国民文化特性做一个简要的探讨和分析。

首先，日本作为一个单一的民族国家，在历史发展过程中衍生出自己独特的民族特性，这其中就有日本国民的团队精神、重视凝聚力、好学反省和创新。而在日本丰田汽车公司发展精益思想之前，日本民族就有着自己独有的省思和创造力。日本精益思想能在日本企业中得到良好发展，而在国外企业中却需要大力推行和学习才能勉强发展，主要的一点是日本的精益思想在其日常生活中就有所体现。

其次，日本人注重节俭和不浪费，这一点在日本人的日常生活中都能有所体现。日本国民在吃饭中要求不浪费和精准，如日本人爱吃寿司、日本料理，在食物制作过程中都注重做法和用料准确，做到不浪费一粒粮食。另外，在日常家居生活中，日本国民的家中也是十分注重整理、整顿、清扫、清洁，将家中的物品归置整齐，将房屋打扫干净等。并且，日本国民以吝啬和小气为荣，所以就不难理解为什么日本人会痛恨浪费，强调节俭和节约了。

最后，日本人十分重视团队精神。团队精神的由来与日本的地理位置也有一定的关系，日本位于日本列岛之上，岛国的地理位置也对日本的团队和凝聚力产生了一定的影响。除此之外，日本的社会经济形态是从封建家庭制的基础上发展起来的，封建家庭和村社的群体意识深深扎根于日本的文化之中。因此，日本人重视和气、信任和忠诚等品质，在工作或生活中都或多或少地融入了一定程度上的团队凝聚力，突出团队精神。

由此分析可得知，精益思想后来之所以能成为企业文化，这与日本的国民性格及日本本土文化底蕴有很大的关系，日本在民族底蕴的滋养下孕育产生了精益思想。

（二）中国传统文化中的精益思想

在中国传统文化中，《易经》《论语》《三国演义》这三本书都对精益思想的内容有所体现。中国文化源头的《易经》是中国的祖先在观察自然现象后总结出的规律，并将其应用于人类的社会活动，研究事物变化规律的一部经典著作。

精益思想中的长期积累和不断学习的精神，在中国的佛家思想和《易经》中，都能找到依据。

佛家的六度[①]思想中，有“忍辱”和“精进”，前者是人类一种意志力的考验，后者是不断进步的意思。《礼记》中有“苟日新，日日新”，强调了一种永不停止去追求进步的精神意志和持续改进的思想。在《易经》中，古人对卦象的研究其实是一种认识事物变化规律的思维体现。可见，我们的祖先很早就用易经的八卦变化来分析事物的变化规律。

中国的思想家王阳明提出了重要的哲学思维——“知行合一”。人类认识自然环境时会受到感官和潜意识的影响，就像不同的人在认识同一事物时，由于人的眼、耳、鼻和头脑中的惯性思维，会导致不同的人的脑海中产生各种不同的事物状态，而事实上一件事的状态只有一种是真实的。王阳明根据其一生的实践，用哲学的思维阐述了这种思想。在深层次地了解此思维方式之后，懂得只有在彻底了解事物的真相后，才能更好地研究问题，找到解决问题的方法。

（三）中日文化的对比

日本曾经多方学习中国文化，日本现今的许多文字或其他文化方面多少都有中国文化的身影，但是日本也有更多的不同于中国文化的内涵。首先，日本主张小气、吝啬的美德，而中国却主张大方、大气。另外，日本人善于创新，而中国人擅长把上级安排之事做好。

日本追求一种“匠人精神”，对待一件器物追求极致、研究透彻，如对食物、陶制品、银饰等的研究，日本人曾经认为自己国家是世界的最东方，外界流传至日本的所有东西都会在日本终止，为了更好地延续下去，日本对每一个物品都显得格外珍惜，所以日本人愿意花时间和精力去研究。这也是为什么在丰田汽车公司的管理中，其领导人会追求精益求精的原因。

日本和中国在文化上还存在着其他方面的差异，这些差异也造成了中日两国人民在处理问题和对待事物上的不同态度。日本人性格沉稳、办事谨慎、礼数繁多、见人恭敬、在外不轻易表现喜怒哀乐，这都是深受儒学的影响。在古代中国的统治过程中，如果君主为政不善，不尊重臣民和老百姓，臣民则可以表达不满，甚至推翻政权。“良禽择木而栖”“水能载舟，亦能覆舟”也说明君主和臣民的关系不仅仅是单向的领导与服从的关系，而是双向的相互选择的关系。日本人重视家庭中的血缘关系和家长至上的观念，子女需要服从家长的意志，家族中的成员要为家庭做出更大的奉献。所以家庭文化对日本人的影响在更多的方面则体现单向的领导与服从的关系，进而影响着现在的日本企业，使其有着高效的执行力和严格的等级制度。

二、精益思想及其文化内涵

（一）精益思想的形成

精益管理是企业中的生产方式的概括，其理念最初来源于精益生产，但是最后却能演进为可供借鉴和学习的精益思想。

精益生产是美国麻省理工学院教授詹姆斯·沃麦克等专家通过“国际汽车计划（IMVP）”对全世界 17 个国家 90 多个汽车制造厂的调查和对比分析，最后了解到最适用于现代制造企业的生产组织管理方式是日本丰田汽车公司的生产方式。IMVP 于 1985 年建立了一个具有国际性的研究队伍，花费 500 万美元、五年时间对世界范围内的汽车制造厂进行研究，计算出一系列数据，完成了大量报告，且于 1992 年出版了《改变世界的机器》，书中最终推出了参考日本丰田的生产的“精益生产”方式，并详细讲述了精益管理思想及特点。

（二）精益思想的五大原则和特征

1996 年，詹姆斯·沃麦克和丹尼尔·琼斯（Daniel T. Jones）出版了经典著作《精益思想》，它是从理论的角度高度归纳了精益生产中的管理思想，同时扩展了精益方式，使精益管理能够应用到其他领域，利于科学管理，提高效率，实现增值。

---

① 六度：佛家修行中到达彼岸的六种方法，分别是布施、持戒、忍辱、精进、禅定、智慧；菩萨所修炼的六种法门，又可称作施度、戒度、忍度、精进度、禅度、慧度

同时，《精益思想》一书也提炼出精益管理五项原则，一顾客定义价值，二识别价值流，三价值流动，四拉动，五尽善尽美。精益管理思想主要围绕着精益管理的这五项基本原则而展开，其核心思想可概括为消除浪费和创造价值。基于此，精益管理的基本理念是以价值为出发点，通过在流程设计上的取舍，避免一切不必要的浪费，并进行持续的改进，最终实现管理效率的提升。

1. 顾客定义价值（customer value） 精益思想的关键出发点就是价值，价值是由生产者创造出来的，但是由于各种原因，生产者很难去确定产品的价值，最后往往是顾客确定价值。只有在特定的时间里且产品刚好能满足商品需求时，价值才能凸显出它应有的意义。所以，在精益思想中，生产者深刻了解顾客后才能准确定义价值。定义价值是精益思想至关重要的一步。

2. 识别价值流（value stream mapping） 价值流是一个产品通过其生产过程的全部活动，包含三个管理任务，一是解决问题的任务，需经过概念设计，详细设计，再投产；二是信息管理的任务，包含了接收订单到制订详细计划再到确认数据最后送货的全过程；三是物质的任务，要经过确定原材料，做出成品，到达用户手中。识别价值流是精益思想中的第二个步骤。

3. 价值流动（value flow） 价值被精确定义之后，某一特点产品的价值流程图也可以被完整地制订出来，避免了步骤的滥用。因此，第三个步骤需要将创造价值的各个活动流动起来。

4. 拉动（pulling） 先由客户提出对于产品的各种需求，然后生产商或投资商根据客户的需求来对产品进行设计、生产和制造，这种方法能够按客户所需安排生产，并非是生产出一些客户所不喜的产品强卖给客户，也就是要抛开销售预测。

5. 尽善尽美（perfection） 以上四个原则能够形成良性互动，并且能够不断穿插，相互影响，只有生产者正确地确定价值、识别价值流，能够使各个活动流动，拉动客户需求，不断减少错误、降低时间成本和场地成本，从而达到尽善尽美。

（三）精益思想的文化内涵

思想理念作为文化的重要组成部分，同样具备文化所具备的特征和作用。因为精益思想是文化的一种，所以同样具备文化所有的特征与内涵。精益思想符合社会的细化和社会的分工，提高了服务的质量。它将常规的管理向深入的思想引伸，降低管理的成本及资源。将精益思想运用到管理中的主要点，需要明确的是管理的责任，要落实的也是管理的责任，使每一个管理者都能按照预定目标实现工作到位、尽职的目的。每一次都把工作做到位，每一个服务步骤都要精心，每一个管理环节都要精细。以最经济的管理方式获取最大的效益，达到以企业可持续发展为目的的管理方式。由此可见，精益思想能对人类的行为产生重要的指导性作用，并且能对实践活动发挥高效、积极的作用。

目前，精益管理已然从当初的生产制造行业逐渐发展为一套完整的管理理论体系，并被应用于各种行业中，例如：食品销售、汽车、机械制造、航天航空、邮政服务、建筑等方面。企业追求效率的极致表现就是精益管理对于中国企业现在遇到的困境，此管理理论体系和工具能够突破这些困难，我国的企业在引进精益管理之后，在大大小小方面对于企业的管理都有各种益处。从小的方面来说，医院的精益管理理论与实践能够有效地降低运营成本，消除浪费，提高生产质量和劳动生产率，增强企业快速反应能力；从大的方面来看，引进精益管理，能够建设企业文化，提高企业竞争力，发展成国际型企业。

1. 精益管理表现出的文化是以客户为导向的精益管理要求企业消除浪费和一切非增值活动、尽可能地细化工作流程、用最少的投入去争取最大的产出，尽可能地为顾客提供最优质的服务，使顾客心满意足。

2. 精益管理是以人为本的文化。传统大批量生产方式和精益生产方式对员工的要求不同。传统生产方式主要强调的是严格层次关系，而精益生产强调的是个人对生产过程的干预。前者要求严格完成上级下达的任务，后者是更强调发挥人的能动性，员工起到参与决策和辅助决策的作用，它把员工的创造力和智力看作创新发展的动力。

3. 精益管理是团结协作的文化。生产中的计划与调度在形式上不是采用集中计划，而是由生产单元各自完成，但他们之间的协调非常重要，协调工作可以提高效率，提前完成工作量。

4. 精益管理体现了生产者的社会责任担当。精益管理因为要最大限度地降低浪费，所以要撤除那些提高成本以及增加资源使用却未增值的行为。而且，这个观念与国际提倡合理资源利用是一致的，所以，企业进行精益管理不仅使得利益最大化，而且履行一定的社会责任，可见精益管理对于企业的发展和社会都是一种优质管理。

三、医院精益文化的内涵与驱动作用

精益思想于20世纪末在医疗保健领域被广泛传播并实践，尤其在近些年得到快速发展，延伸成为“精益医疗”（lean healthcare）。精益医疗的基本原则是关注患者、注重价值、缩短治疗及相关作业时间。如今世界范围内已有数百家医院引入精益管理理念，优化流程，为患者提供更高价值的服务。

精益管理来源于企业管理，它不仅提供了一种管理方式，更是一种价值观、一种文化。医院开展精益管理，不能将它仅仅视作一项活动，它应该是根植于医院文化的管理方式。引入精益管理，可以创新医院文化，丰富医院文化内涵。医院要开展好精益管理，就需要形成医院精益文化，为医院可持续发展提供原动力。

（一）医院精益文化的内涵

医院文化是要长期沉淀形成的，且每个医院的文化都是独具特色的，具有持久韧性。因为医院文化是被所有员工所认同的行为准则、价值观、道德规范和思维方式，所以它能够让员工之间形成一种心灵契约，在内心建立起“导航系统”，增强员工之间的凝聚力，进而可以把医院的远期目标和管理理念渗透为员工的自觉意识。

医院精益文化，是以精益管理思想为指导，精益改善为核心，以追求完美为目标，是在医院传统文化的基础上发展起来的一种医院文化，有利于增强医务人员的精益意识和责任意识，而且其对于医院的其他文化也具有价值方面的导向作用。

医院文化是医院精益文化的前提，同时也是基础。医院精益文化在创建时必须以医院文化为基础。业务在不断发展的医院，同时也需要不断地发展精益文化，不断地在医院文化中添加新的思潮。对医院来说，精益文化的创建，能够提高医院的凝聚力，增强团队创造力，不断丰富医院文化及其内涵，使得医院能够健康发展。

在医院内部形成精益管理文化环境之后，需要在员工之间、工作之间培养文化自觉与文化自信，一流的组织输出文化，二流的组织输出标准，三流的组织输出产品，这种概念上的更新，是管理的自我要求，更是一种主流文化氛围。

医院精益文化是一种理念文化。它注重员工间的合作与效率。它要求的是员工之间的团结合作，在精神上树立正确的集体观念，共同捍卫医院的利益，提高服务质量与效率。使得员工形成一种与医院荣辱与共的精神观念，促进医院的更快发展。

医院精益文化是一种高效文化。“精益”在文化建设中追求的是就“精益求精”和“尽善尽美”。医院做到贯穿精益文化，用精益文化理念来加强医院管理，可使得员工更加认真工作，增强医院的文明程度和健康程度，使患者可以得到更加优质的服务，增强人民的幸福指数，使医院与患者之间形成一种和谐的医患关系，进而增强社会的和谐程度。

医院精益文化是一种促进文化。医院想要优化内部发展环境，提高综合实力，增强综合竞争优势，就要完善管理机制，重视精益管理文化。精益管理的引入，可以使医院重视群力和合作，从而增强各部门之间的团结合作；重视创新与改进，有利于改进医院的工作作风，提高每位员工的质量意识、安全意识，使员工形成一种精益求精的精神意识，提高医院的工作效率，促进医院更好地发展。

（二）医院精益文化的驱动作用

精益管理的核心理念与我国医院的传统文化由于有融合性，所以可以加入精益理念文化，让传统理念与精益理念的不断碰撞和磨合，强化医院的执行力，激活医院文化的内在活力，实现医院文化的进一步变革。

1. 强化客户导向　医院文化的本质就是要以人为本，坚持以患者为中心，付诸实践。精益文化强调以顾客价值作为导向，优化工作的流程作为目标来开展相应工作。一方面，对医院的员工来说，这些部门都是直接服务于临床一线，从而使得临床一线直接体会到了精益改善后所带来的更便捷、更有效率的工作方式及环境：另一方面，对于做项目的工作人员来说，提高工作效率，减少无用劳动，并且使得自我价值能够更好地实现。最终，所有人员的努力都是为了达成一个目标，就是为了能够使患者们的需求得到更好的满足，使出发点与落脚点相一致

2. 运用群策群力，鼓励员工参与决策，激发了主人翁精神　在长期的工作过程中，作为知识型员工的医务人员他们大多对医院有浓厚情感，把自己当作主人，领导者应该将这种情感有效转化，使其为患者服务的能力提高。在精益文化下，应注重发挥一线员工的主观能动性，因为他们直面患者，知道患者需求，同时也知道一些已有的问题及问题背后的原因。这使员工能够深刻认识到，自己是优化流程的贡献者，同时也是受益者。

3. 以团队形式做项目，通过合作共事增强协作意识　医院精益文化强调持续改进，精益管理改善的不仅涉及每个功能科室的内部流程，而且还包括了整个客户服务的流程，因此，项目的改善需要多个相关部门人员一起来完成，通过精益项目的实施能够让各个部门更深刻地了解医院状况、医院流通环节及资源浪费，让管理人员换位思考，站在客户的立场上判断流程，同时，也可以增强各科室的合作交流。

4. 员工接受新理念的意识和能力进一步提高　医院精益文化打破了以往自上而下的决策惯性，管理者由以前的指挥开始转化为指引开始，自上而下结合，共同研究出符合战略远景的集体决策。在这种新的决策过程中，上下之间建立起比以往更好地沟通方式和效果。把大家的目标共同凝聚在“为患者提供更好的服务”上，使所产生的决策更具有可执行性及可操作性，决策的实施避免了“头重脚轻”，大大激发了员工来自内心的真诚，并使得医院的专业技术人员对新的管理理念和方法的接受能力和意识大大提高。

第二节　医院文化的诊断与评估

一、企业文化诊断与评估系统的概述

（一）企业文化诊断与评估系统的含义

企业文化诊断与评估系统（corporate-culture measurement and assessment system）又称为企业文化评估矩阵，其英文缩写为 CMAS，其具体是通过多种角度或测量方法来对企业文化进行测量和评估。

企业文化评估矩阵包含 12 个维度和 33 个要素。其中 12 个维度主要涵盖了企业文化的制度层、行为层和理念层 3 个层次的内容。这 12 个维度分别是员工工作动机、员工激励、员工忠诚度、文化建设、理念与价值、管理方式、内部沟通、工作环境、组织制度、领导和决策、培训与员工发展及员工满意度。该 12 维度可以与企业管理的要素和主要职能有很好的对接，可以较为准确地反映出企业的综合竞争力。

企业文化是动态的，所以在管理过程中，企业要先对当前的自我文化进行详细的评判，进行细致的测量、评价、再测量、再评价，可以使企业明白自身在现实中与期望中的差距，站在较高

的层次上去衡量本企业与整个行业的差距，进而确定适合自己的长期发展战略。

（二）企业文化诊断与评估系统的来历

如何定义企业文化诊断评估，不同学者各执己见，直到如今也没有一个准确的概念来定义企业文化诊断评估。以下是较具有代表性的国内外学者的概念界定。

第一位是测量学家史蒂芬斯（Stevens）解释的测量企业文化，他觉得测量文化是要将企业文化的特点进行量化，这是企业文化诊断与评估系统的工具和基础，是企业文化的量化研究不可缺少的程序。其次是 1992 年，赫布·斯托克斯和罗杰·哈里森正式发表了《诊断企业文化——量表和训练手册》，此文具有针对性，提议要根据不同的企业状况进行不同的企业建设，并且认为企业文化诊断评估是一个先进的提议。

随后基姆·卡梅隆（Kim S. Cameroom）和罗伯特·奎因（Robert E. Quinn）认为企业文化诊断评估是一种测量工具，主要用于建设诊断评估的模型，判断企业的文化及其管理的能力，有利于理解企业文化，完善个人行为。该定义是《诊断和改变企业文化：基于竞争价值理论模型》一书中涉及的。

国内学者也对此有所研究，觉得企业文化的评估和诊断共同组成了企业文化诊断评估。内部的经营管理人员和企业外部的企业文化的专家针对企业文化现状所进行的科学调查研究工作是企业文化的诊断；而对于企业文化的状况或者是未来发展情况的检验、评估和预测则是企业文化的评估。

（三）企业文化诊断与评估系统的构建框架

在对文献的整理和总结中可以看出，对于企业文化诊断评估的定义国内外学者的看法较为一致。他们均认为企业文化诊断评估是在已知要被测评的企业的相关文化之后，对企业文化现状的定性和定量测量和分析，从而可以从本质上了解企业的可持续发展，促进企业的健康发展。

在这一定义范围内，在 1980 年左右，国内外学者在对于企业文化的诊断评估研究方面达成了一致，他们将其分成了两个流派。其一是研究成果较多的定量测量领域，它是以罗伯特·奎因（Robert. E. Quinn）为代表学者，主张通过问卷和量表进行的测量。其二是以麻省理工学院沙因（Gar H. Schein）学者，提出进行定性测量的方法为面谈等，这是考虑到组织文化的多层次性和文化要素。

二、企业文化诊断与评估系统在医院中的应用

在企业管理的过程中，通过企业文化诊断与评估系统，首先，要了解企业当前的基本情况，并对其做出预判；其次，为便于与其他企业文化进行比较，结合自身进行目标改革；再次，明确企业短期与长期目标，同时，领导者应加强个人对企业文化的认识，并发挥作用；最后企业文化与评估系统可以为个人和企业双方都能提供可供使用的企业文化诊断评估报告，从而形成共同认可的企业文化建设思路，建设科学的、合理的企业文化体系。

医院虽说是非营利性质的事业单位，但是在其管理中可以借鉴企业管理中的某些有益长处，如企业中的文化诊断与评估系统，尤其是企业文化诊断与评估系统中有关 12 维度的考量标准可作为医院管理中的重要参考因素，从而来评估医院的整体情况。

医院的经营战略诊断与评估，首先医院在经营上可从市场经营着手，以诚信经营为核心做到为民服务。不管是对公立医院还是民营医院而言，经营都是其最主要的管理内容，医院的经营状况好坏直接决定了其经济效益和社会效益。所以医院可以从医院管理的各级部门、科室的管理者角度做出有关医院经营运作的方向和决策。此外，医院可以通过是否诚信、高效经营的方式来对本医院的经营战略进行诊断。因为医院只有通过良好的经营理念和高效便捷的服务和运作，才能获取广大民众的信任和尊重；同时也是医院缓解医患关系、塑造良好口碑、赢得患者信任、取得可持续发展的根本发展之道。

医院还可从组织结构和制度体系两方面对医院管理进行诊断，从而来考察医院在组织机构上

是否设置合理，各部门的人员和权责分配是否能达到人尽其用的最大化；医院的分级问诊制度、各科室会诊制度、人员考核制度、薪酬津贴制度、紧急情况抢救制度等制度体系是否完善。如果有工作人员不能十分有效地执行和实施医院管理中的各项制度，那么会不会带来非增值活动，从而造成医院浪费的后果。医院可以通过这一系列诊断来判断是否有必要精简医院组织结构、修改完善医院的规章制度；是否需要对医院员工进行组织培训或制度运作的深化学习。

医院可通过流程诊断来判断员工之间是否有良好的沟通，上下级、科室之间是否在患者诊疗流程中做到有效沟通，从而提高患者的就医体验水平，达到高效的治疗水平。医院的管理者可通过业务流程诊断的方式来观察医院的管理流程是否科学合理，从而对医院管理进行评估。

医院可从医院的人文环境和文化角度入手来考察医护工作人员是否能在医院工作中获得幸福感和满足感，是否认同医院的核心文化。这主要可以从医院医护人员的工作动机、对医院的忠诚度、工作满意度、员工发展机会等角度来考察。从而营造出一种健康、科学、高效、凝聚的工作环境。

第三节 医院沟通模式及信息反馈机制的构建

一、沟通模式的概述

（一）沟通模式的含义与分类

沟通受个人经历、个人观点和个人情感等因素的影响，它是人们借助文字、表情、语言、手势等各种形式进行人与人之间的交流、传达和反馈的行为活动过程，使得彼此之间互相了解，互相配合。沟通模式是人与人在社会生活中的沟通方式。沟通模式包括输出者、接受者、信息、渠道4个主要因素。而沟通模式以不同的标准来分类又分为几种不同的类型：按照沟通模式的功能进行分类，可以分为工具式沟通与感情式沟通；按照沟通模式的方法进行分类，可分为口头沟通、书面沟通、非语言沟通、电子媒介沟通；按照其组织系统来分，可分为正式沟通、非正式沟通；按照沟通的方向来分，可以分为下行沟通、上行沟通、平行沟通；此外，还可以按照沟通之后是否反馈来分为单向沟通和双向沟通。可见，依照不同的标准可以将沟通模式分为多种类型，并且有些沟通模式可以有多种标准，这就导致出现了交叉分类的现象。

在诊疗过程中，较为常见的沟通模式有3种，它们分别是萨提亚（Virginia Satir）提出的五种沟通模式、SBAR沟通模式和CICARE沟通模式。萨提亚五种沟通模式为讨好型、指责型、超理智型、打岔型、一致型这5类。由于萨提亚的沟通模式在家庭治疗中较为常用，医院管理较少借鉴，因此我们在此书中将不多加赘述。但是SBAR沟通模式和CICARE沟通模式在医院管理中使用较为广泛。

SBAR沟通模式是一种较为常见的并且能得以广泛运用的沟通模式。SBAR沟通模式是4种具体的沟通方法的英文简写，分别是situation（现状）、back-ground（背景）、assessment（评估）、recommendation（建议）。SBAR沟通模式是一种以证据为基础的标准化的沟通方式，是WHO提出的标准化沟通模式。

除了SBAR沟通模式外，CICARE沟通模式也是在医疗中使用较多的一种沟通模式。沟通六个步骤的关键字首字母组成CICARE，connect（接触）、introduce（介绍）、communication（沟通）、ask（询问）、respond（回答）、exit（离开）。这种模式由美国高校附属医院提出，并通过这六个步骤实现与患者的有效沟通。

（二）沟通模式的特征和作用

此处主要以实际的SBAR沟通模式和CICARE沟通模式为例来讨论沟通模式在医院管理中的作用。

1. SBAR沟通模式的特征和应用

（1）高效、及时地传递信息：SBAR沟通模式具备高效、及时传递信息的作用，无等级差异、无文化差异及无沟通差异，具备以往各个模式不具备的功能。研究表明，这种模式能很好地为医务人员及时提供有效信息。

（2）有助于及时进行反馈：有学者就曾通过相关研究发现，SBAR 沟通模式能够在医护双方等级、文化程度、学科背景等差异的情况下，快速有效地完成沟通，并且对发生的情况及时做出反馈和处理。

（3）促进医护、医患沟通，提高工作效率：研究表明，SBAR 沟通模式在医护、医患沟通方面也有着良好的应用效果。如在医院护理过程中，SBAR 沟通模式不仅能够规范医护之间的沟通，帮助医护人员及时地干预患者突发的一些不良情况，同时在医护人员交接工作中使用 SBAR 沟通模式有利于医师和护士对患者的某些情况做出预判断和处理。SBAR 沟通模式不仅能被用于科室内的医护沟通与护理交接班，还能被使用到科室与科室之间及院内与院外之间的转运交接工作，以此来完善背景、强调重点、细化建议和意见等具体工作，从而有效提高工作效率。

对于医患关系而言，使用 SBAR 沟通模式有助于护士提前了解患者的基本病情，并且在医师对患者就诊之前可以简要向医师汇报基本情况、准确传递信息。通过 SBAR 沟通模式，医师既可以对患者病情直接把握重点，又能够节约诊疗时间。长久执行下去，SBAR 沟通模式还将有助于医护之间建立起相互协调合作关系。

2. CICARE 沟通模式的特征和应用

（1）CICARE 沟通模式在急诊室的诊疗中能达到医患有效沟通的效果。如西安交通大学第一附属医院急诊科在科室内就运用 CICARE 沟通模式，科室医护人员在急诊就诊、治疗、护理等每个环节采用接触、介绍、沟通、询问、回答、离开这 6 个步骤来与患者进行沟通，从而达到了良好的沟通效果，护士的沟通能力也大有加强，科室的服务态度、业务水平、责任感和患者满意度均得到了提高。有效地促进提升护士综合素质和服务质量，提供急诊护理工作在发展过程中全新思路和新颖观念，是 CICARE 这种沟通方式在医疗领域的重要作用。但不容忽略的是，这种沟通模式无论是在进行推广，还是在加强其系统化、标准化的过程中，都不是轻而易举的。因此，需要我们在实践过程中逐渐发掘它在临床护理领域的价值。

（2）CICARE 这种沟通模式能够使医护人员在与患者手术前的沟通更加标准化和人性化。增强了护士的沟通技能，有效地平复患者的心情，达到治疗性沟通的目的，使医患之间的关系更加亲密，在术前进行这种模式有利于医患更好地沟通。为了使医患之间的沟通更加流畅简单，患者需要与护士通过接触、介绍、沟通、询问、回答、离开，这六个步骤进行有序沟通。进行 CICARE 术前访视沟通流程案例时，护士会根据各个科室不同年龄段，病种不同的各类病人，由浅入深、逐渐深入地进行沟通，让沟通从单纯性、礼节性到有目的性，乃至上升到高层次的情感沟通，促进护士的术前访视由单纯的义务性工作向护士与患者之间的真诚的有针对性的沟通，提升护患之间的信赖，加快疾病的治愈进程。

（三）沟通模式在医院管理中的重要地位

医院沟通作为一种重要的治疗手段，一方面它有利于协调处理医患之间的人际关系，另一方面有助于促进患者身心健康。主导者是医院及医护人员，双方就伤病健康及医疗等主题进行全方位的信息交流，医方有责任科学引导诊疗患者。医患沟通是医疗活动中不可或缺的环节之一，科学有效地开展医患沟通不但能增进医患之间的信任，改进医患之间的关系，又能引导医疗服务向高质量、高水平发展。

医患沟通是优化和协调医患关系的基础及必要手段。缓解紧张的医患关系有赖于医务人员的沟通技能的提升。医患沟通模式的研究，既能有效地规范医师的沟通行为，提高沟通效率，又能使医务人员深入了解医患沟通的手段、方法、机制、目的和意义。

完整有效的医患沟通模式不仅局限于院内沟通，还应合理地兼顾院外沟通。这是积极完善医疗服务、提高患者就医满意度，获得患者忠诚与信任的必要途径。

此外，沟通有助于信息流动，缩短治病就诊中不必要的等待。让看病的过程形成流动，把看病就医的整个基本步骤排列成一个稳定的连续流，其中没有浪费的动作，没有干扰、没有排队，从而通过共同工作、协助工作实现价值流的流动。

二、信息反馈机制的概述

（一）信息反馈机制的含义

信息反馈一般是指由系统发出的提问或要求的数据得到回应，并按照其要求返送回来，进行信息的再输出，从而对反馈的具体某件事情发生影响，起到作用，以达到预定的目的。而信息反馈机制是指特定部门或场所通过一系列信息反馈规则或方法来形成有规律的信息反馈工作，做到规律化的信息输送和反馈作用。在管理工作中，信息反馈是十分重要的一环。完善的信息管理系统，敏捷、正确、高效的信息反馈，是有效管理的保证和要求。一个管理职能部门或一个管理制度是否有生命力的标志是信息反馈敏捷、高效的程度。这就是现代管理理论中的反馈原理。

（二）信息反馈机制的特征

信息反馈机制具有如下几个特征。

1. 稳定性 所谓机制是在长久实行之后形成的稳定的制度或规则，所以信息反馈机制作为一个稳定的机制，在信息传达、反馈等一系列反应动作上有稳定的特征。这种稳定体现在两个方面：①专门的人针对专门的事来进行反馈，人员稳定；②信息反馈过程中有固定的流程和方法，程序稳定。这两方面都反映出了信息反馈机制具有稳定性的特征。

2. 实时性 信息反馈机制通常都是对发生的实时事件进行信息的反馈。如下级发现工作中存在什么困难或问题，以此来向上级部门或领导反馈。这样一来能够及时、实时、迅速的对某一事件进行沟通和处理，以达到解决问题的目的。

3. 针对性 信息反馈机制通常是由个体向个体就某一事件进行反馈，个体主动收集需要反馈的信息，这样反馈的信息就有很强的针对性，总而言之就是特定人物针对特定事件来进行信息反馈，没有其他繁杂无关信息。

4. 连续性 信息反馈的连续性是指对工作活动的情况连续或持续不断地进行信息的反馈。不是反复无常的反馈，而是有层次的反馈，这样会有助于认识的深化。对于不能一次性完全反馈清楚或解决好的问题，可以进行递进式的反馈，从而将信息传达到位。

（三）信息反馈机制在医院管理中的重要地位

医院是一个工作高强度并且要求高准确性的工作场所，维护患者的身体健康是所有医护人员的职责，在繁杂的工作中，医护人员如何能做到高效而又不出错，这就要求医护人员之间及医患之间做到良好的信息反馈。

如在医院的感染管理中，由于医院感染管理具有多面性、时效性等特点，需要医护人员对于医院感染信息有一个较强的信息认知能力，这也是医护人员作为医院感染信息传递者的基本要求。其次，要求医护人员在进行有关感染信息的反馈时做到全面、公正，以提高信息的可信性，保证信息畅通。

此外，患者的信息反馈在医院管理中也存在着同等重要的地位，医院在管理过程中可通过建立全面的医院服务反馈信息系统，将患者从反馈信息开始到医院接收反馈信息及如何处理患者反馈信息这一全过程进行记录和监督，从而有助于医院改进服务质量。

三、沟通及信息反馈机制二者的有机统一

（一）沟通与信息反馈机制的有机统一

沟通与信息反馈是对同一事件进行完善处理的必备程序，二者是密不可分，是同一过程的两

个不可割裂的重要方面。在信息反馈过程中要注重沟通的技巧和方法，在沟通中又要做到准确反馈出有效信息。沟通与反馈两个过程的原则是要做到双向沟通、实事求是、就事论事、及时准确、主动高效。沟通实行之后需要得到有效反馈才是一个完成的流程，在管理中不仅沟通起着十分重要的作用，反馈也有着不可替代的地位。

（二）沟通与信息反馈机制的实际应用性

沟通和信息反馈不论是在日常生活还是在企业、学校、医院、政府等组织中都有其十分重要的地位。在日常生活中，沟通和信息反馈有助于建立畅通的人际交往，及时、有效的沟通和反馈能够避免因信息滞后和沟通不畅的问题而产生负面作用。在学校管理中，师生之间建立良好的沟通和信息反馈机制能够有助于教师观察学生的发展动向，及时疏导学生。在教学过程中，良性沟通和信息反馈会帮助学生提高学业水平和综合素质的发展。另外，在企业管理中，员工之间及上下级之间的沟通和信息反馈能够避免因为沟通不畅所导致的工作效率低下这类问题。在政府部门管理和服务过程中，良好的沟通和信息反馈不仅有助于政府公职人员在群众心目中树立良好的为民服务形象，也有助于提高政府部门的决策水平。在医院管理中，有效的沟通和信息反馈能够帮助医患之间建立和谐的医患关系，以及医护人员之间高效的合作关系，节省医护人员为患者看病治疗的时间，避免患者浪费等待时间，提高患者对医院的满意度。

（三）沟通及信息反馈机制在医院管理中的意义

医患沟通的技巧包含其一是建立医患关系。建立医患关系时，对待患者应该保持尊敬和同情的态度，同时学会换位思考，给病人以心理上的抚慰，从而拉近医患距离，在建立信任之前，最好不要直接进入诊断过程。其二，评估患者问题。通过多种途径的沟通间接去引导患者述说其身体状况，从而系统掌握病情、病史及治疗需要。其三，管理患者问题。在管理患者问题过程中，可以通过获得患者的疾病体验、了解患者、发现问题、融入预防措施与健康促进、加强医患关系等，进而实施对症治疗，来确保患者依从医生医嘱、积极参与治疗。

信息反馈要求做到准确真实、尽量缩短反馈时间，这要求医院的医护人员能够精确地对就诊过程中患者的病情做到信息反馈,不仅包括护士对患者出现的病情变化及时向主治医师进行反馈,也包括医护人员向患者就患者的治疗方案及后期康复状况做一个准确的信息反馈工作。

另外，医院在管理过程中通过信息反馈机制应做到广泛全面、多信息、多渠道进行信息的反馈，从而可以规避单一性的信息反馈所带来的弊端，如单一的信息内容、单一的信息反馈渠道所造成的对事件的误判。

医院在管理上能够通过畅通的信息流动渠道，建立配套的咨询服务体系，如建立和完善医院分诊台、导询台的咨询服务、建立流动的信息反馈和监督机制，从而有效建立信息反馈机制，方便实时了解各方动态。

简而言之，医院在管理和运作上使用沟通和信息反馈机制能够有效解决医院日常运作中的问题，避免不必要的人员和设备的浪费，从而达到医院精益管理的目的。

第四节　学习型医院的构建

一、何谓学习型组织

（一）学习型组织的含义

在“学习型组织”成为一个受全球关注的时髦词汇及其理论受到管理者和研究者越来越多的关注和探讨并趋向成熟的现在，它依然没有一个公认的、标准的定义。初探组织一直是一个由学习型组织构建的一个没有终结的概念。所以，并不存在凝滞的“组织”，而处在“形成中的组织”一直都有。但是国内外有许多关于学习型组织的代表性观点，主要有以下几种。

1993 年，美国的学者加尔文（David A. Garvin）表述了对学习型组织的看法，认为该组织精于知识的创造，善于获取新知识，并从中修饰其行为促进新的洞察力的培养。

在 1995 年，涯瑞尔（Worrell）指出了他对学习型组织定义的描述。该组织性的文化优先考虑个体发展，纠正陈旧的思维方式，全部成员都能够大力支持并清晰地了解组织的发展愿景和目标。通过一框架，人们能够更加深刻地理解如何使组织真正运作，计划如何制订形成，以及如何协调地集体工作以完成这一目标。

马恰德（Marquardt）在 1996 年将学习型组织作了系统化的定义，他认为这种组织有助于促进其高效、集体学习，在获得、使用和管理知识上不断地进取，并勇于去探索追寻为了实现心中共同的愿景。

1998 年，国内学者周德孚（上海财经大学）在其著作《学习型组织》中论述到，学习型组织学习能力不间断，且高于全部个人绩效之和的综合效益。该组织有利于充分发挥员工的想像力和创造力，有助于营造良好的学习氛围，并具有不断前进发展的能力。

此外，冯奎在 2000 年其著作《学习型组织未来成功企业的模式》中作了如下描述，认为学习型组织应该是能够充分挖掘员工的创造性，营造并形成一种弥漫于群体与组织的学习气氛，自我价值凭借学习得以体现，组织效绩也得到较大地提升。

以上是部分国内外研究学者对学习型组织所给出的定义，对于学习型组织的概念最为权威的来源是管理学者彼得 · 圣吉在其著作《第五项修炼：学习型组织的艺术与实务》中提出的学习型组织所需的五项修炼，这也是目前学界和企业使用的最多的定义，也是关于学习型组织最广泛的运用。

（二）学习型组织的核心要素

学习型组织这一概念主要来自于管理学者彼得 · 圣吉，他在其著作中提到了学习型组织的五项修炼，十分准确地描述了有关学习型组织的核心要素。

第一要素是自我超越。自我超越的来源是个人与愿景之间的“创造性的张力”，这种张力是个体想要投入到工作中，并倾向于有一定技巧的专业。而这种自我超越在一定程度上就是创新。

第二要素是改善心智模式。要改善心智模式，就要敢于打破个体的旧思维和落后观念，坚决抵制固执己见，要敢于思考、敢于创新，积极融入集体学习，团队协作。

第三要素是建立共同愿景。它是组织中所有员工理想的景象，是所有员工的愿景。它来源于个体员工的理想，却高于个体的理想。共同理想能够提升员工的凝聚力，朝着共同的愿景前进。

第四要素是团队学习。团队学习是学习型组织的重要特征。它主要包含四点：其一，强调“终身学习”。组织中的个体应树立学到老，活到老的观念，一次学习终生放电的时代已经一去不复返。在工作中不断学习，在工作中不断进步。其二，强调“全员学习”，作为企业组织的一分子，上至决策层，下至操作层，都要树立不断学习的观念，全身心投入学习中去。其三，强调“全过程学习”。组织系统运行的每一步都离不开学习。学习型企业不能割裂工作和学习，工作和学习是一个你中有我、我中有你的过程。强调边学习边计划、边学习边推行、边学习边准备。其四，强调“团队学习”。组织成员之间的合作学习有利于营造良好的工作环境，促进群体的智力开发。组织目标的实现都是通过团队的协作完成的。学习型组织对企业达到更高的绩效，保持带动组织的生命力有重要的作用。

第五个要素是系统思考。系统思考的过程是成员和组织积极搜集有关信息，掌握事情全貌的过程。系统思考要求把握全局、统筹兼顾，避免顾此失彼，看清事情本质。

（三）学习型组织的特点

1. 强调采取更加丰富的学习形式，特别是团队学习、行动学习　第一，学习在学习型组织中的意义和我们的习惯中有着明显的区别。在学习型组织中的学习模式就是接触生活，通过社会实践探索真知。学习由个人学习和组织学习两个部分组成，组织学习为核心主要，个体学习为首要根本，只有每个个体学习优秀，才有利于组织学习的发展。学习不仅是获取知识，而且是通过反思来改进你习惯的思维模式。第二，只有不断学习才能推动学习型组织的进步，所以我们需要激发学习的能动性，这也是学习型组织的显要特点之一，且具有重大的意义，与我们日常生活中的学习习惯有很大不同。学习不仅是获取知识，而且从中可以得到及时的反馈，发现不足，审视自身，扬长避短，优化思维模式。不仅如此，在有效的组织学习中，可以肃清发展中的障碍，促进发展，达到优质高效且可持续，增加组织的成就和业绩。要尽可能地发挥学习的主观能动性，从过去汲取经验和教训，展望未来了解憧憬和期望。

2. 注重不断学习与根本上改进学习不是一个短时间的事情　需要我们付出毕生精力去不断追求、无止无休地追求。学无止境，对于个人来说，不仅要做到活到老、学到老，对全体工作成员来说更是如此。学习与我们的生活和工作并不是完全割裂开的，二者息息相关、紧密相连。不断学习是为提高工作绩效、促进自我完善而服务的，具有实质性，它不仅着眼于眼下触之可及的好处，而且追求长期的根本变革。彼得 · 圣吉说："如果人们鼠目寸光，贪图眼前蝇头小利，那么他所在的组织绝对无法开展创造性的学习。"只关注个别事件，虽然可以推测事件的走向，及时做出判断，但缺乏整体考虑，压制创造性。

3. 以学习人假设的人性论基础　彼得 · 圣吉在人性假设论中谈到，学习是人们一生下来就拥有的本领，不仅作为人类的天性，也是人生情趣的源泉。人们也愿意相互信任、相互学习、取长补短、坚持不懈地追求同一个目标，达到成绩斐然的效果。在如今信息技术飞速发展的时代，学习精神成为当代青年必要的基本素质，这同时也是学习型组织的人性论基础，使学习型组织的建设不仅成为一种符合人性的道德行为，同时也是帮助人们提高生活意义和价值的重要渠道。

4. 重点研究"五项修炼"　彼得 · 圣吉形象地把于无边黑暗中摸索前行形容为对"五项修炼"之前的钻研，"五项修炼"包含自我超越、改善心智模式、建立共同愿景、团队学习和系统思考，它们被称为研究的曙光。

5. 强调系统思考　彼得 · 圣吉强调系统思维的作用，认为系统思维是"五项修炼"的核心。他强调，人们不会系统思考是由于人们看不到问题的复杂性，不能察觉事物之间的关系，组织决策"近视病""创可贴"式的解决方案和无法解决深层次的问题。系统思维让我们了解学习型组织的微妙之处——个人看待自己和世界的新方式。学习型组织的核心是思想的转变，从把自己与世界分离，到与世界联系；从把问题看成是由外部或其他因素引起的，到认识到自己的行为如何导致我们所面临的问题。在学习型组织中，人们不断发现如何创造现实，如何改变现实。他认为系统思维是"撬动地球"的"杠杆"，是简单而复杂地看待世界的"新景观"，即系统思维是学习型组织理论的基石。

二、学习型组织的起源与构建

（一）学习型组织的起源

从 20 世纪 60 年代以来，众多国外学者开始把组织看作整体的系统，而不是把它理解为需要反复提升和改善的机械系统。在有机系统内，互相的信任、互相的信心、相互依存、相互依赖，共同承担责任是组织内部以及组织各个部分之间所涉及的关系。因而，我们可以了解到在 20 世纪 60～90 年代，"组织学习"是国外学者的主要研究内容。其中，1978 年美国学者唐纳德 · 舍恩（Donald A. Schon）、克瑞斯 · 阿吉里斯（Chris Argris）在旧金山出版的《组织学习：行动视角的理论》；美国学者费欧（Fiol M. C.）、莱里斯（Lyles M. A.）在《管理学学会评论》第 10 期上刊载的《组织学习》；1965 年美国学者迪尔（Dill W. R.）、坎杰洛西（Cangelosi V. E.）在《管理科学季刊》第 10 期上刊载的《组织学习：走向理论的研究》等都是该系统理论的代表著作。

此后，学习型组织这一概念主要来自于管理学者彼得 · 圣吉，彼得 · 圣吉在其著作《第五项修炼：学习型组织的艺术与实务》中提出了学习型组织所需的五项修炼。不仅如此，还有许多其他国外学者对学习型组织进行了相关研究。

如美国学者戴维·加文（David Garvin）于1993年刊载在《哈佛商业评论》上的《创建学习型组织》；美国学者格普哈特（Gephart M. A.）和马席克（Marsick V. J.）及范·布伦（Van Buren M. E.）等于1996年刊载在《培训与发展》期刊上的《学习型组织付诸实践》；英国学者雷诺兹（Reynolds R.）、阿布利特（Ablett A.）于1998年刊载于《学习型组织》第3期上的《使组织学习的雄辩转型为学习型组织的实践》；美国学者马席克（Marsick V. J.）、沃特金斯（Watkins K. G.）于1999年由英国高厄出版社出版的《促进学习型组织：使学习有意义》；丹麦学者埃里克詹森（P. Erikjensen）于2005年刊载于《知识与进程管理》第1期的《学习与学习型组织的背景理论》，以上这些学者都通过自己的研究对学习型组织进行了相关探讨。

在以上这些学者的研究中，彼得·圣吉关于学习型组织的定义的描述是较为广泛使用的一种说法，也是本书介绍学习型组织的主要依据。

（二）学习型组织的模型构建

沃尔纳模型是第一个要介绍的模型。沃尔纳（Woolner）从企业教育与培训活动的角度，通过观察和探究各个企业的运行模式，从中提取经验，并进行梳理整合，整理出了学习型组织是如何发展的。鲍尔·沃尔纳认为，通常情况下一般组织向学习型组织过渡的过程是从最初的学习引入企业，一直到工作与学习的融合，该过程主要经历五个阶段。第一个学习阶段是无目的、无意识、自发的学习；第二个阶段是消费性学习，在这一阶段组织已经把员工的学习纳入发展规划中，并请专家为本组织员工进行培训或送员工去外部组织进行培训和学习；第三阶段是将学习引入企业，企业高层把学习引入到企业中，为了实现公司的战略性目标，提高企业的整体竞争能力；第四个阶段是确立企业的学习进程，在该阶段学习基本融入到了组织的日常生活中，在沃尔纳看来，这一阶段的学习已经开始进入高级学习阶段。第五阶段就是学习与工作的融合，主要表现为学习责任成为公司的管理重要方面，而且工作与学习已经成为不可分割的紧密联系。

瑞定模型是第二个要介绍的模型。这个模型是约翰·瑞定（John Redding）从战略规划理论的角度出发，总结了组织学习的普遍形式以及学习型组织的共同特点，其主要内容有：①持续准备。组织团体的各项活动都会受到社会各界和周围环境的监督，因此，组织必须时刻处于警惕的状态，收集周围群体的意见，不断地对组织各项事务进行改善。因此，企业改革是一个永无止境的过程。②不断计划。组织在不断提高和进步的过程中，不仅要制订形成文字的规章制度，还要注重每一个细节，并根据活动的动态变化进行调整，因此要有很高的灵活性和变通性。③即兴推行。组织在进行改革的过程中，不会强制性约束员工的行为，而是注重培养员工形成自己的思考。在发现意外状况时灵活地调整计划，挖掘他们的潜能。鼓励他们充分发挥潜力，采用即兴创作的原则，创造性地实施。④行动学习。在学习型组织中，对每个个体的能力评估时刻都在进行。一旦发现问题，立即就可以改变组织计划，这样可以更好地避免组织向错误的方向发展，提高组织的改革效率。

圣吉模型是第三个要介绍的模型。其模型的理论建立在彼得·圣吉的著作《第五项修炼：学习型组织的艺术与实务》中有关学习型组织的五项技术之上。其一，自我超越。就是了解个人真实愿望，积极提高自身修养，全面发展自己，培养耐心并进行客观观察现实的过程。它是学习型组织的精神基础。其二，改善心智模式。“心智模式”深深扎根于我们的心中，影响着我们对世界的理解和行动方式以及如何采取许多假设、偏见或形象、印象。其三，树立共同愿景。这种共同愿景的培养是结构性和系统性的，同时还需要完成很多艰苦的工作。确定和培养关键利益相关者，建立共同愿景的文化，了解人们的愿望，提高交流的质量，了解时空概念，理解不同的价值观，了解信息和价值观是建立成功的共同愿景需要六个关键因素。其四，团队学习。当团队学习时，它不仅提高了团队成员的成长速度，而且大大提升了团队的整体绩效。其五，系统思考。即整合其他各项修炼凝结成一体的理论。避免组织在实践上把各项修炼看为互不相干的名目。没有系统的思考，不可能探究每一个练习是如何相互作用的。但系统思考也需要其他四项修炼的配合，才能发挥其潜能。团队学习就是发展团队力量，注重团队协作；“建立共同愿景”以培养团队的长期承诺；“改进心理模式”使人们注重以开放的方式反映我们的认知缺失；“自我超越”是反映个人对周围地区影响的一面镜子，没有它，人们将处于“压力-反应”的结构性困境。这就进一步证实了五项修炼是一个有机的整体，不能孤立或分离。

三、构建学习型医院的意义

（一）协同学习

在创建学习型组织的起步阶段，首要任务是学习，医院通过协同学习可以营造出学习氛围，进一步成为医院的发展导向。协同是指通过调节多个资源或个人，令他们集中起来共同完成某一项任务的经过。协同学习的最终目的是使集体收益，一起强化发展。

医院在组织学习时，可通过领导示范作用来让医院管理的设计者、组织者成为医院学习型组织的倡导者和传播者。医院领导班子自觉加强各方面知识和能力的学习，并时刻关注医院管理的最新动态，不断丰富自身医学知识，把医学技术和先进的医院管理理念通过各种途径传达给下级员工。其次在倡导和加强对外交流中来组织学习，欢迎各级医院的管理者和优秀员工来医院进行交流和学习，在交流和合作中再进一步推进医院的协同学习能力。

医院组织员工进行协同学习，这种学习不是无序的，也不是单一性的学习，而是医院内部、外部各级医疗服务系统整体的学习。让医院多部门、多人员协同学习及团队学习医院价值流、学习精益流程，推动医院部门与部门之间、员工与员工之间的交流和合作。不仅如此，医院通过在管理过程中可组织员工共同学习管理流程、专业技术、服务水平等，从而提高医院员工的业务水平，使医院的管理日益精益化。

（二）培育共同愿景

愿景不同于一般的目标，它是最终目标的具象化和图像化，它解答的是“最终想要什么”的问题。对于医院而言，更需要的是设定一个共同愿景，即医院中人员所共同持有的对医院未来的景象。培育医护及患病人员的共同愿景，简而言之就是对医院理想未来的设想，通过培育共同愿景可以将医院组织中个人分散的力量集中起来，从而成为一种深受感召的内在推动力量。领导或员工可以通过积极的探讨提出对医院未来发展的规划，这样讨论出的具体规划能够得到医院全部人员的集体认同，在医院的发展过程中提高员工的积极性，有利于形成员工自己的看法，维持医院的长久发展。

如果医院在经营和管理上没有共同的愿景，医院员工将不会与医院一同努力，员工的学习和意愿的发展方向不相关，甚至是背离。没有提出协调一致的共同愿景，员工就很难有动力和主动性来为提高医院整体效益而行动。如果缺少共同愿景，员工只能进行适应性的学习而不能进行创造性的学习，只有建立了医院的共同愿景，才能把医院中的全体员工凝聚起来。

医院假若将建设精益医院或学习型医院文化作为医院的一个战略目标，这作为一个改革目标需要中层干部，特别是各临床和医技科室主任与一线医护人员的理解和配合。但是许多医院面临的问题是平级之间或上下级之间缺乏有效的沟通与反馈，如在院周会上只是简单地下达领导的决定而没有形成一个各级干部之间的良性互动，这样院领导和各科室主任之间都很难互相了解到实际情况和有效信息。可见，培育共同愿景不仅可以提高医院精益管理，也能从一定程度上推动沟通和反馈机制的成熟发展，从而进一步加强员工的凝聚力。

（三）不断创新

不断创新也是彼得·圣吉对于自我超越和持续修炼的凝练，始终追求高质量、高标准、高水平的工作是实现医院管理创新化，现代化的重要途径。此外，医院在管理中还需要创造性地开展工作，不局限于往常的惯性运作和习惯做法，不以已取得的成果而骄傲自满，而是要主动寻找新的管理方法，开展新一轮的探索创新。

通过学习型组织的创建，医院可从不断超越往期管理模式的角度来日益将多元化管理精益化。医院在创新上不仅包括管理方法的创新、制度上的创新，也包括医疗技术的创新和医院设备的创新，如推行人性化的服务机制、干部公推竞岗制度等。通过创新的手段可以使医院提高管理水平、提高工作效率，如提高医院监管机制的运行效率，创新医院监管方式、方法，在条件允许情况下将众多监管部门职能进行整合、集中于尽量少的部门，同时精简闲散人员，减少办事环节，降低监管机制的运作成本，加强各种资源的共享。其次，医院在管理方面可更新人力资源结构，面向市场引进优秀的管理或医学技术人才，为医院管理系统和诊疗过程补充新鲜血液，充实医院管理人才和技术人才的储备。设计合理有效的员工激励机制和绩效考核机制，在员工之间形成良性竞争，完善支撑晋升和人员淘汰机制，促进人才流动。

第五节　医院文化品牌的塑造及延伸

一、文化品牌与品牌延伸的概述

（一）文化品牌的含义与特点

文化品牌是文化产业品牌化的产物，涉及娱乐、出版、休闲、文化、艺术、新闻、传播等多个领域的行业品牌。它是与文化相关的一系列企业和组织发展壮大的精神财富，它对文化事业的发展具有极其深刻的意义。我国的相关研究者围绕着内涵、定位、要素等各个因素对文化品牌进行深入的研究。

对于文化品牌内涵的理解，一些学者认为，文化品牌形成，从根本上讲是文化产业逐渐品牌化的结果，包含了文化的经济效益和精神价值。一方面，文化品牌具有极高的文化内涵，发展的重点是人的精神意识和内心情感，强调个体的独特性和内在品质，具有垄断性和独特性；另一方面，文化品牌与普通商业品牌也有很多的相似性和共同点。

另外一些学者则提出，文化品牌是企业或组织为了实现顾客与生产者之间的共同利益，充分展现产品的文化内涵和经济价值，从而制定娱乐、休闲、文化、艺术、出版、传播、新闻等行业产品及劳务的标志、文字、内容、图画、名称或彼此协调的一系列行为，也是文化产品在顾客心中的集中印象。这些学者的不同解释，都是以品牌的内在价值为基础，概括了产品的经济价值和精神价值。

自 2006 年起，中南大学中国文化产业品牌研究中心每年都会编辑出版一部《中国文化品牌报告》，在过去的四年中，一共发布了 159 个关于品牌的案例研究，中国文化产业品牌研究中心主任、中南大学文学院院长欧阳友权将这些研究报告进行总结，得出了中国文化品牌的四个普遍特点：首先是创意品牌快速发展，在报告中的诸多品牌案例中，有四分之一的品牌属于创新性很高的影视制作、电视节目、艺术表演等形式，并且都具有很高的文化价值，形式也更加多元，极大地促进了文化事业的蓬勃发展。另外，品牌的种类更加多元化，涵盖了中国传统文化的各个领域，具有极其光明的发展前景。中国作为一个历史悠久的文化古国，具有很浓厚的文化底蕴，这都是中国品牌发展的有力支撑。还有，中国品牌文化中出现了越来越多的优秀工作者，推动着中国文化品牌的发展壮大。尽管相对来说，中国从事文化事业的综合性人才、创新性人才依然很稀缺，无法满足中国文化产业的完整性。但是，中国正处于快速发展的阶段，受过技能培训的专业性人才越来越多地涌现，相信在不久的将来，中国品牌文化产业一定会发展起来。

（二）品牌延伸的概念与特征

在日益激烈的竞争环境中，企业获取和保持竞争优势的重要手段是品牌，其中它的价值不仅从其他相关行业中开发的新产品体现出来，也可以体现在现有产品强大的品牌力量上。至于品牌延伸的定义，如果从更广泛的角度来看，则是指企业对产品的改进或推广的新产品使用已上市的品牌名称时，可以称为品牌延伸。在一些学者看来，如果我们从更严格的定义来看，上述改进延伸应称为产品线延伸，而不是品牌延伸。品牌延伸的定义是指原品牌名称，采用新的产品类别通过企业成长的机会矩阵。定义明确了产品线延伸与品牌延伸的区别和不同，明确界定为利用原品牌推出不同类型的产品，即利用原产品推出新产品。

企业在对品牌延伸有了了解之后，通常都是实时地根据品牌的延伸来做出相应的策略。品牌延伸策略是一种把已经取得重大成效的品牌，运用在改进型或不成熟的产品上。品牌延伸策略分为三种，分别是范围品牌延伸策略、伞形品牌延伸策略和产品线品牌延伸策略。①范围品牌延伸策略：是一种跨产品线的单一品牌延伸策略，功能和质量相同的不同产品，面向的市场及其在市场中的地位都是相似的，所以相同品牌中的各种产品的市场沟通主题都是一致的。运用这种策略的好处在于：可以加深消费者对该品牌的印象，提高品牌意识，美化品牌形象，加大品牌的宣传力度，降低产品的推广成本。但这种策略的劣处在于：当产品种类达到一定数量，所树立的品牌形象在消费者眼中逐渐模糊；产品所特有的特性在相同的沟通主题下经常被忽略。②伞型品牌延伸策略：具有单一性，不管企业生产出多少种产品，这些各色各样的品牌只能在同一种品牌下，由于不同的产品在市场中的受众不同、角色定位也不同，所以与之对应的宣传活动也要分别设计。这种策略的优势在于：能够最大限度地发挥品牌的功能，开发产品的市场潜能，这是该策略的最大优势；抓住机遇，在品牌知名度火爆的情况下迅速扩大市场，占据市场资源，有利于降低宣传成本，节省时间资源，从而使资源可以被集中利用；加强该产品核心品牌的主心骨作用可以依据不同产品的功能及其在市场中的定位开展不同方式的宣传活动，因此在基层进行产品营销活动具有更大的针对性和灵活性。③产品线品牌延伸策略：是一种局部单一品牌延伸策略，相同产品线上的各种产品被企业划为同一种品牌，所实施的是产品线品牌策略。被划分为同一品牌的产品在功能上彼此补充，在生产技术上也存在密切的关系，可以共同解决同一消费群体各种方面的要求。这种延伸策略具有很多有点：可以为相同生产线的产品建立相同的品牌，进而扩大品牌在目标市场上的知名度；同一品牌被多种产品使用，能够聚集各种营销资源，使品牌获得大规模的效益；依据消费对象的各种要求，企业可以针对性地推行相关系列的产品，有益于产品线的延伸。尽管运用这种策略能够极大地促进品牌的延伸，但同时也存在很多不足之处：由于产品线上生产的产品类型是有限的，所以现有品牌资源的延伸范围必定会受到限制，从而无法完全实现品牌的内在价值；在同一品牌下的产品都是息息相关的，任何产品在使用过程中出现问题必然会牵连到相关产品的口碑和销量；在企业的创新道路上，由于新产品的生产必须与已有产品相关，具有创新性和突破性的产品不能被完全采用，会在一定程度上会打击企业的创新积极性。

二、精益医院品牌塑造及品牌延伸的重要地位

医院的文化品牌及品牌延伸是医院物质文明和精神文明建设的结晶，是通过不断地探索和实验所总结出的成员共同认同的精神财富和核心价值观。哲学、历史、文化这三个视角，是进行医院文化品牌建设的重要抓手，要以此为基础在医疗、教学、科研、管理等各项工作中深入渗透医院文化，通过加强基础服务优化医院形象；通过加强人才建设完成医院本职工作；借助独特的医院文化塑造医院崭新的风貌，从而多角度、全方位地建立医院文化，铸就文化品牌。

（一）品牌塑造与延伸使患者产生情感迁移

医院在品牌塑造中最主要的一点是服务品牌的塑造和延伸。所谓服务品牌，就是医院为满足患者的需求，借助标准化、优质化、人性化的服务过程形成的品牌形式。医院服务就是本着诚恳的态度，以医疗技能作为媒介，尽自己所能为社会做出贡献，加强我国的医疗服务水平，给患者

带来温暖与希望，高质量的服务作为医院形象的载体，是不同医院赋予患者的独特性感受，可以使患者在被服务的过程中感到内心的安定和信任。患者在医院中感受到了医院在服务等方面独有的文化特性就会使医院在患者心中树立形象，患者就会产生对该医院的深厚感情。

（二）获得患者对医院品牌的信任

医院在进行文化品牌塑造和品牌延伸时，需要将人作为医院品牌的核心，培养和采用医学技术高超，服务素质优秀的医务工作者，建立严格细致的管理制度，规范工作人员的集体意识和服务行为。只有这样，医院才能在日常管理和运作中给患者带来最安全、最高效、最便捷的就诊体验，从而获得患者对医院的品牌信任和认同。

（三）医院的文化建设是内聚力

医院品牌是医院精神文化的载体，是医院无形的财产。医院品牌是指医院、医疗技术及医院服务在给患者服务的过程中所建立的特定的精神文化，是一种意识形态的财富。一个医院优秀的品牌可以为医院带来巨大的经济利益，对医院持久性的发展具有决定性的意义。

医院文化建设包含多方面的内容：文化理论、价值观念、服务精神、发展目标。医院文化是每个医院本身就存在的精神财富。优秀的医院文化可以规范工作者的态度，为患者提供更加优质的服务，促进社会和谐的发展。医院文化是建立在社会舆论的基础上的，与外界各种意识及环境相互约束，相互统一。医院文化建设能够塑造医院品牌，提高医院在公众心目中的知名度，并在公众中树立良好的品牌形象。综上所述，医院的文化内涵是医院品牌塑造和延伸的内聚力。

三、医院塑造文化品牌及品牌延伸的路径

医院品牌体现了医院的知名度、美誉度和信任度，是医院承诺给患者的长期的医疗技术和优质服务，代表着医院各自的竞争力。提高医院的知名度、美誉度和患者对医院的信任度是医院品牌塑造和延伸的核心。医院的医疗技术、服务态度、管理能力以及医院文化都是医院品牌的重要内容，而患者的满意程度、社会的认同是医院品牌成功与否的决定因素。医院品牌的建设，需要各方面的努力、投入和完善。医院品牌一旦形成，就会作为医院的特征性标志，成为医院质量和信誉的保证，从而促进医院品牌扩展市场，提高患者的信任度，为医院在与对手的竞争中提供后盾基础。走品牌化道路，有助于医院的持久化发展，为医院带来巨大的经济利益和社会效益。

医院如何来塑造和维护自身的文化品牌呢？医院主要可以通过以下这些途径来塑造医院品牌及做好品牌延伸。

（一）推行精益化的管理方式

通过国内部分医院的实践探索可以发现，在医院导入精益思想理念，推行精益管理项目，以顾客价值为导向，优化服务流程，提高工作效率，能够明显地减少各种浪费，缩短患者的服务等待时间，从而让医院在管理和运作上更充分地实现价值流动，因此，在医院管理工作中尝试推行精益化的管理方式，有助于树立医院良好形象和塑造医院品牌。但是目前，由于实施精益管理本身所需的基础环境制约，我国多数医院尚难以实现完全的精益化管理。

（二）完善学习型组织的构建

学习型组织强调医院在管理中有共同愿景，全部员工能够围绕共同愿景而进行奋斗，并且协同学习、持续性学习、系统思考等不同阶段的发展对医院而言都有积极促进作用。首先，医院通过医术、技术的创新，为患者提供更加有效的治疗，这样能够获得患者对医院的满意度和认可度，在患者心中塑造良好的医院文化品牌形象。其次，医院在进行协同学习过程中，不同的部门或不同性质的医院都能进行学习和合作，有助于医院品牌的延伸。

（三）利用媒体手段进行宣传

媒体在宣传时起着传播的作用。在医院进行品牌塑造和品牌延伸的过程中，医院可以借用媒体宣传和传播的特点来对医院品牌进行宣传；如利用广播、电视、影像、动画、网页、杂志、报纸、网站等不同的媒介形态来进行宣传。对有看病需求的患者而言，能够为其实现了解医院信息的需求，尤其是在网络信息时代，患者可以通过电视、电脑、智能手机等在任何时间和地点都能接收到有效信息。另外，医院也可以通过自媒体的应用来宣传医院的品牌，如建立医院公众号、微博、就诊 APP、门户网站等。通过媒体的传播可以加大医院宣传力度，更加有助于医院的品牌建设。此外，患者还可以通过 APP 或微信公众号来预约就诊、查询信息、咨询专家等。这在一定程度上缓解了医院现场管理的压力，也能有效节约患者就诊时间，从而进一步提高医院的正面评价，提高患者就医的满意度，进一步获得患者对医院的信任。

（四）以口碑创造品牌

在医疗服务机构中，患者的体验有助于医院品牌的完善。患者在接受医疗服务的过程中，可以充分全面的体验医院各方面的服务标准并及时进行反馈，使得患者对品牌形成真切的认识。医院要注重提升患者口碑、患者满意度。医院在营销和宣传时应拒绝低效、低俗、低平台、高收费的营销模式，除了拒绝“三低一高”，更要“零广告，勤传播”。如诚信经营，不仅是一个医院的伦理道德问题，还应该得到广大医院高层的真正重视，并将它作为医院的经营战略并积极贯彻执行。诚信经营是缓解医患关系、塑造良好口碑、赢得患者信任、取得可持续发展的根本保证，医院通过诚信精益能够创建诚信医院品牌。以人为本，重视患者，以治病救人为主要核心要求，一切站在患者角度，切身为患者谋福利。世界上一流精益管理的医院当属梅奥诊所，梅奥诊所的成功，正是来自于诊所提供的优质服务。在诊所经营的过程中，一直致力于服务质量的改善和提高，为患者带来内心最大程度的满意，而诊所所形成的标志性服务，成为梅奥诊所的品牌标志，为随后的成功奠定了坚实的基础。

（五）实施和规划品牌拓展

首先医院要进行品牌升级，对医院品牌的内涵进行提升，随着医院的目标不断进行完善，从而提高医院管理方式的创新，提升医院的经济效益，塑造积极正面的医院形象。

为了塑造医院的完美形象，从视觉、管理、宣传、人文、服务、培训及质量等方面建立出一个具有生命、具有灵魂的一流的医院体系，必须构筑一个能够长期发展的战略目标和优秀的医院传统。通过医院品牌的知名度，树立并发展新品牌，拓展新的市场，节约品牌进入市场的费用，使医院品牌得到更多人的认同，比如医院品牌的运用、医院连锁管理。

（六）促合作以提升医院品牌形象

医院与医院之间通过合作可以塑造医院品牌，如常见的公立医院和民营医院的合作。针对患者在大型公立医院“看病难、住院难、手术难”等问题，通过公立医院与民营医院的合作，可以达到双方互惠的效果。公立医院与民营医院的合作方式有业务指导型（公立医院向民营医院输出管理与技术）、资源共享型（公立医院向民营医院借床位）、完全一体化型（公立医院托管民营医院和民营医院或民营资本向公立医院参股等模式）三种类型。公立医院可以弥补民营医院门诊量小，医疗资源浪费的缺陷，提升民营医院的知名度和信誉度，同时民营医院可以减轻公立医院巨大的门诊量压力，达到患者与医护、医院之间互赢的局面。通过医院与医院之间的合作，不仅可以带动民营医院的发展，还能够缓解大医院看病紧张等资源性问题，所以互惠互利的合作有助于医院品牌的塑造和延伸，也有助于进一步提升医院的品牌形象。

【本章小结】

组织文化是组织发展的内在驱动力，医院精益管理的核心——精益文化早在中国传统文化中就已孕育已久，最终在日本企业的精益管理中得到充分发扬，并成为世界范围内精益管理的典范。

我国医院在经营管理过程中，也在逐步学习企业经营管理的科学办法，企业文化诊断与评估系统、沟通与反馈机制、学习型组织等这些企业管理盛行的理念在医院精益管理中同样具有借鉴参考价值。企业文化诊断与评估系统是对企业内部文化诊断和评估，从而加强企业内部文化建设。沟通与反馈机制是在医护关系中十分重要的一个机制，在沟通与反馈机制中医护人员之间和医患之间能够建立便利的交流和沟通。另外，值得一提的是本章顺应时代潮流提出了建设医院文化品牌和品牌延伸的观念，让医院在发展中永葆其价值品牌，从而取得品牌经营的知名效应。通过对医院精益管理的文化驱动力的介绍来阐释精益医院内在的发展是如何建立精益医院的内涵，其中学习型组织和沟通反馈机制在精益医院的成功范例中随处可见。

第五章　医院精益管理的实施基础

“九层之台，起于累土。”作为从管理实践中提炼发展出来的一套成熟的、系统的管理体系，精益管理同其他管理理论一样，是一个包含了管理理念、模式、方法和工具的集合。要在医院管理实践中成功引入和顺利实施精益管理，需要的不仅是理念思路的转变、工具方法的运用和实践经验的积累，更重要的是应当遵循精益管理自身的发展规律，按照其实施步骤来有计划地分步推进。在此过程中，标准化操作、平准化工作、自动化管理、领导支持与全员参与、事业伙伴的共同发展等，都是医院实施精益管理的前提和基础，它们能够为医院顺利有效地推进实施精益管理奠定坚实基础、提供有利条件和营造良好环境。

第一节　标准化的操作

一、标准化操作定义及必要性

（一）标准化操作的定义

标准化操作是能够以最少的资源、最高的质量安全完成某项活动、产出正确结果的现有最佳方式。

所谓“现有的”是指标准化操作只能作为某段时期中的最佳方法。标准与标准化操作程序和试行条例一样，不是永久的或一成不变的。当有了更好的想法和改进方法时，标准化操作就可以（并且必须）得到改善。

所谓“正确结果和最高的质量”，是指借助高标准来保持和提高生产力，维持生产质量和安全的一种工具。医院在确保标准化的同时，更要保证其标准化操作是对医院、患者、医护人员和医师都是有利无害的。医院只有优先注重改善及标准化行为，才能获得更大的生产力，取得最大的利益，产生更多效益。（标准化操作是如何让员工受益，如何体现出精益对员工及患者的尊重）。影响到患者安全的标准化方法是一个很好的切入点，医院早就在以下几个方面为实现标准化做出了努力，如手部的清洗及卫生、心脏病手术的准备工作、患者化验样本的标签贴法、药物施用过程、门诊部及初级治疗的预定、病房的清理和消毒等。

“安全地完成”：这一点进一步强调，要把重心放在标准化操作带来的成果和收益上。标准化操作不是一种求速度不求质量的方法，不提倡仅注重速度和效率而忽视安全。在标准化操作中，无论是为了患者还是员工，安全条例都应该被无条件地执行。

“最佳方式”：在《丰田人才精益模式》一书中，将一些对安全性、质量或结果造成重大影响的工作称为“至关重要的”工作——即工作活动中需要达到高度一致的 20%的部分。因为这部分工作的重要性，必须在标准化操作文档中详尽讲解这些工作的操作方法，并添加案例和图片。除此之外，还要号召员工积极进行培训和进修。另外，对于工作中存在的一部分对产品的质量、安全或结果不会造成重大影响的小事件，比如技术员在培养基上画线时用哪一只手，这类事件并不会造成严重的后果，所以不需要对这些标准化操作文档进行严格要求。如果标准化操作的工作对患者产生影响，那么标准化操作方法就应该是强制的，不能任由员工和管理者自由选择。但如果把所有任务都实现过度标准化同样会导致资源的浪费。所以其他的工作任务和方法或许并不这么要求。

所谓“最少的资源”是指在追求标准化工作的过程中，除了对质量和安全的追求，也要尽量节约资源，实现资源的合理配置。这里的资源包括很多方面：物品、器材、工作者及其时间、工作空间还有其他所有要花费资金的事项。进一步讲，我们也要尽量避免直接浪费医院的任何资源，比如病人的时间。以资源消耗最小化为目标是提高生产效率的一般方式。

（二）医院开展标准化操作的必要性

以持续改进工作与一定的质量基础被称为标准化操作。如果作业流程并未实行标准化，每次作业都有所不同，也就没有“评估的基准”，即没有对比的参照点。许多企业在“改善”了一段时间之后，发现作业方式又回到了原来的“老路子”，改善不具备可持续性。只有当标准化操作平稳时，你才能够进行创造性的持续改进。比如学习高尔夫，首先应该学习挥杆动作，而不是磨炼球技。

标准化操作是一种创造最稳定绩效的方式，是保证流程稳定的基础。但有些医院，包括部分已采用了标准化操作并颁布相应试行条例的医院，还存在着员工以不同方法做相同工作的现象，而这就更容易导致患者受到伤害，如在手术室工作的员工经常发现医院没有标准化的术前准备方法，导致发生完全可以避免的高感染率。这一现象的存在，错不在员工个人，而在于现有的工作环境及医院文化，医院及其管理者应该对其进行审视，不能任由员工使用不同的工作方法。

在医院这个特定的环境中，工作指令与政策的传递通常是非正式的，所以需要一种规范化的方法来管理和改善我们的工作方法及沟通方式。采取基于精益实践的标准化操作体系，我们就能更好地支持和实施患者护理及其他医疗及相关工作。

二、标准化操作的制定

（一）标准化不是同一化

无论是从字面意思还是内在含义上，标准和标准化这两者都有着一定的差异。从字面意思上看，标准就是无法更改的、死板的、绝对的方法。它的意思与“同一的”有些接近，给员工产生一种机械一样的感觉。工作中的判断力和决策力是很多员工最重视的能力，正因如此，在错综复杂的工作和人际关系中，寻找一个平衡点是很重要的。在这种情况下，标准化操作便可以解决很多问题，员工不再需要在各种烦琐的小事间纠结，极大减轻了员工的负担，保留体力和精力去做出更有分量的决策。

（二）由一线工作人员编写

标准化操作既不是一种命令，也不是管理者或专家对员工发号施令的控制方法，而是由员工编写，并得到质控部门认可，由员工认真执行的“标准化程序”。标准化操作区别于其他模式下的操作的关键点在于，执行操作步骤的工作人员是精益文档的撰写者。因为基层员工对自己的工作最为熟悉，而且能够比其他人写出质量更加精确的文档。所以标准通常由一线员工进行制定，而不只是自上而下的规定。

（三）以相关数据为基础分配员工

在大部分的医院中，经验法则、资金因素或习惯和基础数据共同决定了医院的人员配置。实际的工作量才是人员配置的基础，患者的需求和医院规定的工作速度也是影响人员配置的方面，这是在理想的情况下得出的结论。在保证工作质量，确保员工安全的情况下，正常员工的工作速度就是标准化操作规定的速度。

以医院的化验室举例，如果化验室每天上午大约要抽取 360 名患者的血样，这期间只开放四小时。通过标准化规范的操作，测得一般情况下护士抽取患者血样到走至下一位患者面前至少花费 2min。可是在具体安排工作时，还要考虑每个人员的不同工作效率以及其他各种突发状况并作出灵活的应变，因此在实际工作中通常安排 5 或 6 人完成工作，控制好工作节奏。利用数据分析进行员工配置，满足患者需求，是对患者和员工最大的尊重。

（四）规范日常工作

标准化操作不仅注重制订方案的细节，在平时制订日常规划和规划时间时，也经常被运用，比如实验团队制订的规划性活动（比如定时的检查、维护机械的运转）。每个部门都会反复确认活动进行的时间，以此来避免时间规划上的冲突，更好地安排时间，提高工作效率。在实验室工作的早班的技术人员，无论是否早上 7 点是医院高峰期，都必须在此时对机械进行维护。而在之后的工作中，团队很快就意识到机械的维护在一天的任何时期都可以进行。经过商讨，调整机械的检查时间，避免医院高峰期，这就大大提高了工作效率，使日常工作能够更加有效地进行。

（五）明确角色与职责

在确定了完成工作的具体步骤和每天任务的合理安排的同时，标准化操作的制订同样也给医院方提供了条件，使医院开始思考，应该如何将各种工作合理地分配给每一名员工。医院中的医学技术人员通常都很稀少，这些人都受到过高等教育，拥有高超的专业技术和文化素养，所以医院一定要合理地安排这些专业人才的工作，而不是给他们安排简单的工作任务，浪费人力资源。按照每个员工的长处合理安排工作，既是对员工专业技能的认可，也是对他们自身能力的尊重。

药房负责人必须确定助理药剂师可以协助药剂师完成哪些简单的工作任务；住院部负责人则要确认什么任务应让工作人员或者护士助理来解决，而不是分配给正式护士。但在某些不得已的情况下，我们也可以将一些低于其能力水平的工作适当地安排给员工，以便精进工作流程，提高工作进程，进行团队合作。例如药剂师在检查过药剂之后，必须马上将药剂放到试管架上，这样的工作普通员工也可以轻松完成，但没有必要让其他员工经手。药剂师通常在极短的时间内就能完成，同时在执行的过程中，也能避免技术员给患者配药缓慢、取药时间长而造成的潜在错误。

三、如何执行标准化操作

（一）为什么使用标准化操作

在标准化操作中实行精确的生产方法是非常必要的，比如工作时运用某种方法的原因、一些重要步骤的必要性，都需要详尽地向员工解释说明，这也是标准化操作的创新点。我们运用精益的方式的目的，不是要让员工绝对服从上级的安排，而要培养员工的自主思想，按照正确的方式完成每一项任务，突出每一位员工的独特性。在一份详细的工作指令文档中，在操作步骤和时间列表的右侧通常会有额外的两列内容，第一列是用来强调对质量和安全具有影响的重要步骤，另一列则说明了为什么要执行这些重要的步骤。将执行这些步骤的原因告诉员工之后，员工就会更容易接受标准化操作的方式。如果使用强制性的措施命令员工必须实施企业规定的操作方法，员工极有可能在无监督时放弃这一系列标准的操作。如果让员工了解到那些关键步骤背后的原因，那么他们就会容易接纳并采用标准化操作方式。

（二）标准化操作的贯彻：衡量和观察

标准化操作的概念极其简单，但实施和维持起来却十分困难。管理者不能想当然地认为标准化程序或操作会自动得到执行。我们必须对其实施过程进行检测、稽查或视察以确保它们自始至终被贯彻执行并产生良好效果。

在他人提出问题并向上级报告之前，领导者必须亲身检查标准化操作的执行情况，审视和观测工作流程。为了使领导者能够更加方便地检查每项工作的进度和完成情况，我们可以制订一套检查清单或者评估标准，严格对员工进行评定，考察员工的实际工作量。

这样的行为在非精益的文化中好像是对员工不信任和感到困扰的表现。但在面对不能够实施标准化操作的情况时，我们应该如何恰当处理并鼓励员工实施标准化操作是问题的重点。同时，领导者要进行保证标准化操作目的是给患者带来更大的利益，而不仅仅是为了满足管理者对员工的支配。

除了检查一线员工是否按照标准化操作进行工作，对一级监督层同样要进行标准化操作的监督，定时检查每个人负责的任务。而作为领导者，也会定期检查每个人负责任务的完成情况，检验每项工作的完成质量。因此，审查存在于企业的每一级中，每一位领导者都应该制订一套行为工作标准，以便于对标准化操作进行审查工作。

（三）标准化操作的审核

在注重消除浪费以更好地服务客户的环境中，对标准化操作进行审核是维持流程稳定性的良好途径，它是管理层与员工之间的一种合作。受流程中出现的问题的影响，操作员经常会出现偏离标准化操作的情况（采取一种权变措施，以应对问题）。管理层对标准化操作的审核有助于发现问题的根源，以确保快速解决问题，重新建立标准化操作。

（四）当标准化操作未被执行时：询问原因

“为什么没有执行标准化操作？”这是领导发现员工没有进行标准化操作时最先要问的问题。在没有确定员工是否做错时询问员工原因是对员工的尊重，员工可能有合理的原因才没有执行标准化的操作，如某项流程出了问题使员工不得不放弃标准化操作。而作为领导者，首先要做的是给予员工把问题说出来的机会，从而改进流程中的各种缺陷。如果员工正在用其他的方案，领导也要积极诱导并鼓励员工去认识并改正问题。另外，员工也可能正在运用新的方法，如果这种新方法可以给原有的标准化操作带来改进。作为一名合格的领导，一定要及时提倡改进方案，善于进行生产变革，而不是一味地否定监督员工。

员工也可能为了测量管理层对此的重视程度和测试流程管理力度故而不去执行标准化操作。这种情况下，监督者可在自身接受培训后第一时间指导员工，消除员工的不满情绪，安抚员工。但如果员工多次经过指导都没有改观，可以对员工采取惩罚措施。

第二节　平准化工作

一、平准化工作的定义

精益房屋模型的基座由标准化操作、平准化及改善三大核心原则构成。标准化操作指的是开发最佳工作途径的操作方法；平准化指平衡工作量或服务需求量；改善指持续改进。这三大核心原则彼此相互关联、共同作用，一起支撑着消除浪费和尊重员工及患者的理念，是精益管理体系日臻完善必不可少的组成部分。在整个医院流程中，平准化是减少浪费、平稳工作流和患者流的必不可少的核心原则。

（一）工业上的平准化

多品种混合流水生产包含了生产平准化这一概念。追求生产平稳化、均衡化是平准的要求。平准化不仅意味着数量的均衡，还要保证品种、工时和生产负荷上的均衡，均衡生产的高级阶段就是生产平准化。

在丰田模式中，平准化有两方面意义：一是数量均衡，二是种类均衡或组合进行均衡。在丰田公司内部的“丰田模式”文件中提到必须杜绝“3M”，这 3 个“M”（日语拼音）分别代表的是：Muda，指浪费；Muri，指员工或设备的负荷过重；Mura 的意思是不均衡。上述两种“M”的结果也可以被看作是 Mura，出现人员或机器设备的数目与实际工作量不匹配的问题，也就是工作量超负荷或太少的情况都会在一般的生产制度中体现。不规则的生产流程会出现一系列不均衡的问题，企业内部问题（如零部件遗失、停工或有不合格品等）导致产量波动时，也会导致不均衡问题的产生，造成设备、材料，及人员与最高产量所需的水平和数量不符，并且在实际情况下，设备、材料及人员的预备量大多高于平均水平，进而导致资源浪费。

达成均衡化是杜绝不均衡的基础，而去除不均衡是杜绝浪费与负荷过重的基础。精益作业流程的实质均衡，就是丰田公司的均衡化概念，即使工作进程均衡化。流程与生产的均衡化，生产量和产出组合可以平均化都是均衡化的表现。因为顾客订单数量每一个时期都会产生很大的变化，所以均衡化并不是依据顾客订单的数量生产产品，而是通过把一段时间内的总订单量平均，让每天的产量与产出组合协调相等。

在不同种类生产条件下通过适当安排使得不同产品生产次序达到最优化即生产平准化。当企业进行多品种产品生产时，如何实行有节奏、按比例地生产，如何科学地编排投产顺序等都是企业要解决的问题。而生产平准化问题正是编排多品种混合连续流水生产投产顺序的基本原理。

实现生产平准化可以使企业获得最大的经济利益。该方法包含很多优点：能够缩减小批量，增加批次，使企业生产满足市场所需的各项要求，减少大量的在制品，从而使流水线的生产能力得到更加充分的运用，促进组织流水生产飞速地发展；一条流水线可以同时生产多种产品，批量化生产产品，提高生产效率，更好地均衡企业品种、产量、工时各个要素。计算机在产品品种和特殊要求较多、达到生产平准化的情况下发挥着较大作用。

（二）医院工作的平准化

在批量生产的制造业进行工作时程的平准化，比起在服务业要容易得多。在服务业中，服务提供者总是随时根据顾客的需求而调整服务，服务工作的前置期也因个案不同而变化很大。如医院在面向顾客提供各种健康服务的过程中，每一位顾客的服务需求都是个性化且不可预知的，多数服务产品不能够提前加工生产。然而，其实服务业的均衡化和制造业使用的方法类似，主要包括以下几种。

1. 使顾客需求和均衡的进程表相配合 这种做法其实很普遍，为了解决传统上医院人流量不均的问题，现在多数医院都开通了各种预约诊疗和检查的渠道，再加上导诊台和护士站的合理分诊，医院的顾客流量基本可以同医院预设的时间安排相匹配，这样便有助于把工作量平均化。

2. 制定提供不同种类服务所花费的标准时间 也许每个人对服务花费时间的标准不一，需求不同，但是医生总是有办法指定不同的服务标准时间，他们还把诊断和疗程区分开来，在大多数情况下，他们能够预估你的疗程大约需要多少时间。如很多医院规定特需门诊不能低于30min。

3. 使员工与工作量相匹配，解决工作量的不均衡 很多延误，对患者或产品来说，是由不均衡的工作量引起的。如果工作量不能自行均衡，一个好的选择就是确保员工数随需求不断变化。如医院可以根据每周和每天门诊患者流量的变化规律，来实时地调整挂号窗口的开放数量，以保证各个时间段挂号窗口工作人员的工作量均衡。

因此，作为典型服务业的医院，其内部可以在明确急诊、专科、会诊、住院、手术、转诊、随访等各种不同服务的工作量标准的基础上，通过弹性调控和分配干预，使得每位医务人员的工作量保持均衡和稳定，从而保障所提供服务的安全有效和患者满意。

而从整个区域医疗服务体系的角度来看，当前我国着力推行的分级诊疗制度，也正是一种对于各级各类医院工作的平准化。在科学编制区域卫生规划的基础上，通过“基层首诊、双向转诊、上下联动、急慢分治”的机制设计，实现不同级别、不同类型医院的科学分工与协作，从而保证各个医院工作量的大致均衡和稳定。

二、平准化工作在医院的应用

均衡的工作量是丰田体系的重要基础，科学、有效、合理地安排生产流程，会大幅度减少设备和人力资源的所需数量。从而势必会导致资源与生产之间的不均衡，这就要求员工谨慎作出每一项抉择。精益要求我们准确地找出不均衡工作量的具体来源，这样我们可以致力于完成均衡的工作量，而不是将不均衡视为理所当然。即使尽可能地把员工数量和工作量看作医院工作的基础，员工数与工作量也并不总是成正比的。前者可能更多地依据传统的规则、基准或硬性的财务目标，而不是由工作量决定的，应该使员工与工作量相匹配，解决工作量的不均衡。

医院化验室测量数及抽血量在早晨出现高峰，通过分析工作量，调整工作人员工作日程，安排抽血人员更早到岗，提前 1h 开始工作，就会很大程度降低浪费、提高生产率。

急诊科工作人员总是抱怨工作无法预测，因为不知道患者将会在什么时候到达。研究数据表明，患者到院的排列规律在每周每天的每个小时都连贯而可预测。通过对研究数据的分析使得部门决策何时增加自身能力，方法是增加小组数量或者增加员工数量。原先的早 7 时到晚 7 时这样 12 个小时的员工分配并不能最大限度地满足需求，更多的急诊科采取了交错的时间安排方式，医师和员工在不同的时间开始一天的工作，这样才能满足不同的患者需求。

利用工时进行人力配置是当前护理管理的热点，在医院根据卫生标准体系分配护理人员的基础上，通过医院信息管理系统统计护理工时，由于实际护理工时的差异以及需要对各病区间的护士数量进行最大化地科学合理配置，可根据实际情况对各病区间的护理人员进行月基础调配和日动态调配，保证病区间的护士人均工时均衡。尽可能禁止各病区间护理人力过剩与护理人力不足同时存在的矛盾状况出现，将可用的人力资源充分发挥其作用，保证其被合理利用。当各病区护士人力达到均衡，在一定程度上其承担的护理工作压力相对均衡，从而对工作状态、工作积极性、工作效率有所提升，患者的各项治疗护理更加有效。患者的需求在护理工时数达到最大化时将会得到最大满足。

医院在人力资源管理方面积极探索，弹性调配人力资源，满足医疗特殊需求。在科室患者量、病床周转率、科室各方面技术含量等指标下，采用“合理定编定岗，弹性调配使用”的医院人员分配办法，达到科室工作量与人员配备基本相匹配的效应。

在遇到医护人员请假、临床患者突发性增多、承担部分地区社会公益性体检等各种特殊情况时，为解决科室人员紧张问题，需启用人力调配紧急预案及相关人员有偿使用办法，医护人员主动增加工作时长，有效缓解人力不足等问题。医院针对科室间人员借调问题，将护理部作为试验区，进行护士有偿使用制度。可是繁忙时借调护理部人员须遵守该制度。根据科室不同工作量，病人少的工作量较小的科室及实际情况来派人增援，同时作为补偿，支援方将会根据标准收取一定费用。剩余护士平分在其他科室专区的专项费用，这样是人力资源进行合理调配，同时又保证了医疗安全和质量。

第三节　自动化的管理系统

一、自动化的定义

丰田自动织机的创立者丰田佐吉开辟自动化道路，在他的发明中用于监测纺线的一个装置，可根据纺线是否断裂，自动控制机器运转，可减少或避免重复瑕疵及造成的不必要浪费。在流程中内建质检控制，这意味着你必须有一种方法在出现问题时立即暂停生产，使员工及时解决问题，防止问题产品继续往下流动。在精益生产中，丰田注重建立立即暂停以解决问题、从一开始就重视质量控制的文化，通过暂停流程以内建质检（自动化）。

自动化是丰田生产方式的重要内涵，强调人和机器的最佳组合，让设备和机器拥有人的智慧，当出现不良品时设备或系统可以即时判断并自动停止，防止不良品的产生，减少设备运行的监护，它不同于一般意义上单纯用机器代替人力的自动化。丰田公司的自动化是根据 3 个关键点推行的，分别为异常情况下的自动化检测、自动化停机以及自动化报警。

（一）异常情况下的自动化检测

该技术手段为自动化的首要环节。若将一个机器看作人体，检测装置的重要性就如同人的眼睛一样，可以察觉与发现被加工产品和生产过程等的突发状况，并由接收装置发出指令解决异常情况。

自动化检测技术与手段的广泛应用（如接触式检测装置及识别颜色的检测装置），对于产品质量和生产细节均达到良好效果，在一些方面是人工处理无法达到的，更具优越性，能够提高产品生产率。

（二）异常情况下的自动化停机

当上述检测装置发现有异常情况发生时，将会自动停止机器的运行或者生产线的流动，管理与技术部门在第一时间赶往事发地点，与员工共同处理故障，采取紧急预案。当出现异常状况及产品问题时，生产线必须停产，立即彻查，以绝后患。长此以往，再次遇到异常状况，问题便会迅速暴露，人们集中注意力在异常问题上，改善活动自动开展。

（三）异常情况下的自动化报警

自动化的优越性在于自动发现异常状况且“报警”发出警告，并会自动停止生产。丰田公司在生产车间中应用“目视管理”，即用灯光显示的报警方法，该种方法便于管理、简单实用。通过我们的眼睛便可了解生产状况。自动化有三大关键之处：发现并停止、发出警告、解决根源问题。

自动化包括三大要素：发现与停止、警报及解决根本问题。

1. 发现与停止 丰田公司认为发现异常状况及错误问题，经过实践最有效的解决方法是分工明确、责任到个人。负责相应流程的员工更了解顾客需求，对于生产流程各方面可接受的极限有很好地把握，把控产品与零件的生产标准。而且丰田使用的防错法及可视化标准对于帮助作业人员发现问题具有很好的效果。一旦发生错误，就应该尽可能立即让流程停止，可采用人工停机，或在发现流程与停止机制流动的情况下采用自动停机。在加工工业中，要停止流程并不一定总是可行，但尽快发现问题仍很重要，这样才能采取纠正行动。这类行业通常会使用统计流程控制来监控流程并发现错误。

2. 警报 一旦发现问题，流程或是作业员就应该对小组长警报，可以利用显示板，发出文字警报，或是通过声音发出警报。

3. 解决根本问题 就算根本问题无法立刻纠正，也必须在流程重新启动前采取行动来控制问题，如对每个配件增加检查项目，直到流程上游间歇发生错误的根源被识别和解决为止。

要想使用自动化，必须了解流程中哪里存在浪费情形。流程中是否存在需要员工持续监控的机器？这是否造成了员工等待的浪费情形？为了弄清楚真实的情况，必须对流程进行仔细的观察。靠着自动化过程，员工能够快速发现产品的问题，并果断地加以解决。

二、医院的自动化管理系统

“自动化”一词可以粗略地翻译为“智能机器”，专指机器侦测问题并停止作业的能力。它可以让机器在不需要人员持续直接监控的情况下保持正常运转，并在发现问题时发出警报。幸运的是，当今许多医疗设备的制造商都将自我侦测功能融入机器中，减少了人为操作失误的机会，从而能够在较大程度上避免出现医疗差错。

和丰田的其他许多理念一样，“自动化”这一理念并不仅仅指自我侦测并中断作业的功能，更重要和关键的是要尊重员工及他们所提供的价值，充分激发员工的主人翁精神，充分授权和强化激励，提高他们防错、识错、纠错的动力和辨别能力。因为只有人才可以思考和解决问题，机械的自动化只是用来减轻人类负担的一种手段，而不能成为人员的主宰。特别是在医院提供服务的过程中，健康服务的个性化特征，要求其中多数的服务流程需要由医务人员来判断和操作完成。如在医院药房，虽然已经有了单位剂量调配系统及自动发药机，在相当程度上提高了药品调剂的效率和质量，但从源头上来看，自动化设备的正常运作仍然依赖于工作人员输入准确无误的指令，仍然需要整个服务流程中的每一位医务人员具有强烈的责任心。

医院的诊疗活动和服务流程是一个复杂的过程，要明确“生命至上、患者中心”的理念，充分发挥医务人员的积极性。在各个流程中，强化医务人员的“主人翁”责任感，不使差错流转到下一环节，及时发现问题、解决问题，充分保证医疗安全和医疗质量。

当然，自动化设备同样是医院自动化管理系统的重要组成部分。能够自我监测并自动中断作业的机器使人们免除了操作员持续不断地监控机器的负担，使得他们可以更好地利用他们的聪明才智，从事更有益的事情（如创造价值的活动）。

（一）临床实验室检验自动化

医院检验科引进的自动化分析工作站，实现了实验室自动化，达到增加医务人员工作效率，合理利用人力资源；提高工作质量，减少或避免错误的发生；提高时间利用率，缩短样本周转时间；最大化利用实验室空间；提升工作人员安全系数；灵活调整实验室各项配置等的目的。

（二）医院器械库存自动化管理

设备库存的自动化管理可以实现各个业务流程环节的自动化。自动化功能可自觉完成数据整合与计算、降低人工干预度、提高工作完成效率。自动管理主要从五个方面实现：

（1）系统自动提醒将要到期的产品，工作人员可以及时退货、更换，降低各种损失；但它最初依赖于人脑的记忆。

（2）系统自动通知产品供应商更新有效证件，最初也是依靠手册检查证书是否已接近截止日期，并由相关工作人员通知相应的供应商替换证书。

（3）自动统计库存周转率，有效控制库存数量，减少库存积压，节约营运资金。

（4）能够准确预测下个月的计划及所需营运资金。

（5）从周转率上，可以准确判断哪些商品是热销的、有潜力的、哪些是即将退出市场被淘汰的，实现未雨绸缪，树立强大的风险意识。

（三）医院药房自动化管理平台构建

影响医疗质量的主要是药品的调配、传送和使用等方面。传统的配药模式存在出错率高、患者等待时间长、内服药品卫生安全不被保证、药学服务欠缺等问题。构建药学自动化管理平台，对提高药学服务质量和效率取得了一定的效果，提升了医院内部文化建设，并达到可持续发展的目的。

1. 自动送药系统 针对医院门诊日常工作量大、病人等待时间长等问题，设计了自动送药系统。医院引进了全自动投药系统。系统采取滑轨式储药、自由落药等全自动送药方式，送药速度平均将达 500 人次/小时；因为采用的储药方式为垂直模式，因此该送药机可进行盒装药以及特殊药品的配送。可解决门诊配送药物品种的 60%左右。该系统还具有加药品种识别、药物加入错误报警、药品投药进度监控、药品跟踪等功能。

2. 药品智能存取系统 是一种用于药品存取和管理的数控旋转设备。利用人性化设计，并将其与医院信息系统相匹配，进行模式的转变——“人找药”至“药找人”。将药品逐层放入药品储料斗中，药品储料斗铰接在旋转传动链的链节上。药品储料斗通过接收计算机管理系统发送的药品配送信息，自动根据工作人员需求调整药品高度，同时提示药品位置，极度缩短了工作时间。药品智能存取系统对药品具有较强兼容性，可存储易碎药品、软包装药品和其他不能由自动配药机配药的异型包装药品。

3. 自动摆药系统 是由自动充填机将同一剂量的片剂或胶囊自动装入一个药袋的装置。主要应用于住院病人及门诊药物包装。自动摆药机可覆盖将近 90%的药物，但袋装药品和需要冷藏的药品除外。为连续方便的观察药物，设计人员为摆药机设计了一系列透明避光侧窗；自由竖直传送药物的设计，从根本上避免了“藏药”“跳药”等状况的发生；智能芯片的设计，有效追踪药物位置，避免用错药物等危险操作发生。伴随机器配有药品条码监控系统，通过对药物、药盒、药盒最终抵达位置条码的监控，实现对药品添加过程的实时监控，保证了药物添加的准确性，避免用药错误。通过配备相关的辅助设备，更大限度地保证了自动摆药系统的正常运行，智能剥离机，可自动剥离各种复合泡罩包装的药片；智能数片机，针对各种类型的片剂及胶囊进行计数；全自动切药机，可自动切各种形状的药丸并计数，满足特殊处方的摆药要求。

第四节　领导支持与全员参与

一、高层管理者的支持与推动

整个医院范围内的系统性精益改进若想取得成功，必须得到医院最高层管理者和有影响力医师的强力支持、广泛参与和坚实领导。如果高层不愿意去解决改进活动或变革项目中发现的跨职能问题，精益工作也不大可能充分发挥出潜力。另一种失败的模式则是，领导层不理解精益的原则，将该原则误解为部门的精简优化或因为效率的提高而裁员。

由于流程的改变会给人们以挑战，使很多人感到不适，因此，最高层管理者需要坚定地支持部门领导和精益改革。管理者在回答“为何要实施精益”的问题时要雄辩有力并斩钉截铁。理解变革的需要是非常重要的，管理者必须在向机构中其他部门传达精益思想方面起到重要作用。

管理者只说自己支持精益是不够的，管理者必须站在前线，掌控命令、进行沟通并采取可见的行动。作为管理者，你必须不断阐释自己有关精益的设想，并不断解释为何精益对于医院是一项重要的战略。比支持和理解更好的方式是领导者的直接参与。对于高层领导来说，花时间到现场亲自观察流程本身常常会让他们眼界大开。现场视察应当是对一个领域长时间的观察，不能走马观花，亲自对流程进行观察可以发现员工每天都要应对的浪费和问题所在。谁看上去很沮丧？谁迫于时间的压力而跑来跑去？你发现哪里混作一团、缺乏秩序？库存量在哪些方面没有满足日常用品的消耗？观察并听取员工的谈话将更全面地了解精益的需求，这比单纯依靠计分卡或财务方法更有效。

管理者还必须知道员工对精益可能怀有恐惧感。如果员工认为精益并不好，他们就不大会有激情。一个普遍性的担忧就是，精益及其带来的效率提高将会导致削减人员。管理者必须立场鲜明、掷地有声地承诺，精益不会导致裁员；否则的话，谣言和恐惧将会四处扩散，对精益产生损害。即使领导没有裁员的意图，如果不进行公开宣讲，也将会导致谣言散播、士气受挫。

组织中各阶层人员的行为正是高层领导力的体现。精益行动的成败取决于高层领导者是仅仅点头同意和口头支持，还是用实际行动来支持。领导者应该把精益的学习型企业作为一个愿景目标，并且积极致力于推动此目标的实现。即使面对重重阻碍，领导者也要毫不动摇地继续推动精益变革。如果领导者动摇，那么他的下属必定会跟着动摇。如果领导者对于精益行动的每个步骤都要进行成本效益分析，以此来判断是否值得进行，那么这就是动摇的表现。

在推行精益的过程中一定要发挥领导的带头作用。在这由上级到下级的推广过程中，假如领导把这些作为衡量员工绩效的标准，那么员工一定会更重视，但如果领导不重视，那么员工也不会重视。

一位全力投入的领导者必须提供资源来推动企业发展，包括提供最优秀的人员参与精益工作，提供财务支持，并要对实现成果负责。高层领导者需要时时清楚了解精益行动的进展，而且通过丰田模式中现地现物的方式去了解。为了真正了解进展情况，高层领导者必须亲自观察、亲自体验。

二、中层管理者的精益领导

中层管理者承受着来自高层、基层及各方面的压力，这是中层管理者的真实生活写照。中层管理者的工作就是将大量来自上层领导的想法转变为具体行动和成果。这意味着，他们必须影响基层工作人员的生活，并通过基层工作人员来开展工作。

就中层管理者而言，精益是在管理层提供的一长串想法中群策群力确定的最适合的一个。中层管理者有一个特征：虽然没有组织中高层领导者的正式权力，但是他们拥有力量，或者完成事务或者设置障碍，而这足以成为精益成功还是失败的差异所在。对于一个变革推动者来说，中层管理者可能是令其不悦的一个群体，这并不是因为他们天生顽固倔强，而是因为他们所在的职位，责任止于他们手中。中层管理者对精益变革来说起到了最大的杠杆作用。精益行动能得到高层领导的支持固然很好，但是他们并不会采取实际行动，中层管理者才是实际行动的领导者。前提是中层管理者能够自觉执行精益思想，熟练掌握精益管理的各项原则，只有这样才能转化为有效的执行力和领导力。

三、一线员工的广泛参与

在服务业中，一线员工就是指直接与服务对象接触的员工，对一线员工的工作要求是很苛刻的，一线员工属跨界协调者，是连接组织内外部的桥梁，通常兼任三职：保证服务质量、生产率和销售。医疗服务中的诊断和治疗都需要医院一线医务人员与患者有大量接触和充分的沟通。由于医疗服务充满了风险和不确定性，一线医务人员在临床工作中一方面要绝对保证医疗服务质量，又要兼顾服务效率，完成既定的繁重的医疗任务（医疗、科研与教学）。

若仅将精益的战略改善与计划实施作为企业管理层任务而没有基层员工的广泛加入，那么这样无实施者的战略与计划不过是空谈。一线医务人员是医疗服务的核心部分，是医院最重要的人力资本。一线员工的广泛参与是推进医院精益管理的关键，应让一线员工真正参与到管理工作中来。医院管理者是否率先垂范，决定着医院精益管理推行的走向，高层领导者是否重视更起到决定作用。但只有领导重视还不能使工作广泛、深入、扎实，必须走群众路线，一线员工的广泛参与才是推进精细化管理的关键。医院要加大宣传力度，在整个医院营造实施精益管理的浓厚氛围。各级管理人员要正确认识、全面理解、正确把握精益管理，做到上传下达；一线员工都要充分认同，积极参与，使精益管理由少数人推动变为全体员工的自觉行动。

依靠一线医务人员的力量，从他们那里得到更多的管理智慧和创新的方法，因为他们掌握第一手的信息，知道医院的问题出在哪里。现在许多医院组建了“品管圈”，这便是医院加强精益管理的手段之一，旨在鼓励全体员工尤其是一线员工参与医院管理，为提高医疗和服务质量建言献策。医院管理期间全员参与工作，使精益管理强基固本、稳中求进，只有关切基本民生、聚集基层智慧、扎紧培训指标等综合措施，提振信心挖潜力，拉高标杆争进位。号召只有一线员工广泛参与到医院精益管理中来，才能实现医院健康可持续发展。

根源来看，诸多创新而有价值的改善思路往往源于底层员工，因为员工对于活动哪里需要、流程哪里是无效最为了解，把精益改善的核心工作放在底层员工身上，不仅能够提出更有效的建议，还能将他们思想由被动改善到主动改善，对提高工作参与度也是有重要意义的。而管理层的作用就在于为一线员工的精益改善提供平台指导与后勤支持。

精益管理的核心是尊重员工，使员工有归属感。员工参与不仅是医院对员工实施有效激励与约束的重要手段，也是解决医院管理过程中存在的信息不对称，体现医院“以人为本、尊重员工”的管理理念，提高医院管理效率的重要途径。通过调动员工来持续改进，以顾客为中心，不断提供优质、安全、高效的服务产品，使顾客满意，让质量、安全根植于精益管理文化中。

四、精益小组的创建

实现医院精益管理，不能只靠单一学科或部门，而是需要跨学科或多部门合作。创建的流程改善小组应当是跨部门、多样化的。成功的小组通常由4～6个员工组成，他们主要选调自项目改进部门本身。团队中新老员工结合，传统与创新观念融合，会更加高效。团队中有1～2位本部门外的成员也是很有帮助的。这些外来人士带来了审视流程的新看法。如住院部的一位护士可能被选中去参加药房的项目团队，这位护士带来的是与药房打交道的内部顾客的观点，她可能会了解是哪些缺陷和问题导致了住院部的浪费和返工。成立一个由内部人士和外部人员共同组成的团队能够跨越医院不同部门的鸿沟，使成员能共同处理问题，并减少相互指责、推诿责任。这名护士对流程可以坦率地提问，尽可能频繁地询问原因，比起团队中所有人具有同样背景、对老方法和流程持有同样理解的情况而言，内部成员不得不向外来人士解释其流程的状况，这样更有利于揭示浪费现象。

拥有不同观察视角、能够发现不同新鲜事物、善于最终工作总结，熟知流程改善中所需要解决的问题，精益小组需要决断何时进行何等程度的改进工作，使流程改善趋于完善。同时作为精益思想中的重要宣传者，其改善活动流程能够使项目、团队受益，对精益思想的传播有着至关重要作用。

第五节　事业伙伴的发展

一、事业伙伴关系的特点及原则

企业在不同的生产模式下会采取多样化管理策略与不同采购管理关系。而大规模生产模式中，企业与供应商则采取一种古典价格驱动型的竞争关系。为了降低价格和库存，企业采用没有共同利益的招标采购方式，这种短期供应商自杀式管理模式，造成的结果往往是陷入“采购价格下降、产品质量变低、顾客满意度下降、产品价格下降、采购价格下降”的恶性循环中，使得供需双方关系“恶化”。而企业与供应商在精益供应链管理理念下，最终一般会达到合作共赢。它强调供应商和生产商共同分享信息，通过合作和谈判最大限度地实现“双赢”。但影响企业持续性进步发展的因素也可能在于过分强调合作与联盟的关系，而忽视供应商间未保持适度竞争和压力，导致其局限于现状，缺乏自信。

本文所述的精益生产方式中，供应商作为企业发展的外延取代以往利益剥夺者这样的形象，能带来极大效益。因此，更早地增加供应商对公司产品、流程、项目的认知度，使其加入到产品研发中来，是减少高额价值浪费、成立新型协同伙伴关系的重要手段。

合作型的供应商关系模式是支持精益供应链必不可少的，把供应商和合作伙伴发展为企业的外延。丰田公司供应商伙伴关系的7个特点如下。

1. 相互了解　致力于共同繁荣、尊重彼此的能力、现地现物（实际场所、实际零件）。

2. 连锁结构　联盟结构、相互依赖的流程、平行采购。

3. 控制体系　评估系统、反馈、目标定价、成本管理模式。

4. 兼容能力　优秀的工程、优秀的生产运作、解决问题的技巧。

5. 信息共享　准确收集数据与发布数据、通用的语言、及时交流。

6. 共同改善活动　价值分析/价值工程、供应商培养、研究团队。

7. 持续改进与学习　分享经验、PDCA管理系统、每年的成本降低额。

建立深度供应商关系的五个原则：开展共同的改善活动、广泛而有选择性地分享信息、开发供应商的技术能力、监管供应商、建立兼容的生产理念和系统。

二、寻找坚实伙伴，以长期互惠方式共同成长

寻找稳定合作、与之长期、互惠互利模式共生，丰田公司如同自身员工般对待供应商，除此以外，还将持续改进作为要求对待员工及供应商。目标高远、协同合作，丰田公司与供应商采用一种新型合作模式，不仅改善自身公司，还将供应商推于行业、客户口碑顶峰。用更高要求、更高期望来对待供应商，丰田公司认为是对供应商的尊重；反之，不对其严苛教导与要求，宽松要求对待供应商，就是对供应商的不尊重。大野耐一对此评价道：为短期绩效而放弃供应商的长期合作，（这）完全违背丰田公司的企业精神。

（一）成为精益客户的典范

自身尚未掌握的内容，如何教会供应商？如果能够仅仅通过对供应商提出苛刻要求，即可避免企业内部实行变革，这对企业来说是相当具有诱惑力的做法。但是，要求供应商完成客户方无法实现的任务，这无疑会令供应商觉得客户方很虚伪。客户方应该首先自己做到，再对供应商提要求。

（二）认清你的核心能力

外包需要的不仅是简单地制定购买决策。外包可以降低成本，增强企业的灵活度，但企业必须认真考虑应该保留哪些能力。丰田公司将工作重心放在发展核心能力上，将大量的车辆开发与制造工作外包。关键问题在于：丰田公司将汽车业务的80%外包给供应商，由其控制丰田及所有竞争公司的零件技术，丰田公司如何才能脱颖而出，在竞争中立于不败之地呢？如果某项技术是汽车的核心技术，丰田公司则希望成为这项技术的专家，将之做到全世界最高水平。丰田希望同供应商共同学习，但绝不会将任何关键领域的所有核心知识与责任交予供应商。

简而言之，倘若一家公司不具备控制技术的内部能力，就会受供应商控制。由于供应商是自由的机构，可以向任何人提供该技术，因此母公司无法将该技术用于自身的竞争优势。此外，除非具备研发制作某个零件的能力，否则很难了解该零件的成本结构。

（三）发展核心供应商

医院要与供应商建立长期紧密的伙伴关系，实现以长期互惠的方式共同成长，就必须选择和发展自身的核心供应商。在此过程中，应尽量保证医院核心供应商的体系和理念与医院自身的体系和理念相契合、相兼容，供应商的服务水平与技术实力也应当与医院自身相匹配，这样才有利于双方建立长期、稳定、互惠的伙伴关系。

（四）建立共同学习机制

共同学习，并在标准化程序中理解所学内容。只有当企业中的伙伴共同学习，并在标准化程序中真正将所学内容理解并掌握时，才能达到精益企业的最高层次。但是达到这一水平并不能一蹴而就。你可以效仿丰田公司的供应商协会。供应商协会是供应商伙伴关系概念的延伸，是由供应商组成的旨在相互帮助和学习的“俱乐部”。其成员可以是向一家公司供货的公司，或者是一个地区内供应不同顾客的多家公司。协会寻求从其他成员学习最佳实践，或者通过合作获得生产率方面的竞争优势。在最初阶段，效仿丰田公司举办的自主研修组活动是比效仿供应商协会更加行之有效的方法。选择3～5家彼此非竞争关系的最佳供应商，让他们结成用户团队，然后在每家公司的工厂中从事项目工作。这样一来，人人都能从中学习，工厂也能取得进步。

三、与供应商一起参与精益

邀请供应商加入精益改善，并订立新的要求，以期供应商与医院建立更紧密的联系。美国泰德康医疗集团（以下简称泰德康）把精益思想引入建筑供应商的过程中，泰德康强调双方的成本

节约及长期关系，鼓励供应商采用精益的方法。

这个过程中非常重要的一点是营建合作关系而非竞争关系。泰德康邀请建筑设计公司和建筑商一起参加为期一周的医疗流程再造的研讨。然后，与总承包商博尔特公司一道，共同建立起一个新的运营模式。过去我们雇佣建筑事务所设计新的大楼，然后找几家建造商去竞标，这个方法通常会产生许多返工或设计更改及超支等问题。而现在，泰德康邀请博尔特公司和两家建筑事务所组成一个精益项目小组，这个小组共同承担设计、时间规划和所有建筑成本核算的责任。这个做法由泰德康、博尔特和建筑事务所三方签约。协议中也可以邀请一些战略供应商加入，把所有相关的独立实体整合起来。“我们知道，我们正在为用更少的成本，更快地完成项目而努力。”泰德康的计划总监和建筑师阿尔伯特·帕克说道：“相较于其他的公司，我们不知道我们做得怎么样。但我们有一个共同的指标去比较不同的项目，我们可以看到明显的改进。”

医院的合作伙伴很多，药品、器材、耗材、设备的供应商及安全保卫、绿化保洁、小修小补及设备的维护保养，还有后勤餐饮等都是医院服务输出的组成部分。哪一个部门出了问题都直接影响着医院的品牌形象和顾客利益，因此对于医院合作伙伴的有效管理也非常重要。运用精益管理思想，全面管理医院的合作伙伴，使他们在合作中发展，在合作中成长，在合作中壮大，真正成为一个“合作共赢、共同成长”的“精益伙伴”。

【本章小结】

精益管理源于丰田的精益生产方式，这种生产方式曾经使丰田公司生产出高度标准化和高质量的汽车产品，并凭借强大的竞争力在汽车工业高度发达的美国市场占据一席之地。精益管理注重在细节上精益求精、追求卓越，强调全流程的标准化操作和全员工作量的平准化，并借助自动化的管理系统提升效率和保障质量；与此同时，精益管理也不只停留在“精细化”的操作层面，它同样关注环境和人的作用，注重与全体员工和事业伙伴构建成长共同体，谋求在长期发展过程中形成共生生态系统，实现系统价值的最大化。

医院是以提供医疗服务为主的服务性机构，医疗服务产品事关人的健康和生命，对于质量有着永无止境的高度要求，因此在医疗活动中存在着大量的技术标准和诊疗规程，以保证提供服务产品的质量统一；但与此同时，人作为服务对象的个性化和病情的复杂多变，又使得“即时加工”的医疗服务具有明显的个体差异性，给服务质量的控制增加了难度。医院实施精益管理，可以通过执行标准化操作、推行平准化工作和构建自动化的管理系统，来为服务质量和效率提供基础保障。但更根本和关键的，还是要充分关注“人”的角色和作用，这包括了作为终端顾客的患者，也包括作为内部顾客的全体员工，还包括服务供应链上的所有事业伙伴。只有充分关注了人的属性、转变了人的观念、发挥了人的作用，医院才能够顺利有效地推进精益管理在医院的落地实施，才能够最大限度地使顾客满意，才能够实现医院与员工及事业伙伴的长期共生。

第六章　医院精益管理的实施流程

在做好前期基础准备工作后，医院精益管理开始进入具体实施阶段。精益管理的具体实施主要以项目形式围绕现实问题而展开，解决组织运行和管理过程中存在的各种现实问题，是开展精益管理项目的出发点和落脚点。医院精益管理的实施流程也就是围绕这些现实问题而开展的一系列现场调查、分析诊断及动态改进活动，通过运用精益管理的工具方法，循环不断地发现问题、分析问题和解决问题，促进医院工作质量和效率的持续提升。

第一节　观察工作流程

一、亲临现场，彻底了解情况

（一）现地现物

实际的地点和实际的零部件是现地现物（genchi genbutsu，日语拼音）在日语的表面意义。掌握实际信息，具体问题具体分析，是丰田管理的重要原则之一，也是丰田对“现地现物”的理解和应用。

不能简单地把丰田的现地和现物理解为一种解决问题的方法，它是一种过程 —— 体验生命的价值和意义。我们可以通过丰田创始人丰田佐吉去了解该点。19 世纪 90 年代在日本名古屋郊外一个偏僻的农村，丰田佐吉出生了。他从小就跟着父亲学习木工，他的家人和朋友必须通过转动织布机进行纺织，这种单一且繁重的生产方式，既消耗物力又消耗人力。丰田佐吉有感而发，想要发明动力织布机用来解脱在纺织时的劳动力。由于那个年代科学技术水平低，研发部门少，其中电力供应是研发的最大难题，所以必须首先解决供电问题。蒸汽引擎代替电力这一构想源于他的实验发明。通过反复进行试验并不断进行改进，敢于尝试，直面错误，最终他成功了，这种学习方法成为“丰田模式”的基础之一 —— 现地现物。

曾担任过丰田总裁的张富士夫认为，现场主义是作为领导者应掌握的工作方法。他在美国负责肯塔基州乔治敦工厂时，经常告诫该企业的管理人员，亲自到现场观看是真正了解工厂操作生产的唯一办法，工人是否按照生产要求进行生产？是否提前做好了生产准备？是否遵循规定的生产流程等问题，只有在现场观看才能直接得到答案，一味地坐在办公室是无法真正了解实际情况的。亲自观察生产线流程，查找操作员存在的操作问题，并在生产线出现问题时及时暂停生产线等，都是“现地现物”的内容和含义。

丰田的哲学“百见不如一行”与中国俗语“百闻不如一见”强调的是不同方面。如果有人寻问丰田模式和其他管理方法的不同之处，“现地现物”是最频繁出现的词汇。不管该企业是在生产、销售上或是在产品维修、售后服务上，这个词汇都体现得淋漓尽致。如果你不进行现场查看，你将无法真正了解有关企业问题的任何信息。不能存在理所当然的想法，也不能仅凭报告得出结论，这是丰田司的原则之一。这也正如人民领袖毛泽东同志所讲，“没有调查，就没有发言权”。

（二）医院管理中“现地现物”的必要性

在丰田模式中，解决问题的流程、新产品的研发或者评估员工的表现，第一步就是了解实际情况，为了解实际情形，必须亲自到现场。现场（gemba，日语拼音）通常就是行动的场所。将现场方法和传统的方法做对比，现场方法是到行动的场所收集事实数据，而传统方法是在办公室里讨论观点。现场方法的精髓在于“四现原则”，即到现实的场所，查看现实的流程，观察现实发生的事情，收集现实的数据。

现场也是日常工作中的“学会观察”方法。在巡回走动的时候，就看到的问题进行提问。如是否有必要填写这些表格？是否可以事先准备？顾客或患者可以更舒适地等待吗？为什么他们必须排队等待？问题的根本原因是什么？不要仅做修修补补的工作，追根究底，看看能否将根本原因消除。坐在办公室的管理者是无法对所有的这些问题进行有效提问和回答的，只有在现场才可能培育出“提问题的文化”。

在任何组织内，包括医疗机构，所有的流程都存在 3 种形式：现实中的流程、我们印象中的流程、应该存在的流程。观察工作流程，必须要亲力亲为，深入现场开展调查研究，消除印象中的流程和现实中的流程，应使得“现场现物”成为每一位员工的自觉习惯。众人齐聚会议室中，探讨某些工作流程，试图找出浪费，仅仅是纸上谈兵，必须实地考察，去了解现实情况。

有时候你可能觉得到现场观察会耗费时间，想单纯依赖报告、数据或标准等方式来定位流程中的浪费，如“患者需要在急诊室里等多久才能接受医师诊治呢？”医院手头可能早就有一系列的措施和报告，然而资料只是情况的“指标”，真正应该做的是现场查清事实。实施改进流程的最有效方法还是亲自去现场看看，观察实际流程，找出浪费，进而降低浪费。当然，观察需要时间，但是不管对于自身还是企业而言，这些时间都是一笔最合算、最有价值的投资。

二、观看与自行思考——质疑、分析与评估

大野耐一的“粉笔圈”方法众所周知：在工厂的地面上画一个圆圈，让经理人员站在里面几个小时，来观察作业，留心波动，发现浪费。深入观察的效能是要学会思考所看到的东西，然后进行质疑、分析与评估。任何观察分析中，我们都致力于找出增值活动、非增值活动发生的时刻，识别并描述浪费。

（一）增值活动及非增值活动

企业的两种增值活动和非增值活动是精益方法用 3 条标准划分的。必须同时满足以下 3 条标准才是增值活动。

标准 1：在活动时顾客自愿买单。

标准 2：改进产品或提升服务。

标准 3：活动要新颖，起步要正确。

增值活动即为顾客创造价值、提供所需的服务及产品的一项活动。若在某次活动中，上述任一标准未得到满足，则不能称之为增值活动，必要的非增值活动和不必要的非增值活动共同构成了非增值活动。

增值和非增值活动可以分别从产品、患者、员工及护理人员的角度来审视。例如，从产品角度来看医院流程，急诊室以患者为产品，检查或诊治中为增值活动，而候诊为非增值活动；手术服务部以器械消毒为产品，器械消毒中为增值活动，而对未使用器械反复消毒为非增值活动。

（二）必要的非增值活动

很多活动是医院所需要的，但对患者来说没有价值。如挂号和划价等工作对于诊断和治疗没有直接关系，然而这些环节可以确保医院收款，也是付款者委托医院对患者进行护理所必需的环节。虽然这些活动必不可少，但却不能将其归类为“增值工作”，故我们将其划归到一个叫作必要的非增值活动的类别之中。

（三）不必要的非增值活动

除了必要浪费，还有一些毫无生产力的非增值活动，如等待时间和用于处理错误和过程缺陷的时间等，我们将这类活动称为纯粹浪费。患者纯等待的时间就是非增值纯粹浪费的典型例子，最高效的流程有时也会产生短暂的等待时刻，因为任何等待的时间都是被有意识地设计到流程中，以便确保整个价值流的顺畅性，而我们的目标就是尽可能缩短这些等待时间。

除此之外，更正错误和返工所耗费的时间也算是纯粹浪费，它们会让我们将精力集中在防止未来问题的发生和减少返工上面。但这并不是促使员工为了避免引入非增值时间就不去修复问题，

相反，当问题出现时，我们必须认识到返工是一种纯粹浪费，必须将精力集中在流程改进和问题预防上面，而不是将返工视为我们正常工作的一部分。

三、观 察 流 程

流程观察（process observation）即为找到异常问题的存在并尽力改善、解决，由精益团队成员亲自到生产车间观察生产状况。

流程观察不仅有助于精益团队成员掌握一手材料，保证了流程资料的真实性；而且有助于精益团队成员对现场有感性认知，保证了流程改善点的正确性。流程观察的步骤通常为：①理清观察目的；②指定观察者；③准备一份观察表并训练观察者；④工作现场人员做好准备；⑤整个流程走一遍，并落实你的观察计划；⑥将观察到的心得加以整理并向整个团队报告，讨论观察的结果。为定义浪费，进行改善，现场观察流程至关重要。对于医院流程管理，我们可以从两个角度展开对工序和工作的观察：①一般称之为"产品的活动"。我们提出如下问题，即价值流的每一步，产品（或患者）正进行什么样的活动（更多情况下，没有进行什么样的活动）。②我们换位思考从医师、护士、技师、药剂师或其他员工的角度审视整个工序流程，一般称之为"员工的活动"。这种直接的观察对员工和领导都大有裨益。通常情况下，员工可能深陷日常工作的细枝末节，导致本末倒置，忽略整个工序中的浪费。而退后一步，观察整个流程、观看其他人的工作可以大大改善这一问题。同样，领导也经常无法直接看到或及时了解员工每天面临的种种难题及浪费，因为领导们过于关注自己的工作或整天深陷在各种会议中。

（一）产品的活动

一个流程中的产品可以是患者、医嘱、化验样本等。当观察产品活动时，需要确认观察的起止点。根据要观察的价值流和待解决问题的不同，观察者可能会在不同的时刻开始及终止观察。如观察检验科化验的价值流可进行不同选择：医务人员下达化验医嘱→到达化验科；化验样本收集→开始化验→化验结果公布等。如患者门诊手术价值流可进行不同选择：患者到达门诊部→开始接受手术；手术预约电话→进入麻醉后恢复室；从全科医师处转诊至医院→离开恢复室等。

由于从头到尾的整体观察时间持续较长，观察者可以限制分析的范围。如患者检查结果需要住院治疗前来进行预约，那么当患者身处病房时，即可终止观察时间。观察者应在确定的观察阶段密切注意并直接观察患者。

产品活动的分析使管理者关注到流程中的浪费（等待时间），从而帮助改进整个流程。传统的流程改进方法更强调如何更快、更有效地完成增值活动，然而精益方法要求首先注重浪费，因为比起减少增值活动占用的时间，减少大块的等待时间更易实现也更加现实。假如价值流中90%的时间是等待时间，如果能将其减少1/2，效果会比提高增值活动的速度翻番，即缩短1/2的增值活动时间还要好，然而使增值活动的速度增加一倍几乎是不可能的。

（二）员工的活动

观察者可以通过直接观察法观察员工的正常工作，找到其中的浪费及他们面临的问题等。当处于某个流程或价值流中，可以选择不同的对象进行观察。通过观察员工步行路线，可以找出布局改进的可能。根据人们实际工作的需要，点对点图表（意粉图）揭示出可以挪动的设备和物资供应品。实际上，步行并非是仅有的浪费，观察者还可以看到返工或重复工作等常被管理者忽视的问题。通过直接流程观察，可以发现通常无谓的行走和浪费的动作并非由个人造成，而是由设施布局不善和系统设计不力所致。

观察时，需要记录新事件的开始和终止时间。可以通过一些工具来辅助这项工作，这些简单或复杂的工具包括：电子表和记事本；有日期/时间标志的数码相机和记事本；带日期/时间标志的摄像机；移动设备中的专业软件。

为提高医院服务的质量，直接观察必不可少，过程中对产品（或患者）和员工的观察至关重要。观察者必须观察患者的治疗过程，以便确认延误、返工及其他浪费的原因。观察者必须亲自去工作现场观察，以便更有效地确认浪费。或许一些数据显示，检验科、药剂科或其他支持部门的工作流程完全符合标准要求，但直接观察会揭示浪费的数量及进一步改善的可能。通过实施精益管理，要达到的目标并非超越同行，而只是精益求精，超越自我，做到最好，力求实现无浪费、最完美的工作流程。

第二节 价值流与价值流图创建

一、价 值 流

任一产品经历的全部过程可称之为价值流，一个完整的价值流包括增值活动及非增值的活动，价值流为产品赋予价值，从原材料到产品的所有生产过程和从概念出发到投产结果的设计过程至关重要。从工业流程图中可看出一个流动的产品包括多道制作工序，其一定包括各种材料的收集、分析、概念及产品的设计、工程的研发与管理、生产转移、销售路径、后续顾客的服务等，在此过程中将会跨越多个地区与公司。狭义的价值流是在产品与顾客之间进行的，可将其认为是某个产品的销售过程。从广义的价值流角度来看，现阶段我们需要进行精益化管理，不能仅将目光局限于产品流程的某一道工序。从整体角度出发，同时进行局部优化，着眼于工艺流程整体。

沃麦克和琼斯将价值流定义为："创造一个特定产品（产品可能是某个商品、服务或更多的是两者的结合）所需要的所有行动。所有企业在这些行动过程中都需要完成 3 项关键任务，即解决问题、信息管理及物理转化。"对于任何医院和患者而言，这个普遍的定义都是适用的。如当一位患者到达医院急诊科时，任何医院面临的任务都是解决问题（找出患者患病原因）、信息管理（收集、协助管理患者治疗的个人资料或诊断信息）和患者在院期间的整个治疗流程等。这个例子中的价值流就是患者从入院到出院这段时间内，在不同科室的所有治疗过程的总和。价值流还可能包括从医院为患者提供转诊服务到转诊完成后医院成功收取相应服务费用之间的所有时间和步骤。一个临床诊疗的价值流包括了向患者提供满足其需求的医疗服务所必要的所有活动或流程。

我们要站在价值流的角度看，要从整体着手，不是很简单的考虑单个工序。这就意味着我们要改进整体的效益，不仅仅要进行局部优化。我们要着眼于整体，就要考虑如何把原材料转变成顾客的产品。很多情况下，医院和医疗系统都是围绕专门性的职能机构或部门而设立的。每个部门都有自己独立的工作空间、预算、员工及管理机构。它们各司其职，在整个医疗护理的大流程中，起着至关重要的作用。通常情况下，部门与部门之间进行交流或交接工作的时候，由于缺乏对患者治疗程序或价值流整体的关注，浪费等问题便乘虚而入。

识别价值流是精益管理的需要。价值流就是发现或探索浪费等问题的工具，从宏观角度看，在 input-output 的流程上，审视业务及制程，能让我们更好地发现浪费源（例如过多的库存、工序的重复、时间的浪费、搬运和检测等），为企业更好地持续发展和进行系统改革提供依据。

二、价值流程图

价值流程图（value stream mapping）是一个结构图，起源于 20 世纪 80 年代丰田公司，当时被称作物料信息流图。价值流程图是一个简单的可视化工具，反映了一条价值流中的工作流动性、实物或服务的流转及信息流通的情况。它将价值流内部实际的运作情况清楚、明确地展示出来（现状图），并清晰地展示出对改善后价值流运作情况的期望（未来状态图）。现状价值流程图通过对现状的分析和判断，可以系统地发现问题，以形成规划未来状态图及实施精益改善计划的基础。而未来状态价值流程图可以用来展现组织的目标与绩效的实现。价值流程图直观地反映出工作和信息的流动状况，描述了它们是如何将产品或服务与顾客价值联系起来的。一直以来，价值流程图都能很好地帮助医院领导跨越部门界限，看清医院整体图景。

价值流程图不同于一般的流程图，价值流程图不仅记录下流程中的各个步骤，而且明确了完成各个步骤所需要的时间，更重要的是，它还记录了各步骤之间的等待时间。价值流程图可以反映出，在患者看来，治疗过程中的大部分时间都花在各步骤之间的等待上，都是浪费的时间。

价值流程图一般由一个跨部门的团队创建，团队成员绘图工作所需时间从两天（绘制范围较小，仅包含部分步骤的价值流程图）到两周（绘制患者治疗全程的价值流程图）不等。绘制流程图时，流程中的各个职能部门都必须派出代表参与绘图，如患者住院价值流程图的绘制者可能包括医师、护士、医疗人员、社工、患者运送人员及其他相关人员等。

价值流程图需要离开会议室，经实地考察之后方能创建。如果仅仅是经过讨论，而非实地考察，人们只会抓住“我们印象中的流程”，而非“现实中的流程”。经验再丰富的员工也可能会忘记某个步骤或低估返工等步骤实际发生的概率，人们还很容易低估或高估流程时间，更多情况是流程中各步骤之间的等待时间。价值流程图中记录的步骤和时间需要经过后期数据收集和实际流程观察等进行核实，以确保流程图能准确地反映出现阶段组织运行流程。

（一）现状价值流程图

“现状”这个词描述的就是现在的情况，运作的方式。现状价值流程图反映价值流目前是怎么运行的，针对团队间的共识（而不是针对过去的文件记录或某个人描述）。这就无形的要求了相关工作人员一起观察、一起行动、一起学习，齐心协力，认识并且解决问题，进一步改进目标。

（二）未来价值流程图

“未来状态”指的是对未来事物如何运作的期望——一个相对短期的期望（从现在起的一两年内）。确认需要改进的因素后，团队需要创建一个未来状态价值流程图，阐明在重新设计之后，流程应该如何运作。典型的一个未来价值流程图显示的流程步骤数应该显著减少（流程得以简化）或步骤间的等待时间明显缩短（流程得以改进）。有时，需要创建两个版本的未来状态价值流程图——理想状态（长远看来，流程该如何运行）和实际状态（短期改善可以达到的效果）。

（三）精益价值流

未来状态价值流程图提供了一种机制，可以让所有相关人员都达成一致意见从而认可同一个期望效果。在解决价值流问题并将其变得更精益之前，建立一个清晰的图景，描述真正精益的价值流的运作方式是非常有用的。一个精益的价值流会展现出下列特征。

（1）价值流准确地按照患者需求（价值）提供服务，并且，价值流中的每个流程精确地创造出下个流程所需的确切的投入。按照其需求时间，以其要求的方式，提供其要求的数量。

（2）工作在价值流中顺畅地流动，没有等待或重复劳动，工作所需的信息也按时到达相应环节。

（3）将工作标准化，让每个环节都运用当前最好的方法，按照最便利的流程顺序进行。这样一来，一旦出现问题就很容易被发现，然后才能被妥当地解决，从源头开始，在流程内每一个环节保证相应工作的质量（内建质量）。

（4）建立监测点，以监测评估价值流工作情况，并将获得的经验回馈给相应价值流程、部门乃至医院（管理的是流程，并不只是人员）。

精益价值流的特征是由流动—拉动—平准，然后进入不断持续改进循环的过程。精益价值流是充分满足顾客需求（时间、方式、数量）且只包含最小量的浪费（时间、资金、资源）的价值流，为组织建立精益管理体系奠定了基础，使得价值流的持续改进成为一种惯例，而不是应对危机的“灭火”行为。

三、创建价值流程图

（一）价值流程图的结构组成

价值流程图直观地反映出工作和信息的流动状况，描述了它们是如何将产品或服务与顾客价值联系起来。价值流程图的主要元素：顾客、供应商、流程、信息流、流程数据、时间表和价值流指标汇总统计。

1. 顾客　是指通过某个工业流程或价值而创造出的个人、群体等，由顾客确定了价值流所产生的价值。顾客基本要求即顾客要求，指顾客对价值流或流程产出的要求，主要包含数量、时间及质量等参数。要求在图中简单描绘出流程对于顾客的必要性。

2. 供应者　供应者位于整个流程的开端，只有通过向上一个流程提供"输入"（信息、材料或患者），才可向下引发整个价值流或流程的开始。

3. 流程　其由一系列活动组成，共同运作产生工作的成果与效果，紧接着向下一流程进行。以时间为顺序画出基本的流程图，需用流程框表示，并标出顺序。

4. 信息流　它可用于表示价值流以外的单元、部门或职能等方面的交流，拥有推动价值流工作进程、标示价值流各职能间的工作交流的作用。

5. 流程数据或指标　位于一个独立的数据框且处于流程框下面。流程指标一般包括：工作时间、延误时间、总流程时间、准确完成率等。可选指标包括返工/重复工作、工作人员、总工时、安全事件等。相对于医疗机构数据区间与平均值更具发挥空间，可有效找出改善方向。

6. 时间表和汇总统计　如果在流程框内填写的数据上运用数据区间，那么需要分别把低值和高值汇入总工作时间和总延误时间的统计中。

7. 其他信息　标题和时间需要被加入到价值流程图里，最好包括一个版本号。版本号可以避免一些观察结果的变化，保证所有人拿到的价值流程图都是最新版的。绘制价值流程图时，要特别注意"现在的情况"。其次，请准备一个随时可以交流看法和相关项目建议的"意见库，以上所述可作为设计未来状态价值流的参考。

在价值流程图中，顾客、供应方、流程和其他价值流中的元素可以用图标表示（图 6-1）。图标也可自行设计，但要与价值流程图里的其他图标保持一致，使包括没有参与过绘制价值流程图工作的所有人都能看懂这个图。

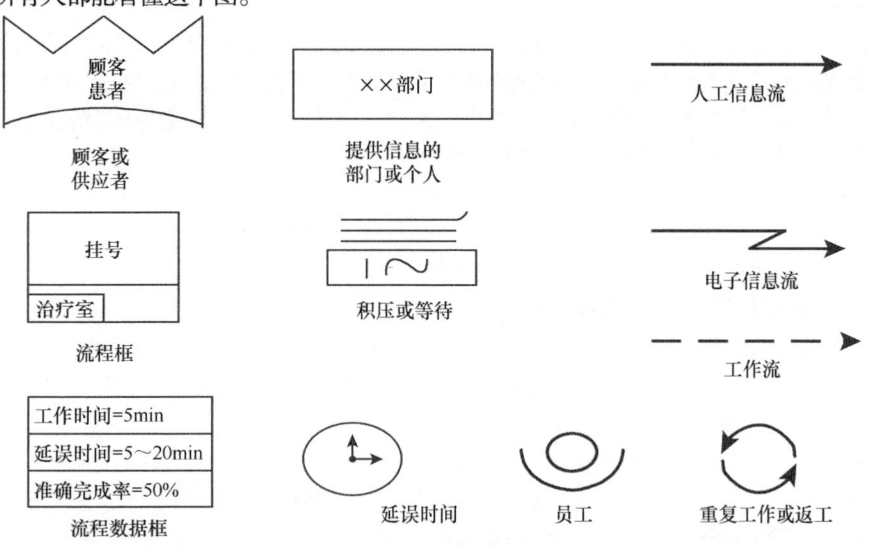

图 6-1　现状价值流程图中的标志

为了绘制未来状态图，你需要一些额外的图标，用以表示改善工作，或改善后的工作方法。

这些标志（图 6-2）的使用原因和方法，将在你浏览这些准则和问题时逐渐清晰地呈现。

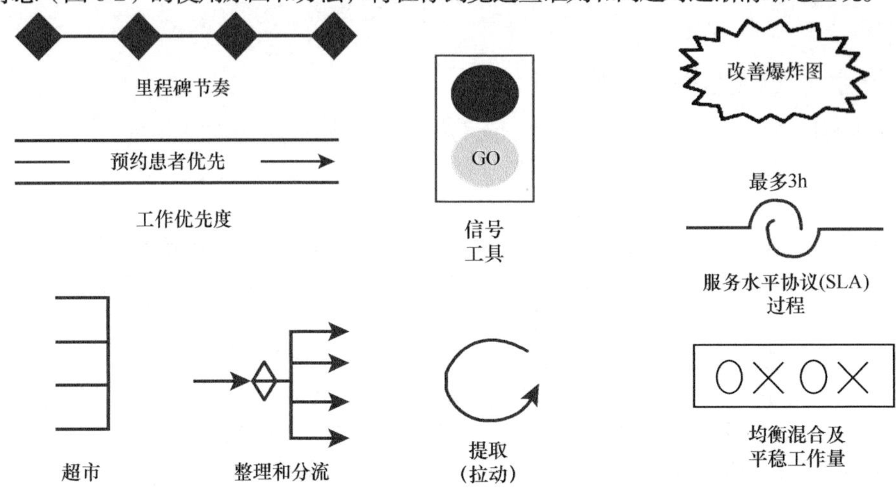

图 6-2 未来状态价值流程图中的标志

（二）绘制现状价值流程图

1. 现状图的第一步 顾客栏及供应者栏。

绘图从顾客栏开始，放置在全图的右上角，用一个“顾客——患者”图标来表示，并简单描述顾客对于流程的需求，注释在图中。医院急诊科患者治疗到出院的流程改善需求是总停留时间合理，得到有效诊疗。

供应者栏放置在全图的左上角，用一个“供应者——患者”图标来表示，要求描述对流程的投入，如每班组或每天在急诊科接诊的患者数量。医院急诊科患者治疗到出院的接诊患者为每日 175 名。

2. 现状图的第二步 画出流程步骤。

流程步骤放置在图的中间部分。按照时间顺序从左到右画出基本的流程，为每个流程画一个流程框，并标出流程中的所有活动，以及流程的产出是如何交付给下一个流程的。流程步骤一般用虚线来表示。医院急诊科患者从治疗到出院的流程包括患者进入医院后进行注册、分诊、挂号、初检、问诊、录入医嘱、治疗到出院。

3. 现状图的第三步 画出信息流。

信息流放置在图的中间部分。直线箭头代表了需要人工传递的信息流，折线箭头代表的是电子化信息流。信息流展现了价值流与流程外的资源（人员或职能部门）之间的信息沟通过程，包括顾客、供应者、其他相关人员、管理层或数据来源。如果有与非顾客或供应者的其他人员及 IT 系统之间的信息流，需将信息的接收方用一个单独的框来代表，放在流程框的上面，并用箭头表示这些特殊的信息流。按照类别标示出每个信息流的路线，以便他人理解。医院急诊科患者治疗到出院的流程中，负责检验的护士要在检验科和放射科之间进行沟通，护士下达检查医嘱给检验科和放射科，进而检验科和放射科出具检查报告。

4. 现状图的第四步 流程数据或指标、时间表。

流程指标通常包括：工作时间、延误时间、总流程时间、准确完成率等。医院急诊科患者治疗到出院的流程中医师问诊的工作时间为 5～15min，延误时间为 10～60min，准确完成率为 60%。同样对应的，将流程的时间表进行书写。

绘制现状图时常使用延误图标记录流程的延误，医院急诊科患者从治疗到出院的流程中，一些延误通常是由于排队导致的，将这些排队等待用一个“收件箱”图标来表示。在“治疗到出院”流程前有一个纯粹延误，用时钟图标来表示。

5. 现状图的第五步 汇总统计及其他信息完善。

最后，将价值流指标进行汇总统计并加入标题和时间。医院急诊科患者治疗到出院的流程中，价值流总结显示为工作时间区间为34～81min，延误时间区间为53～130min，总流程时间区间为87～211min，准确完成率为17%。

我们推荐价值流程图在一块大白板上进行手绘或是利用可擦性的塑料膜来绘制。塑料膜的可擦性使其易于修改，也易于转移位置，便于沟通交流。当你在现场的时候，用铅笔手工绘图无须等待，可以减少不必要的耽搁。手工绘图意味着将注意力集中在价值流上，而不是如何操作计算机。当绘图的时候，你会逐步发现需要的信息。

（三）绘制未来状态价值流程图

未来状态图是消除浪费、实现精益的蓝图。绘制未来状态图最有效的方法是识别出价值流中的浪费和问题，然后按照顺序回答关键问题。根据关键问题的答案进行总结，就可以绘制出一幅未来状态图。

1. 识别价值流中的浪费 医疗机构中存在着8种类型的浪费，在精益的机构中，发现流程中的浪费并识别出它们对质量和价值流效率是非常重要的。精益中有一个格言，"解决问题之前，必须先找出浪费。"开展针对浪费的现场观察是一个重新发现浪费的好办法。针对浪费的现场观察是一个针对工作实际发生地点而特别设计的巡访，去观察发生了什么，并记录下发现的浪费（表6-1）。

表6-1 浪费 DOWNTIME

浪费种类	举例
缺陷（D）	程序错误，重复抽血，错误账单，病历书写错误，误诊
产出后还需修正	辅助检查错误
	患者或医务人员受伤
过量生产（O）	在患者就诊前，注射器中已提前注满乙肝疫苗
提供不必要的服务、信息和产品	在就医前，提前做一些测试和治疗，提前备药
等待（W）	等待预约或床位的患者
患者或员工的"闲置"时间	等待辅助检查结果
	医生等待清洁消毒
未加利用（N）	未给工作人员处理纠纷的机会
员工未被利用的知识、技术和能力	不采用员工提供的可行建议
运输（T）	影像报告的转运
运送患者、设备和器械用品等	医疗设备的转运、患者转换病房的运送
库存（I）	空置的病房、药房库存、等待分析的样本
过多的设备、器械以及等待中的患者	过期应报废的备品没有报废还在库存中
动作（M）	寻找病历、检查单、患者的药品
员工的动作	布局不善导致的额外走动
	离开诊疗室寻找设备（如温度计）
过度处理（E）	表格上用不到项目（时期）、重复测试和反复登记
不必要的步骤、问题及文件	床位移动
	过度检查或治疗

2. 识别并回答关键问题 对未来状态规划需要遵循一些准则，以营造新型的价值理念、连续流运作、工作方式及管理途径。将这些准则转化成关键问题，逐一回答这些问题，并在现状图中标出改善想法之后，就可以画一张清晰的未来状态图，描述出你所期望的价值流未来状态（表6-2）。

表6-2 精益价值流的指针和问题

指针	准则	问题
价值理念	匹配价值流的产出与顾客需求（如时间、数量、质量）	顾客对时间、数量和质量的要求是什么？患者的要求是什么？每个内部顾客的要求是什么（每个流程环节）

续表

指针	准则	问题
连续流运作	在任何可能的地方建立连续流（包括使用服务水平协议）	你在哪里建立连续流？你可以使用服务水平协议在哪里改善运作流
	在不可能形成运作流的地方定义工作推进的方式	在不能建立连续流的地方，你要如何使用信号来推进工作？每个流程中，工作从哪儿流向下一个流程？用什么样信号才能最好地提示上游流程，它的下游已经准备好接受工作了
	均衡资源能力以解决工作类型和数量的变化问题	你会怎样形成均衡资源能力？哪里最经常出现工作的不均衡（类型或数量）？你可以用哪些方法去更好地配置资源？你是否需要增加多技能培训
工作方式	在清楚定义的工作标准和标准化工作模式下，加强工作的稳定性，提高质量的内建机制	你会在哪里使用工作标准和标准化工作，以加强工作稳定性，提高内建质量
管理途径及经验学习	建立方法和机制，让你可以迅速发现问题并做出反应	你将会如何管理并持续改进价值流
	结合经验收获，阶段性地对价值流表现进行回顾	

（1）匹配价值流的产出与顾客需求（如时间、数量、质量）。顾客对时间、数量和质量的真正要求是什么？患者的要求是什么？每个内部顾客的要求是什么（每个流程环节）？

当你从质量、时间及数量方面识别出顾客价值之后，就可以设计一条用最经济的资源来满足客户需求的价值流。可以直接在你的图上回答这些问题。这要从终端顾客开始，然后把流程图分成模块，在模块间用纵向的虚线划出界线。确定每个模块的整体目标，并在其图标上方标志出来。然后识别第一个模块对投入的要求，继续确定余下每个模块的要求。如在医院急诊科的价值流上确认出3个模块——信息收集、问诊检查和实施治疗，然后识别出每个模块工作所需要的投入。

（2）你在哪里建立连续流？你可以使用服务水平协议在哪里改善运作流？

工作以能够以预算的方式且无推迟地进行表示工作流。医疗卫生服务行业中，尤其是医患流程中，形成一整条价值流层面的连续流的可能是很小的。然而，价值流中建立连续流且减少直至消除流程框的延迟与错误，这是一个可行的方法。改善价值流连续性的方法有多种，消除或者合并流程、提高员工灵活性用来满足消费者的需求、重新排列顺序等，这些是常用的一些方法。

消除流程是第一个而且又是最简单的回答。在图中流程框的位置打个叉就能删除部分流程。如果把消除流程都找出来以后，优先考虑用合并或并行流程、多技能工作人员或优化重组来改进和完善运作流。要想一些流程一起进行，可以把流程框划上“×”，用一个相同的流程框把同时进行的工序给画上；还有一种就是把一些流程合并，在其中一个流程框上画“×”的前提下，把剩下的流程标志一下，在一个流程框一起显示。

简单地说，表示连续流的绘图标志是一个流程框连着另一个流程框，其间没有收件箱或其他表示两个流程间工作累积的标志。如果你不能建立连续流或连续流并不是最理想的选择，那么就寻找你可以建立服务水平协议（SLA）的地方（如改善周转时间或交接时间）。在图上标志出建立服务水平协议的地方，并且加注改善爆炸图（图6-3）标志，要注释清楚每个你计划的改变。

如医院建立运作流的工作，医院将把分诊台与快速挂号合并，并且把完整挂号流程与患者初检工作联系起来。在价值流程图上，⊘标志表示未来状态中不会出现流程间的延误。同时使用改善爆炸图标志来表示将在检验科和放射科之间建立一个SLA。这个SLA将会把谁该干什么的责任划分清楚，它还将体现出交接应该在什么时候，以怎样的方式进行。

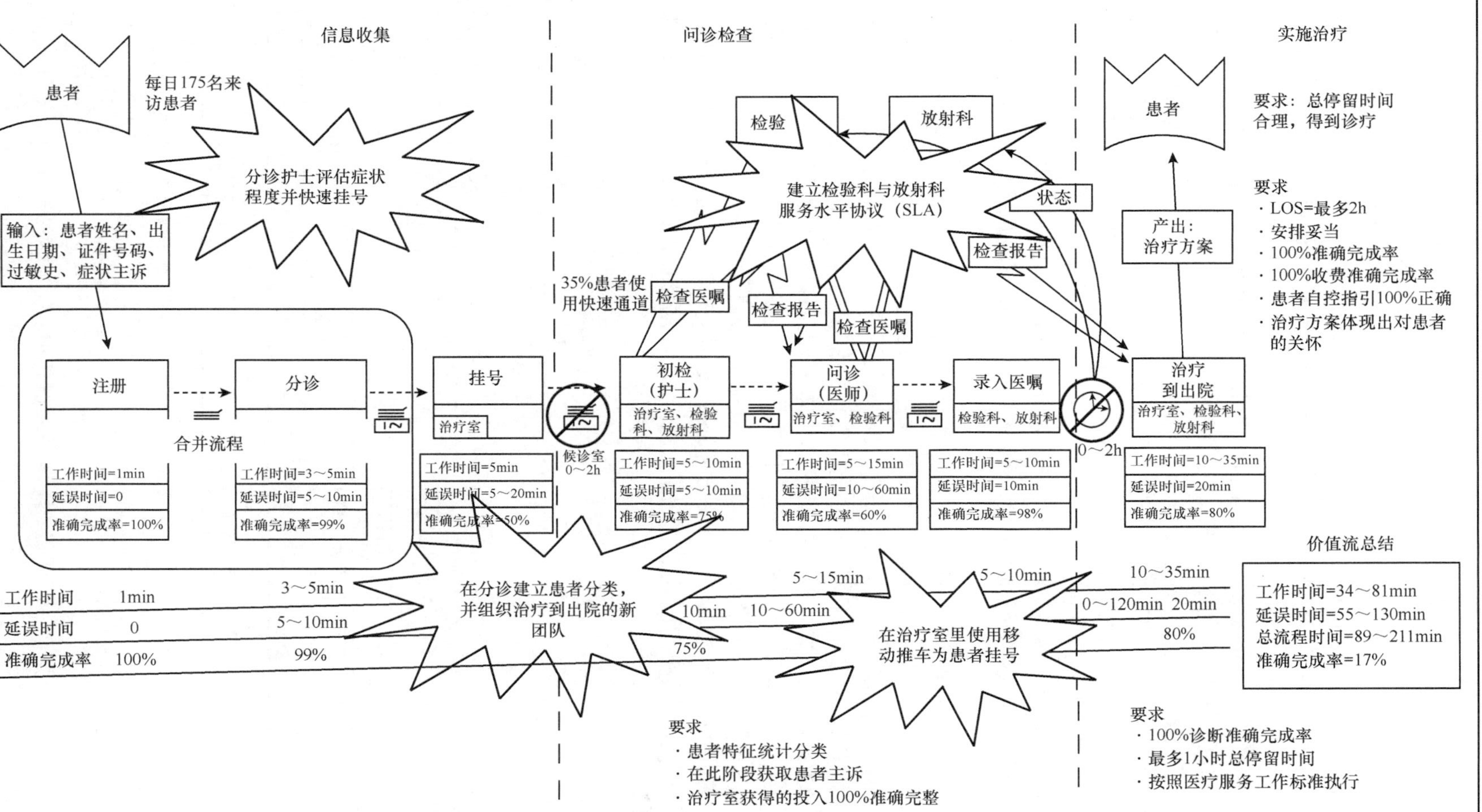

图6-3　某医院急诊室“就诊到出院”的流程改善爆炸图

（3）在不能建立连续流的地方，你要如何使用信号来推进工作？每个流程中，连续流运作工作从哪儿流向下一个流程？用什么样信号才能最好地提示上游流程，它的下游已经准备好接受工作了？

价值流程图需要仔细看一下，决定连续流在哪里无法建立，在哪里提示上游流程：下一个流程已经准备如何好接受新的任务了。确立哪里需要工作进度信号后，就要决定怎么能够把信号提供在价值流程图上，哪里需要填到哪里，再加上一个持续改进爆炸图标志，建立一个合适的信号系统。

（4）你会怎样均衡资源能力？哪里最经常出现工作的不均衡（类型或数量）？你可以用哪些方法去更好地配置资源？你是否需要增加多技能培训？

观察价值流程图，找出需要改进或者改善的流程。例如，重新分配员工和器械需要根据实际情况，如患者数量和症状程度，以及如何知道哪些方面与正常的条件不符合。与此同时，根据患者数量的改变考虑在哪重新分配员工，为了合理分配工作强度，需要重新优化资源的配置，这个时候，绘图标志要用平衡工作量符号。

如医院的均衡工作：医院创建了另外一个特别的诊疗团队，以此形成了均衡工作量的基础。他们根据值班时间内患者数量和症状程度，调整团队成员实施诊疗的患者数量，建立起高度的灵活性以适应需求波动。

（5）你会在哪里使用工作标准和标准化工作，加强工作稳定性，提高内建质量？

深入到流程的细节里去，是解决这个问题的关键。为了达到提高一次通过率或每个流程投入的完整与准确性的目的，需要考虑改善工作。找到一套适合员工的实施流程方法（如对房间进行清扫、补给易耗品、对患者进行转移、记录好病历），并用实践进行检验，通过这些工作，给流程带来了什么好处。要是标准化工作没有达到效果，进一步找能提高标准化工作的方法，并用实践来证明质量要求能否被满足。并进行标记，可以改善的我们就用改善爆炸图进行标记。如医院的标准化工作：团队计划在分诊处建立新的手续，在挂号和出院手续流程应用标准化工作。

3. 期望结果的总结　把现状图中的标志完成后，包括所有价值的改进、运作流和质量的改变，画一个完整“干净”版本的未来价值流程图，再附一份总结期望指标的图，出来的就是未来状态图，见图 6-4。

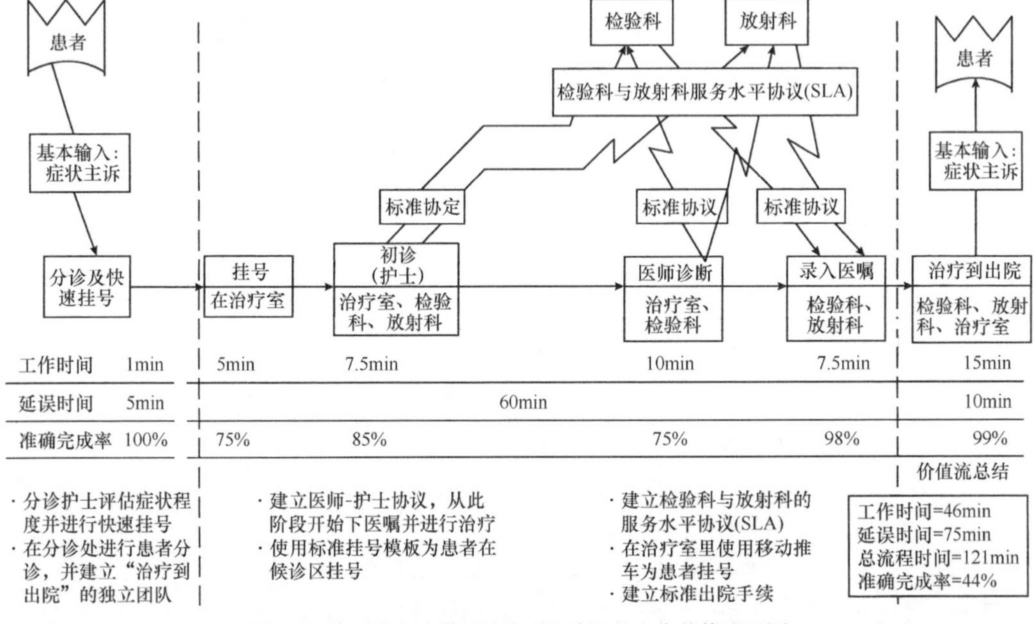

图 6-4　某医院急诊科“就诊到出院”的未来价值流程图

四、价值流分析

（一）价值流分析的意义

价值流分析从它自身出发，能够用以分析和评估，从精益生产思想可以看出，价值流进行评判，其本质就是将耗损和不能够增值的过程找出来并将他们进行升级的思想。价值流分析就是精益管理中的一种技术核心方法，可以很好地帮助我们分析整个价值流。它可以让繁杂的价值流变成为便于分析和观察的价值流现状图，能够使从价值流上明显地看出存在的问题，这样的话，就能够根据发现的情况来解决问题，用相关的技术手段对业务如何开展的过程进行优化、重组和配置。

精益改革的挑战之一就是如何有效地协调垂直部门组织架构和患者治疗横向流动的关系。常见的医院内垂直部门有急诊室、放射科、化验室、住院部、门诊部、手术室、药房、后勤处等，垂直的组织构架存在的原因很多（如专业技能的开发及员工职业发展等），这种职能性的条块分割带来了很多功能障碍。员工大多只认识自己部门的同事或工作流程，这将导致部门间的合作不力及患者交接时的耽搁延误等。通过精益管理，希望能在跨职能价值流程图或项目工作组的帮助下，促进部门间的合作和团队精神。为了更有效地实施改善，各部门要注重端对端流程（也就是价值流），而非简单地提高各个部门的效率。部门的独立改进是局部优化，仅仅有益于该部门的自身发展，对于整个机构的大发展却是弊大于利。而价值流分析改善是打破孤岛，减少局部优化，促进整体改进。

（二）价值流分析的流程

对于价值流分析的基本步骤，主要有四个：选取系列产品制作现在价值流程图、未来状态价值流程图、执行工作计划并持续改进，从根本上来说就是个 PDCA 循环过程。

1. 选择一个产品系列 首先，医疗服务进程被梳理、识别且确定医院的关键过程（如急诊门诊服务、住院医疗服务、医技服务过程等）。其次，医院按照关键流程及绩效指标，就关键医疗服务流程确定患者等有关方面的需求（安全性、个性化等），设立优化目标。比如，医技进行服务的流程，病人最看重的就是检查时间的长短。针对这种情况，医院采取了一系列的办法，当天进行检测，如果使用的是大型的器械，那么等待时间当天完成率为 80%。在所有的等待中，超过四十八小时的比例则控制为 10%以内。此外，医院对重要业务流程能力进行评估，肯定需要加以改进的重要业务过程，定时间地对重要业务过程进行输出，也就是关键的业务能力评比进行监督。对处在困难中并对患者有较大影响的关键医疗服务流程或支持流程进行改进。

2. 绘制现状价值流程图 项目团队从整体价值流出发，进行实地观察，按照需要优化的流程，从患者的需求出发，确定患者需求；阐述医疗卫生服务流程；描绘信息流；追溯价值流上游，收集记录每一个进程的流程数值；然后统计所有价值流，最后绘出一幅现状价值的流程图。

3. 分析和改进现状价值流程图，从而设计未来状态价值流程图 运用流程分析技术（取消、合并、重排、简化）、精益实施原则、精益工具，使价值流“精益”，绘制出未来状态价值流程图。

4. 实施未来状态价值流程图并持续改进 如果价值流图不能对图中的问题进行改善，就失去了其作为一个工具应有的价值。所以，根据发现的浪费，做出实际可操作的改进计划，并进行追踪落实，从而形成 PDCA 循环管理，进一步达到已设的流程目标。

第三节 “5 个为什么”与问题根源分析

一、问题根源分析的必要性

医疗行业推行精益方法的最主要目的是提升医疗服务质量、提高患者安全性。医院可预防的过失可以导致患者受到伤害、被感染或者死亡，这是一个全球性的问题。已经证明，提高质量的精益方法能够减少可预防的伤害、感染乃至死亡的数量。精益不是一种灵丹妙药，不能够立即消除所有的错误，但精益工具和思想能帮助医院和医护人员减少可预防的错误。

传统医院通常把许多错误的发生简单地归咎于一个人，受责备的那个人是错误发生时出现在现场的人，但很多错误是由前阶段或其他步骤导致的。当一个护士把错误的药物拿给患者时，必须看到护士以外的价值流和错误可能进入系统的不同流程。当药剂师确实发现了药剂的错误，医院必须寻根溯源找到失误发生的根源，而不是简单地惩罚药房技术人员。

采取权宜之计也是医院常采取的做法，但它只是对紧急问题的临时处理，并不能阻止问题的再次出现。如 1 支温度计从检查室遗失，所以护士就去另一个检查室拿 1 支温度计来帮助他的患者，但这就为在那个检查室的下一位患者和护士制造了一个同样的问题。虽然他们看上去在短期内会有所帮助，但最终会损害质量和效率，因为它注定使护士在将来更正相同错误时会浪费更多的时间。迫于时间的压力，员工经常不能更深入地分析问题和解决问题。一个错误被发现时，在短期内应立即寻找一个及时的对策来解决出现的问题。在那时，或是一段恰当的时间之后，应使用解决问题的措施找出问题的根源，这样才可以防止那种特殊问题的再次发生。

当错误发生时，员工也习惯于推卸责任，精益方法中，应该学会做出改变，提出具有建设性的解决问题的方法。当实验室试管上的标签被贴歪了，一些人会将责任推卸给试验助手，责怪助手从来没有正确地贴过标签，而不是思考解决问题的方法，询问“助手不知道正确贴标签的做法及对流程造成的影响吗？”药剂师在错误的药柜里找到药品，不应该仅仅想当然地认为其他人不小心将药品放错了地方，而应该思考为什么药品放进了邻近的错误的药箱。

医院中大多数错误是由管理体系造成的，而非个人疏忽。医院要克服一些长期存在的文化障碍，这样提高质量的精益方法才能见效。医院管理层必须改变“对犯错员工记名、责备、羞辱”这种模式，从而创造一种环境，即从错误中学习，利用已有知识预防将来的错误。医院应该在预防错误、预测可能发生的错误或者处理虚惊事件方面更加积极主动，而非只是在伤亡事件发生之后做出反应。依赖领导者文化以及创新思维可以提高医疗水平，但不是特殊技能或水平。“大多数医疗过失并不是因个人的粗心大意或是某特定群体的行为而产生的，这不是某一个人犯错的问题。更普遍的是，错误的系统、流程，还有导致人们犯错误或未能预防错误发生的条件导致了错误的发生。”

精益方法与传统的对待错误的方式不同。传统方式下，通常会问“谁的错误？”管理和行政人员往往会推卸责任，并通过实施惩罚来表示他们对问题的解决方案，并严格要求员工，谨防犯错。相反，精益管理人员应首先假设，人们在努力地做好工作，并且问这样的问题：“尽管出发点很好，但怎么还发生错误呢？”接下来应当寻找根本原因，预防错误发生。

二、“5 个为什么”与问题根源分析

（一）当错误发生时，不停地问为什么，找到解决问题的关键

因为要想将问题彻底铲除，找出问题的根本原因是最重要的，而不是去找问题最终发生在哪，在问题源头的背后找到出现这个问题的根本原因。问 5 个“为什么”是一种由日本丰田公司研发的寻找问题根源的简单有效方法。这种方法需要追问“为什么”，直到找到一个也许正确的根本原因。如果你出现问题的根本原因或许就是某一个提供货物的商家，又或是某一个机械中心；但是，问题的根源到底在哪呢？要想找出问题的答案，必须进行深度挖掘，问自己为什么会发生这样的问题，想出结果后继续问，问五次，在这过程中会一直追根溯源。表面看是组装线出现残次品，根源是配件的供应部门。某种钢化材料，一旦出现硬度或者是厚度发生变异的情况，那么零件压制这一过程就会直接受到影响，进一步各个零件的焊接也同样会受到影响，最后则导致组装厂在

对这个零件进行组装固定的时候，出现问题。

当错误发生时，能做些什么？人们需要从医院中发生的错误里寻找学习的机会，目的是制止错误再次发生。一旦错误被发现，按照精益的做法，最好直接问以下两个问题：为什么会发生错误？为了使错误不再发生，能做些什么？对于团队来说有效的方法是“5个为什么”，大家可以了解彼此的观点，从而在部门外部取得共识。这需要一个相对少些抵触和害怕、多些诚信和开放的环境来提高工作效率。

（二）“5个为什么”分析的步骤

“5个为什么”方法是一种建立在所有事实上，用不断问“为什么”寻找现象的根本原因的方法。掌握现状、原因调查、问题纠错以及通过“差错防止”过程进行预防这四个部分组成了“5个为什么”分析方法。

1. 把握现状

步骤1：识别问题。第一步中，你开始了解到的可能是一个模棱两可或错综复杂的问题。了解了部分信息，但没有把握问题的详尽事实。问：知道什么？

步骤2：澄清问题。接下来要做的就是澄清问题。为了得到更加清晰地事实，问：事实上发生了什么？本应发生什么？

步骤3：分解问题。这一步中，如果需要，可以把问题分解为独立的小单元。问：我还了解什么？还有别的问题吗？

步骤4：寻找原因。目前问题主要集中在查找问题的实际上，需要追问了解第一手的关键原因。问：我要知道什么？那些人可能掌握问题的有关信息？要去哪里找到这些信息？

步骤5：把握问题倾向。想要掌握问题的走向，问：什么人？什么时候？频率多大？有多少？在问之前，知道这些问题很有必要。

2. 原因调查

步骤6：识别、确定异常现象的直接原因。如果原因是显而易见的那就去验证；如果原因隐藏起来，思考隐性原因并且核实可能性。依靠实际来确定直接原因。问：为什么会发生？能看到问题的直接原因吗？如果不可以，可能的隐性原因是什么呢？如何确定直接原因？

步骤7：使用“5个为什么”调查方法建立一个通往根本原因的原因/效果关系链。问：解决直接原因可以预防再次发生吗？若不能，能发现下一级原因吗？若不能，下一级原因可能是什么？怎样才能核实下一级有原因？能防止这一级再发生吗？如不能，继续追问“为什么”，直到找到根本原因为止。在必须处理并预防再次发生的原因处停止，问：找到根本原因了吗？处理这个问题能防止再发生吗？这个原因能通过以事实为根据的原因/效果关系链联系起来吗？这个因果关系链通过检验了吗？再问一次“为什么”“会怎么样”？确定已经使用“5个为什么”调查方法回答这些问题。为什么有这个问题？为什么问题会流传到顾客那里？为什么我们的系统会有这样的问题？

3. 问题纠正

步骤8：用明了的措施来处理问题。使用临时举措处理异常状况直到根本原因被处理。问：在问题被彻底解决之前，可一直遏制问题发生的临时举措能够被实施吗？防止再次发生需要实施纠正措施处理根本原因。问：纠正可以防止问题发生吗？追踪核实结果。问：解决方案生效吗？如何确定有效性？

4. 通过“差错防止”过程进行预防 “差错防止”过程是采取明确的措施以确保问题不会发生的典型措施，与此同时，要铭记教训。

（三）原因有效分析的原则

大多数情况下，人们常常试图将“5个为什么”的流程纳入5个框，力求“找出”一条正确的因果链，其中包括5个问题的“答案”。这一流程并不适合预先制定的模板格式。因果链可以在任何层次分支，并在每个层次得出未知数量的答案。花些时间思考更简单、更明显的答案，从而发现所有的可能性。

有效的分析是发现并了解导致问题的许多潜在原因的关键。找出潜在原因后，则有必要缩小范围，重点关注最重要的原因。

1. 绝对不能让预先设想的问题原因蒙蔽分析工作。如果您想当然地认为问题原因，它会阻碍有用的分析，并可能带来坏的结果。

2. 一直遵循“现地现物”的原则来查明问题的来源。寻找问题原因时不能依靠他人或数据；利用手中的信息来指明需“亲自查看”的地点；必须通过亲自观察，找出导致问题发生的原因。

3. 分析工作应持续进行，直到确定发现了导致问题发生的根本原因或真正原因（使用“5个为什么”的方法）。

4. 几乎在任何情况下问题发生的原因都不止一个，因此分析工作必须全面。

5. 由于可能的原因有很多，缩小范围很有必要，需要把重点放在一些重要的原因上。为取得更大的成果，可以通过缩小范围从而集中精力。

6. 在分析过程中，目标是找出导致问题的原因，以便将问题解决。这避免了将问题推给他人的倾向，迫使解决问题人员考虑如何去做才能将问题解决。

7. 通过深入、完善的分析，找到问题的根源，采取措施具体改进。从问题到原因再到解决方案，都有一条显而易见的路径。

8. 彻底而完善的分析能够提供事实数据，让人们能够对解决问题的潜在结果进行精确的预测。

三、“5个为什么”方法：以医院手卫生为例

医院常常为如何让医护人员遵守洗手规则这个问题苦恼，可以用五个为什么的方法解决这个问题，需要找到合适的方法鼓励说服大家遵守。五个为什么的方法就曾经被某个团队成功运用，团队并没有在此止步，而是选择探索其他行之有效的方法，主要在于高层领导者方面，并不一味地责备员工。这个团队发现了一些十分有效的改变，这些变化可以进一步用来保持手部卫生。使大家养成运用洗手液的习惯，避免交叉感染使用肥皂，医院的很多部分都配置有洗手液，把小洗手液瓶放置到手提电脑上也是一种创新，同时做到医用手推车的方便使用。工作忙、没时间，也是制约医护人员洗手的因素，不能全部否认，确实有这种情况存在。在这种情况下，可以尽量缩短洗手在路程上花费的时间，同时可以运用相应的措施保证员工工作合理分配，员工不需要为了赶进度而偷工减料。高层领导具有领头作用，很多问题都可以归结为高层领导的问题。人们不再把错误归结到某个个体身上，而是从集体发现问题，减少对个人的责备，这样会取得更好的效果。

第四节　失效模式与影响分析及差错预防

一、失效模式与影响分析

（一）失效模式与影响分析的含义

“失效模式与影响分析”是一种对检测系统故障难易程度以及故障发生频率进行分类的归纳分析方法，这种方法还可以用来分析探讨该系统中各种产品或各个流程中可能产生出现的所有故障模式以及该故障模式可能会对该系统造成的所有有可能的影响。

“失效模式与影响分析”是根据美国军方于20世纪40年代末开发出的用于预测汽车潜在差

错的一种分析方法，在1970年之后在汽车行业开始使用。这种分析方法是由美国当时三大汽车制造企业制定的，并将其普遍使用于汽车零件组件生产等领域。该方法的工作原理分为四部分：①清楚并能够了解系统潜在的失效模式，并对该失效模式所可能产生的所有后果进行评分；②对各种可能出现的原因的可能性进行客观准确的评价，并且使企业能够在某种原因出现时预测出诱导该原因发生的可能因素；③对各种潜在的产品和流程失效情况进行有效排序；④将产品和流程的消除问题作为重点，帮助并预防该问题，以防止问题的再次发生。

由于"失效模式与影响分析"原理的关键内容是对失效模式可能产生问题的严重度、发生频率和探测进行风险方面的考核评估，所以可以用量化指标的方式来确定风险较高的失效模式，并拟定相应的预防措施来达到对问题进行控制的目的，以此来把问题发生的风险做到尽量减少甚至完全消除的可接受的水平。所以"失效模式与影响分析"原理不仅仅适用于汽车零件配件生产公司的质量管理体系，而且也适用于其他相类似的管理体系。

失效模式与影响分析不仅是一种用来进行可靠性分析的关键方式，它实际上是一组具有系列化属性的活动。它用来对各种可能发生的风险进行分析、评估，它的目的是接受并评估产品过程中的可能存在的失效并包括失效后可能产生的后果，并将整个过程以文件的形式呈现出来。找出产品生产过程中潜在发生的故障模式是它所包括的主要内容。先把可能会出现问题的模式找出来，然后以相对应的评估系统为依据，将这些模式进行评估；把出现问题的可能原因列出来，再想办法预防问题的发生或者是如何对问题进行改进。

（二）失效模式与影响分析的应用

在医院精益管理中，为了创建"失效模式与影响分析"方法，人们群策群力，设法想出可能出现在不同领域、不同流程中的不同错误。对于每一种失效模式，团队成员要列出以下3个范畴：①错误出现的严重程度有多大？②错误发生频率有多高？③发生错误的难度有多大？每个范畴被赋予1～10级的概率值（由低到高），将这些数值相乘，就得到了每一种失效模式的风险优先级数。为了优先进行改进（假定不能立刻解决所有问题），参加流程的工作人员按照风险优先级数将失效模式进行分类。风险优先级数最大的失效模式应最先引起注意。如果某一种失效模式发生的可能性很大（10级），不易被发现（10级），还能导致患者死亡（10级），那么风险优先级数便是1000。

一个FMEA文件通常要创建一个工作表，团队协作，集思广益，设法找到流程中可能出现的错误。与标准化操作和改善一样，参与此流程工作的人员能更有效地完成失效模式与影响分析，尽管更了解FMEA方法论的人能使失效模式和影响分析的过程更容易。

使用"失效模式与影响分析"方法符合精益概念，即必须公开、坦率地讨论工作中的所有问题。为了患者的安全，防止错误的发生，领导必须负起责任，营造出一种开放的环境。

二、差 错 预 防

（一）差错预防的定义

差错预防是一种思考和评估错误的方法。运用差错预防技术可以帮助员工预防错误的发生。人们并非有意犯错或错误地执行工作，而是各种各样的原因造成错误发生。传统思想倾向于将错误归因于"人的失误"，而丰田模式则始终认为错误是由于用来执行工作的制度或方法存在问题造成的。简而言之，错误是由当前的工作方法造成的。思维方式的差异将错误的责任从人转移到了方法，同时也把错误的归咎对象从人转移到了系统。当员工不用担心遭受责备时，他们便可以将更大精力投入到制定更为有效的系统和解决问题中来，而不是忙于为自己辩解。

小心谨慎不足以避免出错。当管理者对个别犯错员工进行批评指责时，他们可能会想出一个不合实际的假设，就是说员工们特别小心就能够防止该错误的出现。人们通常都会认为是由于员工的粗心大意导致错误的出现。比如说在医院里比较常见的警告、注意、小心之类的警告牌就是上面所述思维方式的一种反映。而且每一块警告牌的存在都说明在活动的实践过程中存在该问题，而且在防止错误的体系中该问题并没有从根源上被完善地处理解决。在许多药房你都可能会看到过写有："送药的时候，请不要忘记冷藏药品"字样的警告牌，这表明最少出现过一次类似的错误情况。在这里我们就需要问自己，为什么会将这些冷藏的药品遗忘？在这些药品没有被送出药房的时候，难道这个部门就没有一个非常标准的核实清单吗？是否是因为药房的冰箱位置放置对于使用者来说不太方便，从而导致员工在工作相对繁忙的时候非常容易忘记拿冷藏的药品？

制订有效预防错误的方法的关键在于，理解错误如何或为何发生。你是否理解导致错误的情形？错误是随机产生的还是反复出现？是人人都犯过此错误还是只是一个员工犯错？如果只是个别员工犯错，那么这种错误可以通过评估标准化作业，确保没有漏掉任何作业步骤来予以解决。如果人人都犯此错误，则可能是单一原因造成的，如缺少某项信息，或某一作业不清楚等。

（二）差错预防的原理

差错预防是一种能使任何人在任何时候避免出错的一种巧妙有效的方法。常见差错预防的应用原理有断根原理、保险原理、自动原理、相符原理、顺序原理、隔离原理、重复原理、标示原理、警告原理、缓和原理、条件原理等。

1. 断根原理 如录影带的设计一样，将可能造成差错的因素从根源上消除，避免错误的发生。

2. 保险原理 用两个及以上的动作且必须多个动作同时或按照顺序依次执行才能完成任务。比如开银行的保险柜时，为了使保险柜完整无损安全打开，必须将顾客的钥匙和银行的钥匙两者同时插入锁孔。

3. 自动原理 通过各类电气学、力学、热学、结构化等原理来操控一些动作。是否执行来防止错误的再次发生。目前，这种非常简单且易于操作的"自动化"应用非常普遍，例如电梯利用"重量"变化控制超载来完成安全保障工作。（电梯超载时，门关不上）、以"浮力"的方式来控制（抽水马桶的水箱内设有浮球）、以"温度"控制的方式来完成（空调）。

4. 相符原理 借用检验考核是否相符合一致的动作，用来避免再次出现差错。通过"形状"的不同来完成和通过"数量"方式来检核是非常常见的。开刀手术之前和手术结束后必须对手术用具数量进行清点核查，用来防止有手术工具被遗忘在患者的体内，该方法应用了"数量"检查考验的方式来预防差错的原理。

5. 顺序原理 工作的位置、步骤、过程按照顺序依次地编号、排列，这样能够防止前后倒置，还可以减少并可能防止错误的出现。比如许多档案在资料柜内归档，用后归位时就容易放错地方，这时就可以通过"画斜线"标志的方法来把这个问题进行解决。

6. 隔离原理 借助将区域划分的方法，来杜绝一些特殊地方可能会出现危险的现象。比如将家里面的危险物品放置在特定的储物柜中，并对其进行加锁且放在高处，以此来防止因家里无知淘气的小朋友拿取而造成不可挽回的损失。

7. 重复原理 相同的一件工作，如果需要将它做两次或更多次，可以采用既省时又不容易出错误的"复制"方式来达成目标。

8. 标示原理 以不同的标示来代表不同的意义或工作内容。通过在牙刷的中间用一种特殊颜色的材料来显示牙刷的寿命，当颜色变浅就是提醒应该更换牙刷了。

9. 警告原理 能够采用声音，闪光或者其他方式来作为各种"警告"的信号，用来表示有不正常的事情或现象发生，从而避免发生错误。通常通过一些警示信号进行提醒，如车的门或窗未关严密、油快用完了等，日常的公路警示标牌、转向指示、红绿灯都是这种类型的差错预防。但这种差错预防只是一种警示的方法而不是控制的方法，它能降低事故发生的概率但不能完全杜绝。

10. 缓和原理 在不能完全排除错误发生情况下，借助各种方法来减少错误发生之后可能会造成的损害，最大限度地降低错误发生所带来的损害程度。比如在鸡蛋的搬运过程中会通过隔层装运盒来减少运输途中的损害。通过在设备压缩机周围包上特殊的隔音棉，即使压缩机产生噪音也可以很大程度上被吸收，从而提高顾客的满意度。

11. 条件原理　B 事件的发生是以 A 事件的发生或不发生为条件，从而减少错误发生所造成的损害。洗衣机的甩干机如果不把盖子盖上，就不会工作运行，从而避免了没有盖上盖子而机器运行可能造成的危害。

（三）差错预防的应用

防错被定义为通过设备和管理方法来实现产品的零缺陷或用廉价、自动化的装置检测出产品质量。防错不是一项特定的技术，而是一种思维方式和方法，它要求人们创造性地设计仪器设备、规划工作流程、管理工作进程。

解决任何问题都有多种方法，预防差错的方法也不止一种。应该鼓励员工充分发挥创造力，寻求更有效、成本更低的解决方法。在实际工作中，差错预防技术和工具应非常简单有效且方便使用。不要误以为每一个错误都需要制订一项措施来防止其再度发生。如果实施的防错方法本身就存在问题或非常麻烦，人们就会设法绕其道而行之。如果你制订的对策比错误本身更糟糕，人们肯定不会执行你的对策。

差错预防技术是有等级之分的。最高级别是彻底地防止错误的发生，但是，彻底消除错误往往是不切实际的。只要人们动脑筋，任何制度或方法都有可能被人们设法绕过或穿越。如果无法彻底防止错误的发生（大多数情况下如此），那么，何不尝试在问题发生时将其发现？侦测设备和方法十分常见（自动化设备就是其中之一）。这种设备可以迅速侦测出错误的发生，从而让人们及时采取改进措施，以防止进一步的损失，并确保流程的正常运行。防错装置是一种简单，通常也是低成本的防止错误产生的装置。防错装置的特征是 100%自动检查（真正的防错装置不会依赖人的记忆或动作），当发生错误的时候，要么停止，要么发出警报。防错应该同时考虑短期治标行动（立即停机，或者发出警报）和长期治本行动（第一时间调查问题产生的原因）。

1. 让出错成为不可能事件　可以完全防止错误的例子我们可以在医院里找到。在医院中，可能出现将气体管线连接在病房墙上与其不对应的接头上，为了防止出现使用者发生将氧气错接成医用气体的错误，许多像调节器、气体管线等的医疗器材都会有管脚和确定的标定指数。每个接头的功能均不相同，而且绕开该系统以使其适用于其他气体管线的想法是不可能的。

2. 让出错的难度增加　我们要想在一整套工作流程中，一点的错误也不出现几乎是一件不可能发生的事情，所以我们可以把“让出错误的难度增加”作为目标。例如，针对人们在使用生成文字处理软件时在无意间点击关闭按钮或者突然间的断电导致数据丢失的问题，我们就可以应用保险原理来解决。在软件关闭之前自动弹出确认是否要关闭的对话框，与在软件运行之中就有相应的保险程序将你所生成的文字内容进行保存的方法相比，后者可导致发生此类失误的可能性更小，从而达到最小限度地出现数据损失的效果。

3. 突出显示已经发生过的错误　应用标识原理是目前的有一种防止出错的途径，在一个系统自动核对或经人工手动检查的工作流程完成之后，就可以让已经发生过的错误显而易见。器械出现故障或者由于器械包装未能合理进行消毒就使用是医院中可能存在的常见的器械消毒失误。有很多用来表示器械已经消过毒的方法，其中最常见的做法便是使用不同颜色的布袋包裹或者指定某种颜色的布条表示已经消过毒。运用这种指示标识则能够使发生的失误一目了然。

监测器和传感器等也是经常用来防御错误的手段，还有一些医疗器材可以自动检测到错误并向医护人员发出警示信号，从而在患者受到伤害之前把相应的问题进行解决。

4. 通过一套安全系统来承受错误　某笔者曾在某家医院的实验室里面发现这样一台测量仪，该设备不能防止出现患者化验抽样溢出而造成的差错，因为这台机器的设计根本没有达到预防错误的标准而且这台仪器的内部系统并没有达到完备的程度。针对这一情况，实验室的员工也采取一系列的措施来解决问题，他们在测试仪器上粘贴警示标志，用来告诫员工：“千万不要使化验抽样溢出，如若溢出请尽快擦除。”但警示标志根本无法预防这种错误的发生，因为大多数员工都会尽可能的不使化验抽样溢出。事实上，该情况出现的根本原因是该仪器在样本装载的下面暴露着电路板。不同的医院都使用相同的设备，并贴上了一张便利贴告知员工在过去的几个星期里已经有三张电路板被他们用坏。便利贴上申明在电路板上有溢出的样本液和处理液是使工作标准化的一部分。要成为一种能从根源上避免失误的设备，要求其设计人员能够提前想到在设备使用过程中可能会在某一环节上发生患者的抽样样本溢出的状况，并使用相应的保护措施来达到保护相对脆弱的电路板的目的，从而较好地从根本上预防失误的发生。

医院利用从他们过往使用设备的经历中获取经验，在采购又一批新设备的时候不仅将该设备的设计和预防错误的措施纳入考虑范围之内，而且还采用失效模式与影响分析的办法来进行检查试验。医院也可以给制造商和供货商施压，达到让他们为设备添加预防错误措施的目的，从而给那些能够制造出具有避免可能性错误特性的设备的供应商提供更大的市场。

（四）检查防错措施

在医院中有很多应用预防措施来减少出错率的事例，并有不同程度的成效。其中很多事例的防错措施的实行都是通过将系统操作更加标准化来完成的，而且这种方法只是将错误发生的数量大幅下降但并不能杜绝错误的发生。

我们在审视预防错误方法的同时，还需要考虑员工每天是否做了过多工作或已经做了很多浪费时间的琐事，这决定了他们是否会拒绝做多余的工作或者另寻方便的方法来节省时间。在这种情况下，员工可能会接受我们最初使用的预防错误措施所运用的思想方法，达到避开预防错误措施的目的，所以需要提前想到他们可能会怎么避开：如何阻止员工成功躲避预防错误的措施？为什么人们认为避免防错的方法是有必要的呢？如何使员工不能轻易躲避防错措施？如何让员工避开防错措施的这一行为变得显而易见，容易察觉呢？

作为领导者需要时刻观察员工是否正确且恰当的使用了防错措施，是否认真的按照了正确且正规的标准化系统流程进行操作，并且员工需要对他们的行为负责，同时我们还要问出理由，弄清楚为什么员工想尽办法要避开预防错误的措施，所以必须弄明白他们这样做到底是因为用于防错的时间不充足，还是方法太过于复杂不好操作执行。

第五节　流程改善与再造

一、流程改善的必要性

由于我国医疗体制改革不间断地深入全面地发展，医疗服务质量的优化，医疗服务效率的提高，医疗成本降低都逐渐开展。现阶段医院中存在着门诊拥挤、病房杂乱、预约检查时间过长等与医疗过程相关的状况，医院在运营方面存在着很大的压力，要提升医院的竞争力需要从医院流程方面着手。

首先，医院属于服务型组织，但又与其他的服务型组织不同，使其不同的原因是医疗服务为完成许多无形的医疗行为的过程，病人在医疗服务过程中形成的心理感受和感觉决定了他们对医院服务评价如何，而影响他们心理感受的因素主要是患者在院就医时的等待时间、治疗时间还有医院医护人员的整体工作效率和服务态度。所以，提高医疗工作人员的工作效率，大幅减少患者在等候看病治疗时所花费的时间对于大幅度提高医院的综合竞争力至关重要。传统的医院管理系统未能从患者的角度出发来看待问题，而是让患者主动去适应医院的管理模式，这样不仅存在着诸多使病人就医不便利的因素，而且也导致医院浪费很多的资源。想要处理这些问题，必须从医院本身的流程出发，对其进行改进和重新制订。对医院原有的模式进行反思，发现不恰当的地方，对这些存在问题的地方进行完善或者使用新的方式替代，从而使医院的流程合理化，通过提高医务人员的办事效率和充分为患者考虑的手段，能够达到促使医院稳定发展的目的。

其次，医院管理思想创新的具体表现是实行流程改进与再造。管理是一种动态的且具有创新性的活动，通过管理可以实现资源的有效整合，管理的目的是实现组织的目标。从这个定义上说，管理创新应该是用全新的更有成效的办法来对组织资源进行整合，使组织能够完成自身的目标。以成本为导向的传统医院管理方法具有很多的缺点，医院各部门之间虽然职能分配清楚，但也分散，导致各种职能无法统一。流程改造升级把患者的感受作为关键点，打造出更加合理的排队时间和就诊治疗时间，完全彻底的打破各职能部门专一分散的状况，使整个流程统一，从而为患者提供完善的服务。

顺畅的流程作为一个强有力的支柱，同良好的质量一起，撑起了精益管理的运营活动。一家医院最基本的目标就是使价值在整个医疗系统流程中保持顺畅稳定。流程效率的改善并不是把事情快速地做好，而是要减少和消除等待、打扰及时间的延误。更快并不总是更好，这取决于顾客的需要。在流程受到干扰时，需要及时查明原因并处理导致堆积或其他延误的系统原因。做搬掉石头的改善，而不是放更多的水掩盖问题（权宜之计或等待队列）。

流程改善与再造是现代医院建设的一项必要举措，通过流程改善与再造将会大大提高医院为患者服务水平和医务人员工作效率，节约患者就诊等候时间，减少医患之间信息不对称，改善医患关系，增强员工的凝聚力，节约成本，提高医院的经济效益与社会效益。

二、流程改善和再造——不断改善、精益求精

（一）流程改善的分类

1. 改善患者流程　有关患者流程的问题是医院能够推行精益理念和方法的一个主要着力点。如改善急诊室的患者流程、改善门诊手术的患者流程等。

2. 改善患者护理和后勤方面的流程　除患者流程外，医院也可以将精益方法用于改善许多辅助或后勤功能科室的流程，包括化验室、药房、围手术期服务及营养服务部门。在这些科室里，工作对象不是患者，而是决策制定或持续护理需要的项目，如改善门诊化验室的流程、改善药房的流程等。

（二）流程改善的目标

为了实现有足够成效并能够持续的改善，每个参与到改善工作的人员都应该朝着共同的目标努力，针对与目标相关的问题实施改善工作。

确定共同的目标要从清晰定义医院或部门的需求开始，如降低患者停留时间（患者服务）、降低院内感染率（临床质量与患者安全）、增加营业额或市场份额（业务）。医院或部门的需求会出现在各个层面（如工作组、科室、院区、组织协会等），并且受到许多因素的影响，如外部的要求、媒体曝光了患者长时间候诊而导致诊疗延误的情况、竞争对手的卓越表现或政府的管理规定等。一旦确定了医院或部门的需求，接下来就是要根据需求来识别出具体的职能（如检验科、放射科、手术室等）或某价值流中发生的问题，进而设定改善目标。

（三）流程改善方法

流程改善的方法主要有价值流改善法和PDCA法。

价值流改善（VSI）方法，主要着重于对某个或某些存在绩效问题，需要提升的价值流进行改善，它是基于广泛应用于各种问题解决途径的科学方法而形成的，其最终的目的是要让整条价值流变得高效高质。以计划—执行—检查—处理循环的形式出现的方法可以用来改善价值流。政策方针和目标的确定以及活动计划的制订属于计划的主要内容。计划的具体运作和实现属于执行。检查包含有总结计划的实验结果，分清楚对错，明确结果效果并从中找出问题所在。处理包括对上一步检查结果的整合处理分析，并对成功的经验加以认可并使其更加规范；同时也要高度重视

总结教训。对于没有完全解决的问题，应该将其转移到下一个循环去改善处理。为了使医院员工的思想、态度、方法和工作细则步骤更加的有条不紊，而且更加系统、直观、科学，医院可以通过将该循环应用于整个医院各个项目，最好细分到每个科室、患者的每个治疗阶段、甚至是细分到个人。

价值流改善工作需要由现实状况决定，改善工作的步骤如下：详尽评估现状并找出改善需求，确定改善目标；设计一系列试验性改善计划；快速实施改善方案；核实改善结果；对改善方案和行动计划做出必要调整并决定未来的行动步骤。

三、医院流程改善：以改善药房流程为例

药房有一套不同于检验科的时间设置和过程要求，并不是药房结果出的越快越好。虽然对一些药物的处方来说，找到药物的速度是非常关键的。但是在更多时候，因为药物过早地到达病房可能会被退回，所以他们并不急着开药送药，否则，一旦药物被退回，护士等一系列医护人员工作量将会加重。

在药物处方送到药房之前可能会出现一些状况导致需要快速反应的药物处方送达延迟。因为患者或患者家属沟通错误或者交流不通畅，导致从医师有开药方的想法到药房收到这个处方的过程已经延迟。药师所开处方可能没有被病房的工作人员或者其他医护人员看到，但是员工却把这个错误的原因归结于组织纪律的缺乏或者说自己当时忙于其他事物无法顾及这边的工作。

因此，提高医师处方传递的效率可以有效地降低处方丢失率以及在传达过程中出现的延迟。其实在药房的内部，药师所开的处方也可能被各种可能的方式延误。其一可能就是因为药房的工作量太大而且药房工作人员又短缺。所以在某些高峰期发生的处方延误可能就是因为没有将工作量合理分配给药房的员工。由于在实行精益之前的药房里面堆积着各种等待药房工作人员将其送往相应的病房的各种处方，从而导致药房的工作人员基本上每天都需要超负荷的工作。而且，同时还有许多服务于医院所有部门的日常工作等待完成。糟糕的是，一般情况下，这种超载满负荷的工作一般都是集中在上午，因为在这个时间段里医师会开出大量的而且需要尽快完成新的首例处方。导致处方延误另一个原因是工作量分配不合理导致医务人员的忙乱。正如某位药剂师所言，“由于压力太大，每时每刻都会有人为此疯狂抱怨。”然而在执行精益措施之后，药房开始合理分配工作量，避免了由于上午医师大量开处方导致的超负荷工作量的现象的出现。

除此之外，由于药房空间布局的不合理还有医疗流程的不合理性也可能会延迟药房的回应时间。由于各个部门之间相距很远，技术人员每天可能要走很多路去提供各部门所需要的工具。而且对于一些经常使用的药物在药房内部也可能会到处乱放，这又再次增加了技术人员的走动并再次延误了处方的开具。除此之外，在药房布局极度不合理的情况下，员工会将工作堆积起来，为了减少自己走动的距离而将牺牲掉药物开具流程的流畅性作为代价。

在药剂师取到药物之后，又可能会因为药房布局还有开药流程等延迟药剂师队所开药品的仔细核对，从而再次造成药物的堆积。但是如果药剂师只是待在自己的区域，与药房外界技术人员分开并将自己排除与流程之外显然是不太现实的，而且这意味着又将会导致大量的工作被堆积到一起。如果技术人员将药物留放到药房等待药剂师的审核，那么在技术人员回来之前就可能已经导致了延误出现，进而药物发放给患者使用这一过程将会延迟。

除此之外，病房的药物并不是以逐个发放的形式传送的。在医院的急症室或者住院病房会有许多的药物存储柜，而且这些药物并不是专门为特定的患者所准备的。护士可以在不通过药剂师的处方检查的条件下，根据需要直接轻易地从储药柜里面取出这些药物。除此之外，也会有一部分药物作为药房之外药物的批量补给存储于病房里面。为了减少员工的工作量、包装裁量及医护人员送药的运送时间，医护人员会在病房里面存放大量的药物从而一次性完成送药任务。实际操作中员工并不是全天候地依次逐个地向病房递送常用药。在实行精益之前，这样一次性完成送药

任务的频率通常是一天一次或者每星期几次。考虑到平衡工作量之后，确实使技术人员在医院走动的路程大幅度下降，但是由于这样需要技术人员更大量经常性地进行药物补给，在被要求更多走动的同时，可以使药房药品的可利用性大幅增高，并且减少了由于没有备好药时，药房接到突发需要的情况的发生。在实行精益后的短期间内，技术人员接收到病房突发呼叫的次数大幅降低，运送频率上升，对药房的工作人员来说该政策所带来的好处可能不是那么直观的，但实际上已大幅降低了员工的总的工作量。

位于美国佐治亚洲萨凡纳市的摩莫瑞尔保健医院的药房便采用了精益管理这一方法。在这个医院内部专门成立了一个小组来对各自的流程进行分析，从而能够直观地检测到存在于整个价值流的浪费情况以及医疗人员所带来的没有效用的移动。该专职小组在 17 个星期的时间里对医院原来的管理系统做出了大量且有效的系统化改进，在减少药物浪费和员工来回无效移动所造成的浪费的基础上，将反应次数做出大幅调整，使得药物在被需要时的可能得到的概率大幅提高。为了使医师所开的首次用药处方能够拥有更快的反应速度，该专职小组对药房的布局进行了全新的设计改造，从而使得技术人员来回行走次数和来回拿取不同药物之间的距离缩减了 50%。而且在升级改造过后的药房全新布局中，药剂师被组合到整个医药流程中去了，从而可以通过逐个流程的方式使技术人员将药物交于药剂师进行确认。除此之外，药房的重新设计不仅能够提升整个药房布局的合理性，还能够促进药剂师更加规范化的工作。在实行精益政策之前，在药物等待审核的时候，每位药剂师还需要各自负责，从而会因为药剂师工作责任的重复带来药物发送的延误。每位药剂师都可能会放弃审核已被其他药剂师已经审核过的某种药，或者更常发生的状况是药房基本所有药剂师都在忙于打电话或其他类型的询问业务。标准化的工作将会把每种角色比如药物配置、检查处方和电话咨询等分配给单个药剂师负责，而且在各自职位空闲的时候可以去帮助其他工作量较大的岗位，但是前提是不能耽误自己的本职工作。现在摩莫瑞尔保健医院采用的精益管理已进行到了最后的阶段，该院药房现已成果显著，为患者和医疗服务人员均提供了相当优质的服务。

【本章小结】

面对医院运行和管理工作中存在的现实问题，精益管理有其独特的工具和方法来发现、分析和解决问题。围绕医院运行发展中存在的问题或薄弱环节，精益管理项目实施小组深入现场观察工作流程，发现潜在的浪费和非增值活动，通过创建价值流程图来分析价值流，通过“5 个为什么”来追溯问题根源，进而通过失效模式与影响分析来建立差错预防体系，并对业务或管理流程进行不断完善和持续改进。与传统的管理实践活动相比，精益管理的目的任务虽然基本相同，但管理的思路理念和工具方法却有明显不同，展现出在解决问题过程中对于细节的全面了解、深度思考和持续优化，从而凸显出其管理的科学性和旺盛生命力。

本章重点阐述了精益管理的精益理念和最核心的方法。现地现物，以及大野耐一的“粉笔圈”，这是精益管理的起点；“5 个为什么”教会了人们直指问题，找出浪费并加以改正；价值流的认识，以及价值流程图的绘制为医院进行流程改善和流程再造打下了坚实基础；差错的发展是必然的，不要归罪于个人，而应归因于系统，通过“群策群力”来解决问题；杜绝浪费、提高效率、优化流程是关键，医院药房是一个“人力密集区”，通过精益小组的努力，找到了症结，优化流程。

第七章　医院精益管理的工具和方法

精益管理注重对现场的管理与改善。现场有广义和狭义之分，广义上，凡是组织用来从事生产经营的场所都称为现场，如医院的诊疗区、药房、运输线路、病房、办公室等。生产系统布置的具体体现，即现场的狭义解释，是指组织内部辅助生产或者直接操作生产过程组织的结果。医院中则体现为直接用于患者服务与诊疗的场所和设施等，如病房和手术室等。

现场管理是组织中业务工作第一线的综合管理，在整个生产（服务）系统中扮演着非常重要的角色。它的核心内容便是最大程度上地将人、物、设备等合理安排、灵活运用。现场管理的本质是围绕品质（诊疗有无差错、并发症及服务态度），成本（单床的费用等），货期（住院和手术等待日），安全（患者、消防、人生和财务安全等）和士气（精神状态、积极性和主动性）等班组工作目标的基础上，将人员、设备、工程材料、方式方法、生态环境和数据测量六大要素进行灵活有效且高效率的管理运用，并将 PDCA 管理循环灵活运用—— 提升业绩量并大幅度改善，以确保该工程各项项目能够按时并保质保量地实现。现场管理的核心是持续的现场改善，持续的现场改善有两大关键点，即标准化和现场管理方法。

各个公司企业里面制订的多种多样的比如规程、准则、规定、纲要、规则等能够形成文字化样本的必要性规范条例形成标准，并根据这些标准的规范条例付诸相应的行动的行为方式称作标准化。企业想要提升管理能力必须要创新改善并将企业调理标准化。企业管理水平能够不断提升的驱动力便是企业的创新改善，而企业防止自身管理水平下滑的制动力则是标准化。企业想要维持较高的管理水平就必须要标准化。

现场管理方法主要有可视化管理、看板式管理和 5S 管理等，这些管理工具可以增加管理的透明度和精细度，有效进行现场改善，本章接下来将对这些方法及其在医院中的应用进行详细介绍。

第一节　可视化管理

一、可视化管理概述

（一）可视化管理的定义

可视化管理是利用互联网和计算机系统，在管理者掌握企业有效信息的前提下，实现管理上的透明可视化，所以也被称作为目视管理，这样的管理方法可以将管理的效果渗入并体现在企业人力资源、货物供应链、企业客户信息管理等各个环节。

可视化管理的透明化优点是能够让企业各个部门的工作流程均能够直接明了地观察到，并且可以更加有效地传达到企业内部的可视化信息。可视化管理体系还可用简单的一句话来概括归纳“用透明化、可视化、一目了然的方式方法来将企业需要管理的对象进行体现”。文字符号、图画符号、如国家食品安全标志等醒目的符号标志，用于警告、发出指令、提出引导等，均属于一目了然、显而易见的方式方法。所以可视化的管理除可被称为目视管理之外，还可以被称作一目了然的管理、显而易见的管理等。

（二）可视化管理的功用影响

1. 将信号进行快速传递。

2. 可以轻而易举地找到管理者所想要管理的地方。

3. 每个人都可以轻易地指出企业运行情况是否正常。

4. 对正常与异常情况的判定不需要亲自到跟前探测，可远程辨别。

5. 将企业所潜在的问题和浪费情况通过直观且形象的形式显现出来，而且企业每个员工都可以方便的观察到错误现象，使企业每个员工都能遵守准则，并能够轻易地更改错误。

6. 能够使整个的工作场地看起来更加的明亮整洁。

7. 有利于营造一个安全并且舒适愉悦的工作氛围。

8. 公平公开、谨慎客观以及透明化，有利于齐心协力，鼓舞意志。

9. 打造员工和客户都不会不满的轻松环境。

10. 清楚地告知应该做些什么，尽早识别非正常情况，从而使检验核查有效果。

11. 避免由人造成的错误或疏漏，并一直保持非异常状态。

12. 通过观察的方式，轻易显露出有问题的地方以及滥用现象，进而提前消除各类隐患以及滥用。

（三）可视化管理的目标与规则

1. 目标　①清楚地告知需要做些什么，尽早识别异常，从而使检查有效果。②避免由人为造成的错误或疏漏，并一直保持非异常状态。③通过观察的方式，可以轻易显露出有问题的地方以及滥用现象，进而提前防备和消除各类隐患以及滥用。

2. 规则　①视觉化。无所遗留地进行标注，实行颜色管理。②透明化。显现出你需要看的但被隐藏的地方，对于情报也是这样。③界限化。标明如何确定正常与非正常，使之一清二楚。

二、可视化管理实施步骤

第一步　确定管理目标。所有员工都参与拟定和商议；设法满足自己的需要；在试应用期间，相关人员的行为应该完全依照规定。

第二步　建立组织。建立一个以最高承担人为组长的领导小组；各工作组按部门或业务设置，部门负责人为组长；成立一个由技术高超的人员和外部专家组成的咨询小组。主要负责技术问题的解决和现场咨询。

第三步　促进教育和动员活动。开展专家讲座、员工探讨、发布鼓动人员的会议；使用基于点的摄影来发现短缺之处。

第四步　对教育培训课堂进行讲解，阐述实行可视化管理的理由、作用及推广实行方法；在小组讨论和课堂讲解后，组织员工交流，发现适合本部门和车间的管理方法，让员工积极地参与进来。

第五步　现场咨询。辅导人员进入各部门、车间，同员工对可视化管理的相关内容进行回忆，将重新制订的改进计划呈报给上层管理者，并在得到管理者的应允之后开始实行。在开展计划期间，咨询师继续与员工一起评审、改善员工提出的不足之处，并记录改进过程。

在可视化管理的实施阶段中，我们需要从以下 10 个点出发进行检查。

（1）是否在距离很远的地方也清晰明了？

（2）是否标明应该强化管理的方面？

（3）是否每个人都可以指出状态是好是坏？

（4）是否所有人都可以使用而且容易使用？

（5）是否每个人都能依照规定并且在出错时及时更正？

（6）可视化道具的使用是否能使现场更加敞亮和干净？

（7）是否是依照“（模拟）道具→设置→（模拟）使用”的顺序？

（8）是否在有短缺时进行改进直到模拟的物品达到需要到达的位置？

（9）是否在没有出现短缺时制作/设置/使用可长久使用的材料？

（10）是否使可视化与公司的准绳相同？

第六步　结果公布。在可视化管理活动进行一个阶段后，进行总结，显示改进结果，汇报经验。

第七步　将结果进行巩固。将促进活动的良好方法和良好措施形成可以作为准绳的文件，作为指导和培训标准

三、可视化管理在医院中的应用——以急诊室护理管理为例

急诊室负责医院的应急诊断、应急抢救和重症监护。它是抢救危重病人和维持病人生命迹象的场地。危重患者大都集中在这里，这里聚集着多种病种的病人，而且是医院各科室中任务最多最困难的科室。救援的成功率受急诊室管理模式的影响很大。

（一）可视化管理在医院急诊室护理管理中实施方法

1. 建立可视化管理团队　应急诊断室的可视化管理团队由护理部负责组织形成。团队成员由医院的护理人员组成。急诊室科室对于如何实施管理，需要结合所有科室成员的意见，并且由科室的护士长负责进行检查、监督和实施。

2. 可视化的管理培训　统一地训练全部急诊室的成员，把可视化管理中的实施办法、定义、实施的目的和作用作为培训的主要内容，使可视化管理能够应用在急诊室的管理工作上，这样做是希望全体人员都能够参与和负责，改进管理水准，提升管理水平。

3. 急诊室的环境布局

（1）对于抢救室的设置情况：急救室每个诊疗室用不同的颜色分割成不同的医疗区。救援室管理严密，双开门用“抢救室”和“陪人止步”字样来警示非医务人员。在通道处用箭头进行指示并配以文字加以说明，使医护人员和病人进出更加便利。

（2）抢救室可视化管理：抢救室设置两张床铺，用于抢救工作，并在每个床上粘贴醒目的床号。在抢救室的墙上粘贴配以文字的抢救流程图。为了使医护人员使用抢救车更加方便，需要在抢救车盖板一侧明显的地方粘贴救护车的标志。

（3）复苏室可视化管理：将“急诊复苏室”粘贴在复苏室的墙面上；用鲜明的红色地标线画出复苏床所在的区域，并在四周用数字进行区域划分，可划分出 5 个区域，并明确各个区域负责的项目。为了使在紧急情况下能够及时准确地找到各自的位置，选用五种对比鲜明的颜色按照定位的要求贴在不同区域。

（4）护士站可视化管理：在护士站设置公示栏，将其分为每天值班人的名字、各种各样的通知消息、专业的职务方面的学习、各个部门的急救电话以及急诊园地 5 个部分。来成功地达成对文件资料方面的可视化管理，可以用玻璃柜将各种文件存储在一起，做好分类工作，以便查找。

（5）应急药物的管理：把一些经常能够用得到的药物进行标记：编号、药的名字、基数的标注以及药的规格，并且按照编好的序号顺序垂直地摆放好；对于应急类的药品的要求，统一分类编号，按照一定位置、一定数量摆放，贴上醒目标签；对于高危药品按照分区域、分级别进行相应的管理工作，贴上有关的警示标志，对于 A、B、C 这种高危险的药品，要用不同的颜色进行区分，粘贴不同颜色的标签，并贴上“高风险警告”标签；在名称读音接近的药品上粘贴“听似”标志，有多种规格的药品需要粘贴“多种规格”标志，方便认识辨别，避免出现差错。

（6）应急设备管理：将定位设备以及画有应急设备的图示粘贴在抢救室墙壁的显著区域；设置划分区域的线，用红线标示仪器的“停放点”，并将仪器名称直接标在存储仪器位置上方的墙上，确定仪器放置的位置，使识别更加容易、使用更加便利、回位更加准确。根据急救设备的操作说明，将操作流程图粘贴到设备相应部位，达到准确使用急救设备的目的。同时，也可防止因使用不当造成设备的损坏，进而影响救援工作。要将中文释义标注在设备功能的操作键上，这样更方便记忆，使用也更加便捷。设备不同，他们的操作基本上都不会一样，因此还要注意它们各自的特征。操作程序不同的设备，需要制作并粘贴警示提示标志。

（二）在急诊室护理管理中应用可视化管理的作用

1. 有利于提高急症室护理质量　由于使用清楚和合适的颜色信息，能够让护士记的更为牢固，警惕的意识更强，能够更有效地减少护理事故的发生，护士与患者之间的纠纷大幅减少。在护理管理实行可视化管理之后，一部分护理的质量较之前有明显的提高，通过色彩标示，护士能够依据不同颜色所代表的不同意思，做出及时且准确的评价估量与观察，同时按照标准的流程实施急救操作，使急救工作有条不紊的实施，极大地增强了护理的功效和作用。

2. 有利于减少医疗伤害的发生　通过规范、显著的标记对护士的思想加以影响和警醒，使护士的操作符合模式，达到减少发生医疗伤害的概率。同时使用带有颜色的标签标记各种风险，使护士的视觉印象更加深刻，增强安全意识，进而最大限度地减少医疗伤害的出现。

3. 能够使患者更加满意　护士需要提前对患者和家属普及各类标识的相关知识。这方面的工作要提前做好，把各种标识都给他们解释清楚，才能够使健康教育更有效，患者会更加注重安全问题，能很有效地降低患者的不满意度。护理安全标志的使用还可以增进护士与患者之间的交流，将更加有效的、符合患者需求的护理服务给予病人，从而使他们对医院的护理服务更满意。

因此，采用可视化管理的方法对急诊室的护理质量进行管理，形成了全员参与和自我管理的模式，有效地改变了护士视觉感知的各种外部因素，规范了护理的步骤以及护理的过程，降低护理过程中的不确定危害因素发生的概率，极大地提高了护理的质量，增强患者对医院护理服务的满意程度。总而言之，可视化管理被认为是一种不仅低风险而且有效果的护理管理方法。

第二节　看板式管理

一、看板式管理概述

（一）看板式管理的概念

看板式管理是为了实现准时生产方式操纵现场生产流程的工具。信息流程的减少可依靠准时生产方式中的拉动式生产系统。在生产过程中，物料的顺畅流动可以通过拉动式生产系统、确定的数量和固定盛放货物的容器等方式的相互配合来实现。

准时生产方式的目的是减少在生产过程中花费的成本，它在生产系统的每个部分全面实行，是一种使生产有效实行的不同于以往的新型生产方法。准时生产方式使用了看板式管理工具，看板联系着各个环节，发挥的作用尤为重要。

看板式管理方法是将物流或者信息流在同一道工序或前后工序之间进行传送。准时生产方式作为一种拉动式的管理方式,它的作用就是借助信息流将信息从最后一道工序传递给上一道工序。看板是传送信息时需要的媒介载体，因此可以说，没有看板，准时生产方式就不可能实行。有时也将准时生产方式称为看板生产方式。

由于信息技术的快速发展，看板方法已逐渐被计算机替代。现在最流行的物资需求计划系统用计算机代替了准时生产方式生产之间的看板，并且每个过程都是联网的，指令的发布、工序之间的通信是由计算机完成的。

现在物资需求计划系统被国内的很多企业施行，很多企业没有成功，这是因为这些企业直接实行物资需求计划系统而在之前并没有施行准时生产方式。物资需求计划系统仅仅是一种将烦琐的手工操作电脑化的软件，这决定了它的作用只能是提高生产效率而不能解决准时生产方式所提出的看法和主意。物资需求计划系统只是一个工具，因此在推行准时生产方式的条件下，企业才能推广实行物资需求计划系统，否则，只会浪费财力和精力。

（二）看板式管理的类型

1. 三角形看板　三角形看板主要为整理、整顿、清扫、清洁、素养这五个项目的管理服务。

看板内容主要是将各种物品的名称标示出来，看板被放置在区域内特定的位置上，并且这些区域是现场划分好的。

2. 设备看板 设备看板可以附加在设备上并放置在设备上，不影响人员流动、物流和操作的正确位置。设备看板的内容包括设备的基本情况、检验情况、检验现场的原理图和主要故障、办理手续、管理职责等。

3. 质量看板 质量看板的主要内容是生产现场的日、周、月质量状态分析和质量趋势、质量事故的数量及描述、员工的技能状况、部门的指导方针等。

4. 生产管理看板 生产管理看板的内容包括生产计划、计划完成程度、生产作业进度、设备运行以及保养情况、车间的结构等。

5. 工序管理看板 工序管理看板是使用在车间内各个程序之间的看板。比如取料看板、发货看板等。

（1）取料看板：取料看板在车间的各个过程之间发挥作用，它的内容主要有生产活动的序号、名称、操作者及放入材料的时间、数量及完成工作的时间、首次的检验和检查等。

（2）发货情况管理看板：这类看板位于加工制造产品的场所，其内容主要包括生产活动的序号、生产小组的名称、产品的完成日期、发货时间、接收货物的客户等。

6. 在制品看板 包括工序内看板、信号看板。

7. 领取看板 包括工序之间看板、对外订货看板。

（三）看板式管理的原则

1. 只在必要时后处理才向前处理索取必要数量的零件 它需要完全改变现有的程序和方式。为了填补被后工序所选走的零件，前工序必须生产足够的数量。通过这两条原则，生产系统自然形成一个输送带式系统，保证生产过程所需要的时间处于平衡的状态。

2. 不合格的产品不送到后工序 由于后工序只在前工序中领取必要数量的产品，所以没有多余的物资供它使用，因此一旦发现不合格的产品必须中断生产过程，找回不合格的产品，送回到前工序。

3. 尽量减少使用的看板数目 看板的数目代表的是零件库存量的上限。

4. 使用看板以便与需求变动的小幅度相适合 计划的改变是经过市场需求和生产紧急情况确定的，并按照看板取下的数量自然产生的。

二、看板式管理实行流程

一般情况下，看板式管理的实行有八个步骤，在经过这些步骤之后产品由原材料加工成成品。看板从“后生产活动”为出发点，遵循以下步骤使用。

1. 所需数目的空托盘和看板被负责之后工序的搬运工放在了叉车上面，进入了存放零件的前道工序的地方。这时候，看板被放到看板箱里，存储到指定的数量时，前道工序才能领取看板，或者在规定好的某一时间定期领取看板。

2. 如果存储区A中的零件被后生产活动的搬运工取走，前道工序则将附在托盘中零件上的生产指令看板拿下。并在看板接收箱中储存这些看板。因为每个托盘中都只有一枚看板，所以被取走看板的那些托盘成为空托盘，搬运工必须将这些空托盘送到前工序的人员指定的地点。

3. 搬运工拿下每个标有生产命令的看板的时候，还要再加另一枚，领取看板。所以，将两种看板替换过程之中，必须对领取的看板与相同的产品的生产指示看板核对，查看是否相互对应。

4. 在后处理过程中，操作开始时，领取看板之后，必须将其放于看板箱。

5. 在前一道生产工序当中，在完成了按照规定时间之内的生产或者是规定的生产数量的任务的时候，必须从接收箱中收集生产指令板。将其放入生产指令看板箱中并且必须按在存储区A取下的顺序进行存放。

6. 生产零部件的顺序依照生产指示看板被放进看板箱的顺序。

7. 在加工的时候，生产的这些零部件要和它的看板作为一个整体来移动变更位置。

8. 为了使后工序搬运工在任何时候都能方便地领取到零部件和生产指示看板，需要在本工序完成零部件的加工之后，将零部件和生产指示看板一同放到存储区。这两种看板的链式操作，必须在前面的各种工序中连续存在。这种做法的结果就是，每个流程在必要时只接收所需数量的必要物品，所有流程自然实现准时生产。这样的看板链式操作，使得每个工序在一个周期内生产一单位产品，从而实现生产线的同步。

三、看板式管理在医院管理中的应用——以手术室耗材管理为例

使用看板式管理的方法对手术室消耗材料作业流程进行系统分析和改造，根据耗材的大小及包装形态进行重新分类放置，选择适宜的“看板”，根据每种耗材消耗速度、补货周期、安全库存数确定“采购点”和“最大库存数”，可以大大提高手术室耗材管理的效率和准确率。

（一）看板的设计思路

如何进行“看板”的设计，需要从五个方面来讲：①有关于这方面的数据与物品的收集，还需要有物品如何使用、使用的数目、如何进行添加，例如供应商、供应室、一级仓库等。②补充耗用时长，使用时间或补充时间的改变变量。例如供应的商户随时都能补充一级仓库，每周有两天或者每天，一级仓库补充二级仓库。③确定哪一些是重点物品且没有替代品。④拟定一个符合期望的库存的数量下限和采购点，这是确保顺利进行流程的最低要求。例如，每天都能补充一级仓库，库存量里面的下限是一天手术所需要的数量。⑤为不同的品种挑取相应的“看板”模式。“看板”信号可以是卡片、空闲的空间、电子信息等。电子信息“看板”必须基于二次入站和出站扫描条形码或射频识别代码。

看板式管理是一种“拉动系统”，它是避免缺货并保持较低库存水平的一种系统的消耗品供应方式。“看板拉动”添加物料，以需要增添的物品为依据，保证最小的库存，不需要再查点仓库物品。看板拉动是一系列活动的组合，包括看板的集合、采购通知或者是医院仓库、从主仓库拿出使用的材料、将使用的材料运送到二级仓库（手术室）、进库和储存、出库和使用。避免包括过多的库存和购买过程中花费大量等待时间等与推动相关问题的发生。

（二）看板式管理的方法

1. 挑取“看板”应用于消耗材料的管理。选的材料要有使用数目少、供货的稳定、高价、体积或者质量上超过一般标准的特点。从选择一个区域测试开始，收集品种数据。

2. 决定符合要求的购买点，对各供应商和医院耗材仓库的补货频率和每种消耗材料的价格、尺寸、有效期以及全年用量平均耗费量做出评价估量。计算每种材料需要库存为多少以及需要的安全库存为多少，并且拟定出各种材料购买的地方。购买地方的库存并不一定就是确定和准确的，在需要增加货物的时候，材料的存储数量将低于购买点。根据“最大”库存来确定货物需要补充的数量。

3. 为每种“看板”选择常用的方式，有贴在空的容器上面或在盒子上面的“看板”卡片、电子网络信息的提示等形式。为学习研究方便，我们列出来下面两个方式。

（1）卡片“看板”：①使用于小尺寸、外包装为方形的材料，如缝针、敷贴、画线笔等。将物品放入仪器柜内，并在购买点的水平线处放置“看板”卡片，在卡片上标明物品的剩余量，将卡片制作成两份，并且将两张卡片放在一起，另一张在供补货物的时候使用。②使用于用量大、占用空间比较大的材料，例如负压的引流装置、留置针等。把采购地方的两张“看板”都贴在购买点的纸箱上面，当使用到粘贴有“看板”卡的纸箱时，立即发出增补货物指令。

（2）容器或者是多容器“看板”：将用在占据大量空间的物品，比如说一次性的手术包、螺

纹管、输液器等。放置在货架系统中的塑料箱用于盛放这些物品，看板就是空的塑料箱子。按照收取货物的顺序对每个空箱子编号，并且标注清楚触发补货时空箱子应达到的数量。

4. 创建一个“看板”卡片。在看板上应包含物资订购的单位、规格、数目、订单点或者是物品的位置、库存量下限、订购单位这些信息，对于电子信息，除了要包含上述信息之外，还应该包括物品的图片。

5. 在相应的容器上对购买的地点做出标示，为了确保购买点的位置准确，需要清楚地标记出每种物品的取货方向。

6. 对全体成员开展培训，所有成员进行“看板”的学习，理解并且学会“看板”管理过程中各个步骤需要达到的要求以及它的特点，制订统一的质量评测标准。

7. 处理质量控制“看板”卡片需要多个卡盒，如等待购买、将新的消耗品放入仓库、等待进库存储。卡片所处的位置对应它在流程中所处的环节。布置专门的人管理“看板”的整个过程，补充消耗品，使用目视化管理决定卡片或容器安放的位置，如果发现“看板”容器变空或到达购买点“看板”，应当及时通知补货。在补充货物的工作做完后，卡片将被退回到购买点的位置。在开始实行看板管理之前，应该先确定合适的实验区域，如果试验成功，则形成的那套标准流程可以在其他区域实施，进而实现看板管理模式在所有区域实施。为了维持看板改善的成果并不断地改良，在使用期间需要形成规范、平稳的流程。收集“看板”是护士的责任，这可以督促护士自我管理。确定固定不变的某个时间，每天在这个时间告知一级仓库送货，每次补货完成后，都要将卡片放回采购点的位置。如果出现了个别材料增补货物不及时的情况，可以通过微信群发消息将特殊情况及临时处理的方法通知给所有护士。

由于“看板”管理受季节的影响，所以需要对采购地点进行调整以适应不同的季节的变化，避免出现进货时间推迟或者需求量升高的情况。因为保持库存量小也要花费一定成本，所以小批量并不是没有弊端的。例如，在刚开始的那段时期，科室有三天的库存量，但在实际中发现其领用以及运送到库的成本有了很大幅度的上升。所以，在管理中需要考虑库存成本及领用成本。为达到花费最少成本的目的，可以使用图表分析库存和领用这两条成本曲线，决定最佳购买点。成本包含许多的风险成本，比如破损风险、资金风险、作废风险等。在实际操作阶段，可以通过加快补充物资，及时调整看板大小的方法解决耗材购买点布置不正确的问题。出现断货的情况要寻找理由、找出原因，及时解决，不能对出现的状况不管不问。

（三）看板式管理的成果

“看板”管理的应用使资金、人力、空间成本减少，花费在盘点库存上的时间大大减少。科室的库存量降低到原库存量的一半，每个种类及每个规格的材料都达到适合的库存量，防止库内存储过多的消耗材料。设置退物方向并在下一次先使用退物，通过这种方式，确保先进入的物资先发出，减少材料超过使用期限情况的发生。每种物品不间断地发挥自己的作用满足手术的需要。材料的供应是由看板触发的，看板能及时发现物资的库存是否满足库存最低要求量，当物资不足时，能够及时采购。断货状况的发生率极大地降低。除厂家停产碘仿纱外，其他产品未缺货，医疗服务的满意度不断提高。术中离开岗位的护士人数显著降低，医师满意度也有所提高；因为护士的压力减小、耗费时间减少、取货更加便利，所以对工作的不满意度降低，同时人力和财力成本较之前更低。

综上所述，“看板”管理方法的应用使手术室使用材料的过程和存储环境得到改善。只在需要时补充所需数量的材料，保持库存在最低数量，不间断使用，保证手术需要。“看板”管理方法对未完善手术室信息化建设或没有专人管理的中小型手术室消耗物资存储库有着极大的作用。

总之，“看板”管理方法的应用改进了手术室耗材作业流程和储存环境。仅在需要的时候，补充需求数量的材料，将库存控制在最少的数量，物有其用，无中断，保证了手术需要。“看板”管理方式适合于手术室耗材信息化建设未完善或中小型手术室耗材库无专人管理的医院。

第三节　5S 管 理

一、5S 管理概述

5S 管理指的是整理、整顿、清扫、清洁、素养这五项。由于它们的日语拼音都是以 S 开头的，所以被称为 5S 管理。5S 管理起源于日本。通过规范现场，打造清晰的工作环境，培养良好的工作习惯达到提高人们的素质，养成良好的工作习惯的最终目标。

5S 管理是日本企业独特一种管理方式，它是指对生产现场中需要的生产要素进行管理。在 20 世纪 50 年代，日本的这种管理方式的宣传口号是，安全从整理开始到整理整顿结束。在那个时期，日本只实行了五种项目中的前两个，即整理和整顿，它的目标是保证作业空间足够使用以及空间的安全性。到了 20 世纪 80 年代，日本特有的管理模式开始面向全世界，它的出现对整个当时的管理模式有很大的影响，并在全世界范围内受欢迎。

5S 管理使具有日本特色的企业管理日常工作的根本方法、管理品质随着时间不断变化。日本在二战之后，由于产品品质快速上升，成为经济强国。在丰田的倡导下，5S 管理模式对树立企业形象、按时交货、现场改进等方面都担当着重要的角色，并且慢慢地得到各国管理层的认可。随着世界经济的发展 5S 已经成为工厂管理的新趋势。这种管理模式，在制造业、服务业中应用广泛，改进了现场工作环境的质量以及工作人员的逻辑模式，从而使企业走向全方位的质量管理。为了满足企业向前发展的需要，有的企业新增了安全这一项目，5S 成为 6S，甚至在某些企业还出现了 12S。但它们都是由最初的 5S 发展过来的。

二、5S 管理实施过程

第一步：1S——整理

定义：一个工作场所里的所有物品均可分为必要和不必要两种，要能够明确地区分两者，对于不必要的东西要及时处理掉。树立正确的价值意识，一件东西的价值在于它的使用价值而不是最初的购买价值。

目标：将在生产过程中产生的无使用价值的东西及时清理。活用工作场所中的空间，避免用错送错物品，营造干净整洁的工作环境。

实行要点：①全面检查自己能看到以及看不到的工作范围；②调查所需物品的使用频率，以确定物品日需求量和存放区域；③设置“是”和“不”的标准；④从工作场所移走不需要的物品；⑤拟定废弃物的处理方式；⑥每天进行自我检查。

第二步：2S——整顿

定义：对整理后留下的物品进行分类，并分别有序摆放，标明物品的数目。

目的：使工作场所整齐干净，有助于减少了寻找物品的时间，避免积压过多物品。

注意点：①整顿后能达到每个人都能立即找到需要的物品的程度；②从他人的角度出发考虑物品的摆放位置；③采用一定的措施使物品在需要时能立即取出；④使用后的物品能轻易归回原来的位置，是否出现差错一目了然。

实行要点：①落实前期整理工作；②明确需要的物品所在地；③摆放整齐有规则；④地板画线定位；⑤标明场所、物品；⑥拟订处理废弃物的办法。

第三步：3S——清扫

定义：打扫工作场所，使其维持洁净的状态。

目的：除去污秽，维持洁净；保持品质；降低工业伤害发生率。

实行要点：清扫就是使职场干净整齐，不仅要能立刻取出还要能正常使用，清扫的第一目标就是达到这种状态。由于现在要求制造高品质、高附加价值产品，所以更不能有垃圾或灰尘的污染，造成品质低下。①定期扫除，清除脏污。②杜绝、隔离污染源。③设立清扫的标准。④划分室内室外的清扫责任区。⑤对全公司进行一次大清扫，清理每个区域。

第四步：4S——清洁

定义：制度化、规范化整理、整顿、清扫操作过程，保持其成效。

目的：认真保持处于最佳状态的成果。

意义：坚持、深入整理、整顿、清扫可以从根源上避免安全事故的发生。创造使职员愉快工作的优质工作环境。

实行要点：①通过车间环境的整齐卫生，保证工人的健康，提高工人的工作热情；②对物品清洁同时工人自身也不能忽略；③对工人来说，还要做到精神层面的清洁，如：待人礼貌、尊重别人；④要使环境不受污染，避免职业病的发生。

第五步：5S——素养

定义：开展晨会，提高员工文明礼貌程度，增强团队意识，培养依照规则做事的工作习惯。

目的：培养职工认真工作的好习惯。

实行要点：①制订识别标准；②拟定公司相关的规章制度；③拟订礼仪准则；④教育训练；⑤开展提高精神的活动；⑥开展鼓励性质的活动，遵循规则。

三、5S 管理在医院管理中的应用

5S 管理在医院现代化管理具有积极的应用效果和价值，能有效减少医疗事故的发生，优化医院的整体环境，提高医护人员的整体素质，获得较高的满意度，树立良好的医院形象和口碑，故该管理模式值得在医院管理中大力推广和实践。

（一）拟定 5S 管理规范内容

1. 整理（1S）　这一步骤在整个管理工作中属于重要的步骤，将岗位上不必要的东西清除掉，只留下有用的物品，在必要的时候可以采用“红牌作战”的措施。对工作场所进行整理的目标是使场所中可用的空间更多、防止错误使用现象的发生，同时还可以打造干净整洁的工作场地。所以，必须要拟定整理分区的标准，在每个工作场地都要开展一次全方位的检验审查。

2. 整顿（2S）　易取、易放、易管理和定位、定量、定容是整顿（2S）中的三易、三定。通过将需要的物品加以分类定位放置的方式，时刻保持随用随取的状态。进行不定期清洁，保持规范、干净。文件资料整理标准：文件摆放要合理、整齐、美观，各类物品资料要编号，打上标签标记，保持文档柜整洁。工作椅标准：座椅无论人是否在工位，应时刻保持在原位放置。办公桌标准：办公桌应按规范摆放，桌面与墙面保持平行，办公桌上要将物品按类别分放。摆放经常使用的物品位置要体现方便、顺手、整齐、美观、有利于提高工作效率。而工作无关的物品收集归放一起，桌面所有物品所放的位置前要用标签标好。桌面摆放要求：桌面上所有规则物品应放置于桌沿平行的位置；办公桌下的物品要摆放整齐、用标签注明名称；抽屉内的物品按类别分开摆放。设备标准：整齐、方便使用为实验室摆放的标准，在使用完之后要将设备贴墙整齐摆放，不同类别、位置用标签标示。为减少寻找物品浪费的时间，各科室应对设备每周清洁一次，并做好记录。

3. 清扫（3S）　清除掉不需要的物品，岗位保持无垃圾、无脏污的状态。清扫的目的是消除“脏污”，保持职场干净、明亮。办公室内与工作无关的物品一律清除，每周处理一次。

4. 清洁（4S）　清洁的规范内容是将整理、整顿、清扫进行到底，并且标准化、制度化。清洁的目的是通过制度化来维持成果。

5. 素养（5S）　是对于规定了的事情，大家都要按要求去执行并养成一种习惯，使人的素质上升。素养的目的是提升“人的品质”，塑造守纪律的工作场所，铸造团队精神。

（二）成立 5S 管理组织机构

成立 5S 管理推行小组及督查小组，高层领导的决心是活动成功的关键。为此医院特设兼职 5S 专员，由医院分管行政后勤的领导担任；部分职能部门负责人及临床、医技各科主任、护士长也要来担任 5S 专员；全面负责 5S 管理活动的组织、规划、实行、检查、测评等；对员工开展 5S 的培训和宣传；协调 5S 实施过程中所遇到的巡查和相关问题的处理；处理与 5S 相关的活动事务。

（三）全员培训

5S 管理需要由专人对全体员工培训和指导后才能正式进行，让大家明确什么是、为何做、怎么做 5S 管理，使全体员工充分认识开展 5S 活动给自己带来的益处，以此调动广大员工的积极性来投入工作。

（四）奖罚制度

推行小组将每半月对 5S 进行一次检查，依据统计检查的结果，评选出先进科室，并通过表扬和物质奖励的方式对相关人员、部门进行激励。评选结果最差和不合格的科室，对其处以罚款，并对其不合理的地方提出改进的意见。

（五）应用效果

1. 医院管理水平的提升离不开 5S 管理的顺利开展　通过形成严谨的工作作风、安全的服务措施、规范化的管理、高品质的服务，从而增加了患者的安全感和信任感，增强了患者对医院的满意度，提高了医院在医疗市场中的竞争力。通过这项活动，建立了标准化、规范化行为，提高了员工的责任感和纪律性，使得人人都能自主管理。为了及时发现过程中的问题，并加以整改，5S 质量自查工作每月进行一次，这促使医院的管理水平上升了一个全新的台阶。

2. 5S 管理能快速高效地完成工作　这也是 5S 管理追求的关键，5S 管理的内容明确规定“三个定”，即定工作量、定时间点、定工作容积，还明确规定了三个基本要素，即场所、方法、标识，提供了优良的工作环境和氛围。①使物品摆放更加规律，便于在需要时的取出和使用过后的放回，从而提高了工作效率；②通过明确工作目标，优化工作流程的手段，打造更加省时、合理、高效的工作流程；③为了使医院工作有条不紊地开展，避免管理人员在监察时出现包庇现象，同时降低人为因素的出错率，应完善制度的建设工作，以保证各项工作的顺利开展。

3. 5S 管理使医务人员综合素质显著提高　为了达成通过细节管理，使员工养成严谨的个人工作作风和良好的职业素质的最终目的，应在提升工作效率和改善工作环境的同时开展一些活动，从而提升业务水平，增进员工之间的感情交流。从小事做起，建造优良的工作环境；倡导从一言一行着手，促使每位工作人员养成认真负责的习惯；做到服装整洁、言行文明、态度热情，改善全院医务人员的精神面貌，以此提高服务的质量，树立良好的形象。这就是“人造环境，环境育人”，这同时也是 5S 管理的真谛。

4. 5S 管理使患者满意度提高　患者的满意度作为现代的质量管理评价方法，作为最具说服力的质量评价标准，促使医院迫切提高服务质量。医院如若无法提供良好的服务，就会在激烈的竞争中被淘汰。通过推行 5S 管理，促使医院整体管理水平得到了提升，从而达到患者满意度提高的目标。

总之，5S 管理作为一种方法，理念、品质和精神，有利于提升企业的外在形象，提高员工的工作积极性，有利于组织的结构分化与再造，迅速高效地完成工作。医院管理通过引入企业的 5S 管理方法，促使工作更科学化、标准化和制度化，从而工作的质量上了一个新台阶；同时，减少了不必要的浪费，增加了医院运行的效益，因此 5S 管理在医院管理中发挥着重大作用。

第四节　A3 管　理

一、A3 管理概述

（一）什么是 A3

由丰田公司开创的 A3 管理方法，就是将问题、分析、改正措施及执行计划用图形囊括在一张大的 A3 纸上。员工通过根据 A3 的纸上的固定格式研究确定问题的现状、最佳对策和实施计划，并对 PDCA 加以实践和优化。A3 管理方法，通过针对实际问题的对话，进行教育和学习，是在解决问题的同时培育员工的流程，这种方法既属于学习型，又属于精益管理和领导。

表 7-1 描述了一个典型的 A3 报告包括的要素，包括标题、负责人、日期、背景、当前情况、目标、分析、建议和对策、计划和跟进 9 项内容。根据这些要素提示，一个 A3 报告需要由以下问题来引导：①问题是什么？②问题的负责人是谁？③问题的来源？④处理问题的方法有哪些？⑤该选择哪一种解决办法？⑥面对同一问题如何才能和相关人员的看法达成一致？⑦这些对策执行的主体、对象、过程、时间分别是什么？⑧明确对策是否达到应有的成效？⑨有哪些事情需要进一步处理?预测实行过程中会出现哪些问题？⑩如何将学习到的经验与他人进行分享？

表 7-1　典型的 A3 报告包括的要素

A3 要素	解释
标题	指出问题、主旨（议题）或事件
负责人/日期	指出问题归哪个人负责及最新修改日期
背景	介绍业务背景和此问题的重要性
当前情况	描述当前所了解的情况
目标	确定期望获得的结果
分析	分析造成现状和期望结果之间的差距和潜在原因
建议和对策	提议处理问题、缩小差距或达到目标的一些整改措施或对策
计划	行动计划，包括谁来做，做什么，什么时间做
跟进	建立跟踪/学习的流程，并计划遗留问题的解决

（二）A3 的类别

1. 提案 A3　需要有清晰的规划，解决问题的方法以及时间表。

2. 计划进展 A3　用于说明正在进行中的目标进展情况。如何将目标进行联系？需要解决的问题有哪些？如何进行日后的工作？

3. 信息 A3　这类 A3 以传达信息为主要目的。

4. 解决问题 A3　如果未达到计划或者目标时，则使用 PDCA 循环来沟通和解决整个过程。

二、A3 管理实施过程

（一）到现场发现关键问题

确定标题是 A3 报告的第一步，但又不仅仅是标题。描述真正的问题是明确表达正确的主题的关键所在。整个流程的目的在于能够看到正确的问题并且能够准确地定义。就像“创新之父”查尔斯·凯特灵所说：“把问题定义清楚了，那么问题的一半就解决了”。那么如何才能了解问题的关键所在呢？那便是通过去现场了解情况，发现问题的出现的根源，让员工意识到不管在什么时间下，都应努力缩小自己的工作期望，减小与真实表现之间的差距，如此才能化解问题，且真正的改善只能建立在对一线工作环境观察的基础之上。那么，深入到现实场地的关键性问题有：①处理该问题的主体是谁，基本过程又是怎样的？②下放到每一个人，与他人的工作关系如何，你将会怎么做？③你是通过什么渠道了解这些情况的且了解多少？④除通过数据和传闻等渠道，是否收集并验证事实来清楚了解目前的情况？⑤是否与其他人一同参与？⑥是否能简洁地定义出当前面对的实际业务矛盾，即这个“暴露出来的问题”？⑦是否到达现场？

（二）寻找根本原因

在掌握真正的问题之后，对现状与目标差距的理解就是确定该问题发生根本原因的关键。那么必须深入挖掘事情当前和未来所处的状态。在该过程中，为了避免将症状、原因和解决方案搞混，必须花更多的时间查清事情发生的原因，而不能直接去解答问题。问 5 次“为什么”，并给予一一解答，从而找出问题的真正原因。找出根本原因的关键所在：①是否明确了问题的真正所在？②是否能察觉出现实离目标的距离？③在处理这项工作时是否深入到了现场去观察是否在充分收集情报的基础上与他人充分沟通？④是否了解该业务真正所需要的部分？⑤能否找到可供支持分析的正确的信息？⑥是否找到了差距主要组成部分的关键所在？⑦能否简单明了地获取资料，弄明白真正的问题所在，并对问题进行分析并提出决策？

（三）提出对策

对问题的根本原因进行系统分析后，就要提出解决这个问题的对策。在这个过程中，首先应该提出一系列的潜在对策；其次应该要透过现象发现问题的根本，合理推测每个方案的内在含义。在征求多方意见和建议之后，达成统一的标准，然后据此来提出战略方案。如此一来，最终做出的方案便可以综合各个利益相关者的利益，达到多方的均衡，成为所有人关注的焦点，取得多方认同。这样一来，A3 负责人本来需要调查问题，却变成了集众人之意见的提倡者，在每一方案中，负责人需选择提倡和坚持的对策方案。A3 负责人需要基于与员工的会话来制订应对策略，因此做决策的职权并不是由级别或头衔所决定的。所以，决策提出的关键问题包括：①你是否对每一个合理的备选决策进行了深入的了解与探究？②备选方案的制订是否通过了所有参与人员的共同商讨？③工作效益问题的根本原因将如何通过你所建议的行动展示出来？④你如何证明你所建议的活动的必要性？⑤你是否到达现场继续收集新的信息与应对策略？

（四）执行决策

在落实决策的过程中，PDCA 是 A3 流程背后的重要支撑。“PDCA” 中不同字母代表着不同的含义，其中 PDCA 中的 P 的含义是一种假定和猜想，D 则象征着敢于尝试新的内容，C 寓意着在不断尝试的过程中所学习到的经验，A 代表着实行改进和更加标准化。PDCA 是一个接连不断的循环过程。在这个过程中，要不断改进在循环的 PDCA 中涌现的错误并从中得到有效的提升。所以，落实决策的关键问题为：①根本原因的对策方案能否从问题解决的流程中进行转变？②当前的 A3 能否得到大家的支持并代表相关人员的意见？③你的 A3 能否与上下级同事的 A3 互相关联？④A3 能否基于最初的决策不断改进？⑤你能否在利用 PDCA 循环在执行计划过程中获取知识？

（五）持续改进

预测的目标在落实决策的过程中得到实现，但 A3 仍需执行与他人分享实际有效的工作方法、总结经验、吸取教训、达到工作标准的任务。处理问题时，A3 需首先掌握“看板民主”的真正含义，并运用到管理过程中。通过自身职能所具备的权力，联结他人，形成统一规则和平等的相互依赖的组织。化解漏洞是 A3 的首要目的，在此基础之上，也要求员工在问题中得到教训，进行自我提升。所以，持续改进的关键问题为：①你是否利用评审来与团队成员或其他人分享 A3 所获得的收获？②你是否抓住了关键细节并在团队学习中与人进行沟通与交流？③你是否能够广泛考虑到一些不易发现的可能性？是否考虑本来做出改变后所带来的后果，并根据其来规划后续的行动来诠释这种可能性？④你的 A3 主题是否足够成熟？能否开展一轮完整的 PDCA 循环？你是否应该改变团队成员们的注意力？⑤A3 思考的能力是否拥有？团队的成员是否能够独立提出问题和想法？⑥是否存在重复发生的问题？如果存在则表明其没有从源头上得到解决。⑦在员工发现问题时能否直接将其解决？

三、A3 管理在医院管理中的应用

患者挂号交费等候时间长的问题，一直是困扰医院的问题之一，引发的患者抱怨很多，通过 A3 报告来解决患者挂号交费排队等候的问题。解决问题，先从定义问题开始，可以通过以下一系列问题来定义。What—— 问题是什么？患者挂号交费等候时间长。When—— 是什么时间都等候时间长吗？Where—— 在哪里等候时间长？How—— 等候时间到底有多长？Why—— 为什么等候时间长？

以广东省中医院珠海医院的应用案例为例，通过现场的实际调查，医院患者排队时间长主要集中在高峰期，个别收费窗也有无人交费的时段，尤其是地理位置靠后的 4 个窗口。因此问题明确为：高峰期患者挂号交费等候时间过长。高峰期时间段主要集中在 7:40～8:00 和 10:30～11:30，尤其是周一。确定目标为：患者等待挂号缴费等待时间少于 10min；高峰期每个队伍不超过 12 人；患者对挂号的时间的抱怨减少 30%。原因剖析从患者的就医习惯、医院的专家安排、医疗保险联网速度慢、收费系统反应时间慢、患者不配合、设备故障等角度给出分析。最后提出改善行动：经过多次的改善和调节，确定改善方案为调整窗口号码顺序，将原来的窗口标识由原来的 1 到 8 顺序调回来 8 到 1。这样每一个到 8 号窗口交费的患者都知道前面还有 7 个窗口可以交费。实施后各个窗口处理的人数均衡了许多，高峰期排队等候的人数从 25 人下降到 10 人左右，基本达到了交费排队等候小于 10min 的目标（图 7-1）。

项目名称：优化收费流程，缩短患者挂号交费等候时间	创建日期：　2014年9月　　更新日期：2016年1月
项目团队：　***　　***　　***	项目负责人：　***

问题
患者挂号、交费排队在高峰时段等候时间长，导致患者不满，抱怨较多
挂号交费排队等候时间指：
患者到达门诊挂号收费处到交费完成
目标/现状
根据全国文明城市对医院要求挂号、收费等服务窗口排队等候不得超过15min。本项目为精益改善的2期持续改善项目，在1期项目改善的基础上，继续改进
目标：
1. 患者挂号交费等候时间不超过10min
2. 高峰期每个队伍排队的人数不超过12人
3. 患者对挂号收费抱怨的人次减少30%
现状：
医院现有10个挂号收费窗，其中门诊大厅1楼挂号收费综合区有8个窗口，除窗口1外均为挂号收费混合窗，3楼1窗口，门诊2号楼1窗口
改善前，一周观察中最长等候时间为早上7:55左右，等候15.3min，排队人次23人
排队人数图：
人数
时间
早上7:55
上午10:42
9月份医院收到患者挂号交费等候时间长抱怨16人次

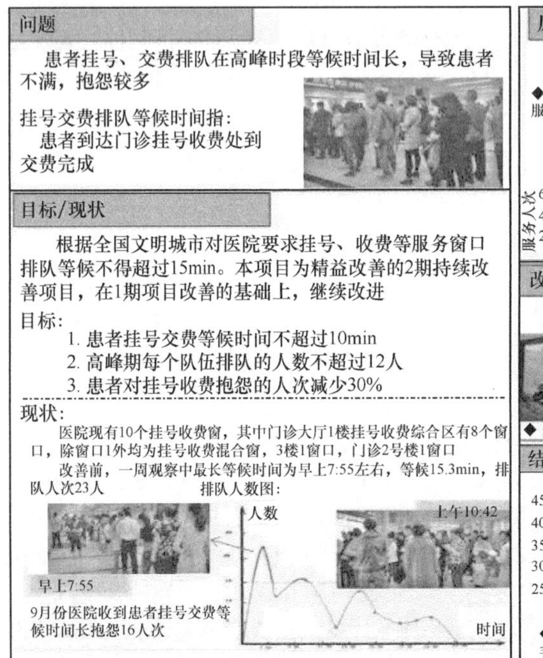

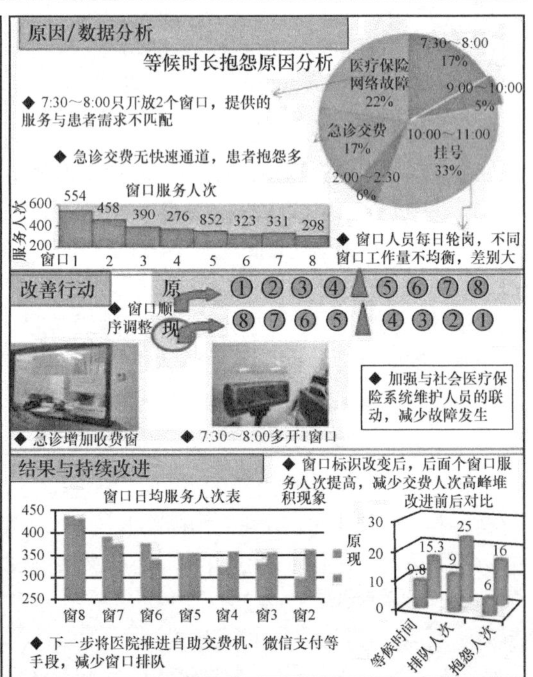

图 7-1　优化挂号收费流程项目 A3 报告

第五节 平衡计分卡

一、平衡计分卡的概述

（一）平衡计分卡的产生与发展

平衡计分卡（balanced score card，BSC）是由哈佛商学院发明的一种绩效管理和战略管理的工具，被誉为“75 年来最伟大的管理工具”，已广泛应用于西方国家。

构建“实施战略绩效管理系统，推动企业目标的实施与完成是平衡记分卡的重要目的，也是作为一种新型的效绩管理体系提高企业战略执行力的有力手段。根据客户、财务、内部运营、学习与成长这四个方面的区别，可把组织的战略描述为可操作性的衡量指标和可以实现的目标数据。平衡计分卡的体系可分为以下几类。

1. 平衡计分卡 罗伯特·卡普兰（Robert Kaplan）与大卫·诺顿（David Norton）研究的结论“平衡计分卡驱动绩效的量度”在 1992 年《哈佛商业评论》1 月与 2 月号上发表。传统的财务会计模式不能评估和预测企业的前瞻性投资（领先的驱动因素），只能衡量企业在过去经历和发生的事件（落后的结果因素）这是被平衡记分卡所强调的，因此，评价组织绩效的关键是如何改用一个能把组织的愿景转变成为一组由 4 项观点组成的绩效指标架构。这 4 项指标分别是：内部运营、财务、学习与成、客户。

保留从前衡量消极的指标，用严谨可行的方法解释其策略，促进并完成财务目标-绩效因素的衡量是组织凭借这四项指标所获益的。除了提高组织业绩，追求远大目标，也要进行学思结合，在学习中成长，在成长中学习。只有通过分析大量的因果关系，才能使组织连接绩效驱动因素和产出，将衡量指标和其量度作为标准，把组织的策略和任务向前后呼应的系统的绩效评核量度靠拢，把繁杂且虚无的概念转为可实施的具体目标，寻找长、短期目标之间、落后与领先的指标之间、财务和非财务之间及外部与内部绩效之间的平衡。

2. 战略地图和平衡计分卡 罗伯特·卡普兰（Robert Kaplan）与大卫·诺顿（David Norton）研究的结论中的战略地图主要的功能是平衡计分卡考核的扩展，然后使用战略地图来实现描述和策划集团的战略，这样就比较好地解决了面对多层次、大范围、多领域带来的管理挑战，直观展现集团的人员管理和调控之间出现的问题。战略地图的主要构成“图、卡、表”。“图、卡、表”就是指《战略地图》《平衡计分卡》《单项战略行动计划表》，它们就是在运用战略地图的实例时三个必备的构成文件。

首先，《战略地图》仅仅用几张表就能简洁地把职能战略、SBU 战略、集团战略这些通常需要几百页表达的战略规划文件清楚地描画出来。《战略地图》是企业集团进行战略描述的一个集合平台；但它不同的一点是，《平衡计分卡》就是对《战略地图》描绘出更加深度剖析的表格，其中包含有核心衡量指标、战略目标与主题、未来三到五年的战略指标值、单独战略行动计划表。最终，《平衡计分卡》中的每个单独战略行动计划演化成《单项战略行动计划表》，它把那些空心的战略真正落实到每一个阶段都可以被监控操作的、同时具有明确时间节点、资源安排、责任归属的行动计划。

3. 战略中心组织+平衡计分卡+战略地图 这是第三代平衡计分卡体系当中的重要思想，大卫·诺顿与罗伯特·卡普兰认为战略在如今的商业背景中显得非常重要。但是通过研究，战略仍不能被大多数企业所成功实施。复杂的记录背后隐藏着一个事实：专门为传统组织设计的管理流程仍然被大多数企业所沿用。

能系统地描述、衡量和管理战略是第三代平衡计分卡体系“战略中心组织”区别于其他一般组织的体现。

（二）平衡计分卡的基本理论

1. 学习与成长、财务、客户、内部流程　这四个维度是平衡计分卡在维度方面根据不同阶段的发展状况和战略愿景所转化的并将评价指标与维度相互对应，从而形成一套完整的业绩评价体系。

（1）不论是社会效益还是经济效益，创造效益是企业持续经营的唯一动力。尽管企业在经营战略和长短期效益方面存在着很大的差异，但效益始终是企业所共同追逐的最终目标。重视企业的效益，使效益最大化就是财务维度作为平衡计分卡的第一个的维度关键之所在。

（2）客户维度：客户满意度与企业效益密切相关。因此把客户当作核心，满足客户的爱好才能使企业在竞争中处于有利地位，从而获取更多的效益。客户维度通过从服务、成本、性能、质量、时间这几个角度共同树立目标来完成需求、创造价值、提高满意度、获取信任。

（3）同时兼顾短期与长期目标：把握有效信息设立短期目标是企业在知识经济高速发展所做的正确决定。同时一个个的短期目标的组合与实现为长期目标奠定了坚实的基础，战略计划制订的关键在于在短期目标实现的过程中可以保证长期目标不受影响。平衡记分卡在此时就发挥出了它的重要作用，它通过结合短期与长期目标的各自资源需求对四个维度进行分析与动态调整。既保证了长期战略计划效益，同时保障了现阶段战略计划的实现。

（4）成长学习维度：企业的发展和企业的人员素质、研发能力、企业文化密切联系，不断地学习与创新在企业的可持续发展中发挥着不容小觑的重大作用。这个维度通过侧重对员工的能力与素质培养来推动前三个维度的实现，从而养成一种鼓励学习与成长的文化良好七份，推动企业文化发展。

2. 平衡计分卡的平衡理念　领导管理者的管理通常是综合各个方面的，需要对生产或服务流程、竞争对手的动态手段、业务增长带来的回报效益、市场客户需求和相关问题事件处理、资金资源是否得到了充分利用过程中出现的问题、新工艺和新技术的研发、人力资源队伍建设等进行综合考虑。而管理的关键所在是能够在实现目标的过程中有效地掌控和平衡项目的进展，高效处理解决各项问题。事业项目进程和企业的长期发展中一直贯穿着平衡和管理。在能力和技巧等方面尤其考验领导者。实践体系以及计分卡管理理论的平衡运行应用，为企业的发展提供了一种新的模式——平衡模式，这对实现企业的多方面掌控，使管理者和被管理者能更方便地实现目标提供了便利，做到财务维度和其他维度的平衡并且相互兼顾。

（1）一些指标如产值、利润和利润率、资产增值、成本消耗的表达都属于财务维度，这体现了企业生存发展的状况。但是经营管理中的企业，随着社会发展和科技的进步，想要评价企业的经营，仅仅用财务维度作为唯一指标已经不能达到企业发展的要求。平衡计分卡从战略制订开始，其计划目标设置就考虑到财务上一些指标的实现和与其相关因素的支撑、驱动、逻辑关系，并在各种如市场、效率、质量、竞争、人力资源客户、发展等多方面的体现，使企业得以较为全面的发展进步。

（2）兼顾财务指标与非财务指标并做到两者之间平衡的方法：因为财务指标是结果性的指标，所以它一般在管理方面具有滞后性，我们在管理时，要把握好有利于推动财务指标完成的一些非财务指标。有利于管理者进行驱动性指标分析并减少工作失误，加大对财务的控制力度，兼顾其平衡是四个维度在平衡计分卡管理体系中，相互作用于指标体系的设定。

（3）实现既兼顾短期又兼顾长期目标的方法：科技高速发展时代，企业应当及时把握住有用的信息，正确追求短期目标。长期目标是依赖多个短期目标相结合，一步一步实现来构成的。怎样在短期目标的实现中，保障利益，制订计划就显得至关重要。四个维度在平衡计分卡管理体系中，促进了短期与长期目标不同资源需求的有机结合，为实现阶段性战略计划和长期效益的共赢创造了有利条件。

（4）建立平衡共有价值观的方法：岗位平台和相对有效的绩效考核方法之一是企业内部共

有价值观形成的主要基础。马斯洛在他的理论中指出，较高层面的需求就是完成自我实现。把员工追求个人目标的实现与企业最终目标相结合是实现共有价值观的最佳途径。根据企业战略而制订的平衡计分卡，促进员工自我价值的实现、统一员工与企业的价值观是四个维度在平衡计分卡管理体系中的重要作用。客户与企业之间良好关系的形成离不开企业价值观的实现，也离不开客户、市场维度的兼顾。一线员工能够通过在兼顾效率与效益、流程改造的这种概念下的绩效考核考评和岗位平台设置，并实现兼顾员工之间的利益，以达到使之平衡的效果，最终促使价值观趋于一致。

二、平衡计分卡的核心要义及创建过程

平衡计分卡的核心要义可以由 4 个方面组成（图 7-2）。

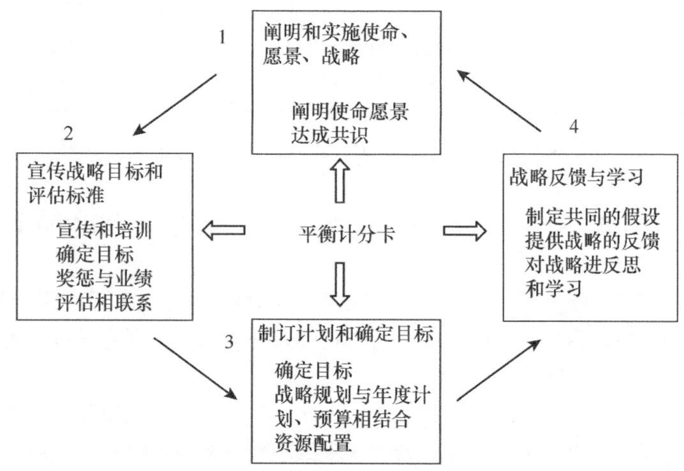

图 7-2　平衡计分卡的核心要义

（一）阐明和实施使命、愿景、战略

对使命、愿景和战略加以阐明和实施是平衡计分卡的第一核心要义，也是实施平衡计分卡的出发点。在组织内部对使命和愿景进行清晰凝练的表达是确定组织战略定位的首要条件，在此基础上，组织中的各层级人员达成共识，明确自身使命，以积极主动的心态完成组织愿景。

（二）宣传战略目标和评估标准

明确组织使命和愿景及战略后，确保组织中的各位成员认知其含义是实施平衡计分卡的第二项核心要义。首先，要进行全员的宣传与培训，确保员工熟知组织使命和愿景，并能理解其中要义；其次，确定组织中的各层级在实施平衡计分卡中要完成的目标和任务；最后，明确奖惩和评估细节，确保评估标准与业绩相关联。

（三）制订计划和确定目标

本要义侧重于具体实施中的计划制订和目标确定，确保年度计划、预算和战略规划相结合。在此基础上与资源配置和人员配置相衔接。

（四）战略反馈与学习

平衡计分卡实施后，应建立正规的反馈机制，对战略进行反思与学习。

7 个步骤（表 7-2）构成了平衡计分卡的创建过程。①组织的愿景定义，一开始就要确立组织的未来，组织最终要去哪里？三年五年后组织会变成什么样子？②组织战略的确定，确定了战略，就能知道组织怎样实现愿景。③关键维度和因素需要定义，组织需要在相应的方面做好定义。④确立绩效衡量标准，也就是关键因素的考核标准。⑤评估方法的定义，明确使用正确的方式进行评估。

⑥制订执行计划。⑦管理和执行，就是写出计分报告并且进行管理、运行。同时，应该确定谁得到哪种报告。创立并实行平衡计分卡需要符合 5 大核心原则：①战略转变成可操作性用语；②明确实施有效战略；③战略深入人心；④确保可持续性战略的实施；⑤首先从领导开始变革。

表 7-2　平衡计分卡的创建过程

步骤	步骤名称	内涵及解释
1	愿景	定义组织的愿景
2	战略	定义组织战略
3	成功因素与维度	定义关键成功因素和维度
4	评估指标	如何评价关键成功因素和维度
5	评估	如何评估计分卡
6	制订行动计划	为了实现目标应该采取哪些行动
7	执行与管理	如何实施、更新与维护计分卡

三、平衡计分卡在医院管理中的应用

现在以原河南省平煤医疗集团（现平煤神马医疗集团）为例，来阐述平衡计分卡在医院管理中的实际应用。

平煤医疗集团以原平煤总医院（三级甲等医院）为中心，包括 11 家二级甲等医院，34 家一级医院及社区服务中心。拥有 4000 余员工，5000 多张开放床位。拥有先进的大型医疗设备。完成了几起活体肾移植、全肝移植等高精尖技术的手术。

平煤医疗集团在战略管理中以平衡计分卡为导向，集团的使命愿景和目标基于平衡计分卡的四个维度来进行制订。集团将从平衡计分卡的 4 个维度来分析的战略确定之后，依次展开集团、医院、部室及员工等每个层级的平衡记分卡，促进具有共同战略导向的体系性的平衡计分卡的形成，取得良好的效果。

（一）实施步骤

1. 制定医疗集团目标　规划明确医疗集团的目标是建设豫西南地区人民支持放心的集学习性与科研性于一体的医疗集团，集团、医院、科室、员工自上而下组成了四个等级的共同目标责任体系。加强员工培训教育工作，确立集团发展目标，以“安全救护”和“医疗保健”这两个中心，构建了从集团总部到区域中心再到社区服务“三个层次”。

2. 确定医疗集团的发展战略　制定《平煤医疗集团 2007—2011 年发展规划》，明确发展路线（图 7-3），在各个方面比如业务、人才等都制定了具体详细的战略布局，将计划详细的分解到各个年份，例如 2008 年为“规范优化年”，2009 年为“创新提升年”。“安全医疗救护线”和“基本医疗保健线”，是在发展战略中确定的两条发展主线。安全医疗救护线从井口安全救护为起点，线路通过区域医疗安全救护分中心，最终抵达集团总部安全医疗救护中心；基本医疗保障线以社区医疗保健服务站为起点，经过区域医疗保健中心，在集团总部医疗保健中心结束。

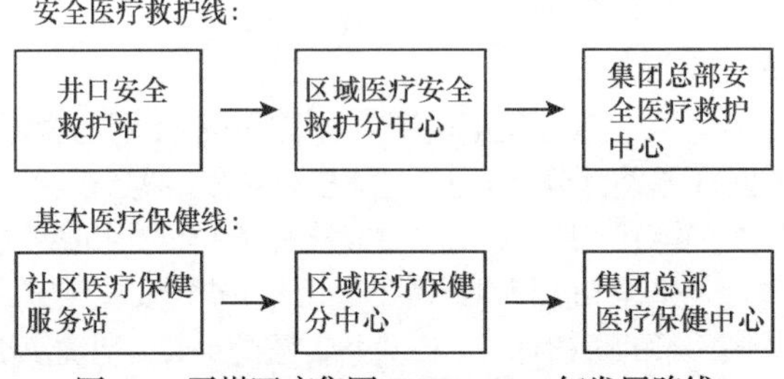

图 7-3　平煤医疗集团 2007—2011 年发展路线

3. 构建并形成一种有关平衡计分卡战略的管理体系

（1）明确平衡计分卡 4 个维度之间的区别与关系：学习成长面是最基本的，对学习成长面进行考核，加快提升内部的运营指标，如果内部运营的各项指标都有所进步，顾客的满意度将会提升，医院影响力和效益也得以提升，进而促进平衡计分卡的螺旋式健康发展。

（2）改良集团的组织构成：建立综合部、财务部、人事部、管理监督部、发展策划部、提供部和后勤保障部 7 个部门。科学合理规划进行卫生分区，设有 1 家三级医院、11 家二级医院及 34 家一级医院和社区服务中心（图 7-4）。

（3）确立平衡计分卡目标管理层次能级：在调整组织结构的基础之上，把发展目标划分为详细具体的四个过程，形成集团、医院、科室、员工四个等级的平衡计分卡管理层次。

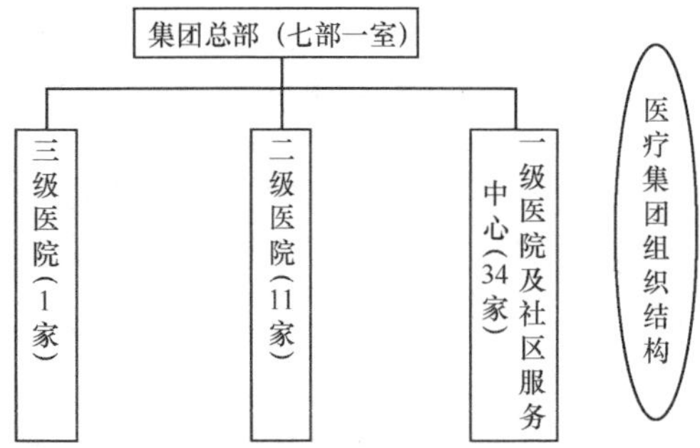

图 7-4　平煤医疗集团优化调整后组织结构

这种目标分解有利于信息传递，保证了层级间的平衡计分卡与集团发展目标具有极高的统一性（图 7-5）。

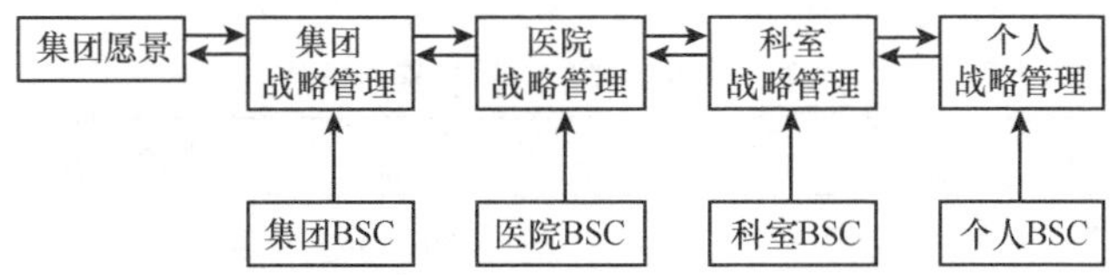

图 7-5　平煤医疗集团四级平衡计分卡战略管理

其次，构建集团 BSC：以目标战略作为出发点，确立集团的前进路线，明确目标与核心业务的服务流程，总结工作过程时，一般从医疗、护理、医技、药品、机械、后勤、行政等方面的管理进行综合评估，对财务、顾客、内部运营、学习成长这四个维度用带有描述性的战略简略概括。依据这些指标，寻找恰当的管理方式，并相应地制作适合的平衡计分卡。（以平煤医疗集团为例，表 7-3）。

表 7-3　平煤医疗集团平衡计分卡

构面	关键区域	关键指标
财务面	营利性	业务收入、就诊人数、经济增加值
	流动性	现金流充足度、资产周转率
	效率性	固定资产折旧、存贷周转率、成本利润率
顾客面	患者满意	患者满意度调查、患者保持、患者的投诉与表扬
	综合服务质量	患者评价（诊疗结果评价、员工服务态度、膳食与环境评价、相关配套服务评价等）、患者忠诚度
	服务及时性	急诊反应时间、办理出入院手续时间、时间安排灵活性
	社会形象	社区满意度调查、新闻报道的覆盖率、接受捐赠的金额
	员工满意	员工满意度、员工保持率、员工缺勤率、优秀人才的保留率、员工流失等

续表

构面	关键区域	关键指标
内部运营面	医疗质量	患者反馈、员工职业化程度、新型诊疗技术的运用、诊断符合率、辅助检查正确率、住院日、就诊等待时间、危重患者死亡率、申诉处理过程正确性等
	费用控制	单病种费用、住院患者的每日费用、门诊患者平均费用、管理费用、成本利润率、资源利用率、床位使用率等
	效率	平均住院日、门诊循环时间、流程改进状况、设备利用率等
	安全性	医疗事故发生率、医疗纠纷发生率、院内感染率等
学习成长面	技术创新	医疗技术项目的创新数量、新服务项目的数量、创新的市场反应
	新技术状态	自动化程度、新技术的时效性、成本效益比
	员工的学习能力	出版物的数量、专业论文的数量、继续教育的学时
	与其他机构的合作	合办活动的数量、参加活动的员工数量

再次，建立科室BSC：根据不同科室、专业、岗位的特点和目标的要求，建立了科室（部门）平衡计分卡（以平煤医疗集团为例，表7-4）。

表7-4　平煤医疗集团科室平衡计分卡

科室性质	层面	考核的主要指标
临床一线	顾客面	客户满意度、相关科室满意度、员工满意度、服务响应及时性等
	内部运营面	病历达标率、感染控制率、医疗安全、合理用药、诊断符合率、医疗纠纷、平均住院日等
	学习成长面	论文科研、科室制度建设、新技术新项目、合理化建议、培训等
	财务面	百元成本、经营指标、利润、床位利用率等
医技系统	财务面	材料消耗比、经营指标、利润等
	顾客面	客户满意度、相关科室满意度、员工满意度、服务响应及时性等
	内部流程面	报告准确度、感染控制率、设备完好率、设备利用率等
	学习成长	论文科研、科室制度建设、新技术新项目、合理化建议、培训等
药械系统	财务面	百元成本、经营指标、利润、药品损耗等
	顾客面	客户满意度、相关科室满意度、员工满意度、服务响应及时性等
	内部流程面	工作准确性、供应及时性、药品完好率等
	学习成长	论文科研、制度建设、合理化建议、培训等

以平煤总医院2008年普外二区平衡计分卡的建立为例（表7-5）。首先要研究科室：建设重点专科，提升诊治技术，如普外科常见病、多发病、微创等疾病。再要明确科室的规划愿景：根据平煤总医院的战略目标，三年内完成省级重点专科，把腹腔镜诊技术在全省打造成一流水平。其中主要参考因素包括：平煤总医院战略目标、平煤总医院2008年工作目标、平煤总医院BSC。

表 7-5　平煤总医院 2008 年普外二区平衡计分卡

层面	主要指标	指标值	层面	主要指标	指标值
顾客	患者满意度	≥99.3%	学习成长	论文科研	论文省级以上大于 5 篇；科研结果市级以上大于一项
	相关科室满意度	≥99.5%		新技术新项目	5 项
	员工满意度	≥99.6%		合理化建议	每月不少于 3 条
内部运营	病历达标率	甲级病历≥95%		培训	员工培训率
	感染控制率	≤5%	财务	百元成本	较上年度下降 10%
	医疗事故	0		经营指标	较上年度增加 20%
	出入院诊断符合率	≥98.8%		床位利用率	≥90%
	三日确诊率	≥96.5%		住院患者	较上年度增加 10%
	医疗纠纷	≤2 起		手术患者	较上年度增加 25%
	平均住院日	≤12d			

个人 BSC 的建立：通过分解科室（部门）平衡计分卡，结合岗位说明书、职业生涯设计，形成个人平衡计分卡（表 7-6）。

表 7-6　平煤总医院 2008 年医技与药械系统个人平衡计分卡

科室性质	层面	考核的主要指标
医技	顾客面	落实首问负责制、做好宣教工作、“七声服务”、患者满意度等
	内部运营面	医疗和护理文书达标率、各项操作规程符合率、病房管理、感染控制率、医疗安全、合理用药、诊断符合率、医疗纠纷、平均住院日等
	学习成长面	论文科研、新技术新项目、合理化建议、培训
	财务面	财务制度、百元成本、严格收费等
药械系统	财务面	百元成本、药品损耗、财务制度、严格收费等
	顾客面	客户满意度、相关科室满意度、内部员工满意度、服务响应及时性、核对制度落实情况等
	内部流程面	工作准确性、药品完好率、供应及时性等
	学习成长	论文科研、合理化建议、新技术新项目、培训和学历教育等

4. 利用平衡计分卡对医院进行管理　一般通过以下几个步骤实现管理。

（1）制定考核标准：实事求是；关心过程，重视效果；不偏不倚；进行分类；重视交流，不断提升。建立考评流程。

（2）建立组织来对平煤医疗集团进行考评：针对平衡计分卡 4 个维度，建立考核委员会，并将其分为六个小组，分别执行医疗、护理、行政、后勤、综合以及督导方面的任务，在每周的最后一个工作日对小组进行评定，并由相关部门公布各小组的成绩，对结果进行分析，找出不足之处并制订改善措施，然后双方签字确定，周末采取行动解决问题，在下一天观察整改效果，进行周清周结的考核制度。

（3）考评结果的沟通：①在医院方面，考核委员会以平衡计分卡的 4 个维度为依据，对计划执行的效果进行评估，并将实施计划的效果报告给上级，然后管理者根据结果对工作目标、评定标准和发展策略重新进行修正。②在科室方面，针对平衡计分卡在工作中产生的缺陷和不完善的地方，上级要仔细研究并制订解决方案。根据实际效果，调整工作方案，进行严格监督，改善服务质量。③在职员方面，根据 P-F（S，O，M，E）模型，从技能（skill）、机会（opportunity）、激励（motivation）、环境（environment）这四个方面对职员进行评定，管理者依次与每位员工交流沟通，告诉其问题所在，帮助员工进行自我完善，明确工作目的。

5. 平衡记分卡的应用 在对员工进行综合评定时，根据平衡计分法可以将员工划分为不同的等级，根据员工所在的位置，调整职员职级的升降和资金福利。激发员工的工作积极性，提高员工之间的竞争力，使员工得到相对公平的待遇。

6. 评价及改进 根据“戴明链”中连续循环的四个环节，即计划（plan）、执行（do）、核查（check）、处理（action），不断完善平衡记分卡。平煤集团总医院已运用平衡记分卡对自身考评体系进行两次重大调整，使得集团战略管理体系愈加科学合理。

7. 创建平衡记分卡应用于战略管理的文化体系 平衡记分卡的实施主要形成了“一个愿景”“一个体系”“一个理念”“五大文化”，分别是集团愿景、薪酬体系、人才理念、执行力文化、学习力文化、管理文化、服务文化、营销文化。其中，集团愿景以战略为导向，薪酬体系以绩效为导向，人才理念以加快人才成长为目的，执行力文化以提高执行力为目的，学习力文化以提高学习力为目的，管理文化以求实创新为目的，服务文化以亲善大使为主要内容，营销文化以提高辐射范围为目的。

（二）平衡计分卡应用于战略管理的实施效果

1. 发展质量显著提高 发展态势良好，进一步优化了组织结构，在促进医疗主业地位得以巩固的同时，使得其他行业迅速发展，初步形成和建立了以三级医院引领社区卫生服务的“服务新模式”、以平衡计分卡为导向的医疗集团战略管理构架。

2. 资源占有和配置力度进一步加大 科技进步促进了企业的发展，学习型企业文化建设增强了企业文化软实力。在门诊量、出院患者、手术次数及平均住院日等方面取得新成就。

3. 经济总量不断提升 医院经营额度得到大幅度提升。

4. 内部改革稳步推进 积极推进内部改革和组织结构调整，在二、三级医院开展首席专家负责制，建立全面精细的质控体系及平衡计分卡主导的绩效管理体系。

5. 科研水平显著提高 开展 160 多项新技术新项目；填补多项省市技术空白；获得多项省市级、国家级研究成果；提高了员工参与企业管理的积极性，积极提出多项合理化建议，产生了巨大的经济效益和社会效益。

6. 医院知名度不断提升 医院知名度的上升使外界的就诊人数有了显著的增加，医院的辐射囊括范围也不断扩大。外界就诊人数的增加主要来源于南阳、许昌等省内患者，但是内蒙古等省外的患者也通过电话、网络进行线上咨询，在平顶山的份额也不断上升。

7. 和谐医院建设加速推进 医院为了实现平稳、健康发展，努力推进和谐医院的建设，全面展开了和谐平安医院的建设。就当时情况来看，对患者来说，其对医院的满意度已经达到了 98.8%，对医院的投诉率也有显著的下降；对于医务工作者来说，对医院及工作的满意度高达 99.3%；对医院本身来说，医院的优秀人才流失率降为了零。

【本章小结】

对现场的管理和改善是精益管理的核心内容之一。由于医院的多场景、多设备特点，实施医院精益管理中，现场管理与改善尤为重要。现场管理与改善注重精益管理方法和工具的使用，通常包含可视化管理、看板式管理、5S 管理、A3 管理和平衡计分卡。

可视化管理可归纳为“将需要管理的对象用一目了然的方式来体现。一个企业若能实现可视化管理，将给公司带来更高的效益。可视化管理不仅能让企业的流程更加直观，使企业的信息更加有效地传达，从而实现管理的透明化；还使管理者更加有效地掌握企业信息，了解到企业各个环节的需求，更好地为企业服务。

看板式管理是控制现场生产流程的工具。运用“看板”管理的方法对手术室耗材作业流程进行系统分析和改造，根据耗材的大小及包装形态进行重新分类放置，选择适宜的“看板”，根据每种耗材消耗速度、补货周期、安全库存数确定“采购点”和“最大库存数”，可以大大提高手术室耗材管理的效率和准确率。

5S 管理指的是整顿、清扫、清洁、素养、整理，因为这 5 个词的日语拼音由 5 个 S 开头，简称为 5S 管理。5S 管理是指为了提升员工的个人素养，养成良好的工作习惯而营造一目了然的工作环境。5S 管理在医院现代化管理中具有积极的应用效果和价值，能有效减少医疗事故的发生、优化医院的整体环境、提高医护人员的整体素质、获得较高的满意度、树立良好的医院形象和口碑。

A3 管理是一种学习型的管理方法，也是一种精益管理和精益领导的方法。它由丰田公司开创，用图形把问题、分析、改正措施，以及执行计划囊括在一张大的（A3）纸上。A3 管理方法通过针对实际问题的对话，进行教育和学习，解决问题的同时达到培育员工的目的。

平衡记分卡能够提高组织的工作效率，加速企业的发展进程。通过对员工进行详细的考核评定，能够将工作中出现的问题清晰地呈现出来，将目标具体化，工作有序化，使企业得到根本性的改善。

医院精益管理方法是医院进行精益管理实践的基础，精益方法的应用、拓展和创新将进一步提高医院精益管理的水平。本章系统阐述了医院精益管理的工具和方法，分别说明了可视化管理、看板式管理、5S 管理、A3 管理和平衡计分卡及其应用，并以平煤神马医疗集团为例，详细说明了平衡计分卡方法的应用和实施，对应用前后进行了对比，较为真实、客观、有效。

第八章　医院精益管理的成效评价

近些年，在我国医院管理中，经常会用到精益管理。伴随逐步深入应用，精益管理应用是否到位、其绩效达到满意与否的标准要求等越来越得到医院的重视。关于医疗行业，精益管理涉及极广，如小到产品的设计、大到战略，这就为评估增加难度。而本章意在通过提出一套切合医院精益管理的评价体系，详细说明评价原则，进而给出一套综合的评价指标和评价方法。

第一节　评价指标体系的设计原则

一、实用性原则

精益管理项目效果评价指标体系不但可以明确地体现出精益管理项目的完整状况，同时也要考虑精益管理是否能够解决医院的实际问题，满足医院的实际需要。

对于医院来说，保证患者安全、追求卓越的医疗质量是首要目标。因此，在管理绩效评价的过程中，医疗服务质量是关键的指标。这在精益管理实践中也有所体现。如美国医院提倡应用完美质量策略，其目标就是不断满足患者就医体验，追求超出患者的就医期望。医院管理者力争让所有员工参加到质量持续改进过程中，进而不断提高患者满意度。英国医院则通过制订标准来控制质量，如对门急诊等候时间有明确规定。

故而，对医院进行精益管理评估时，要对其目标、医疗服务特点进行充分考虑，以保障评价体系的适用。

二、系统性原则

精益管理的过程指是由许多部分整合在一起进而形成一个完整的整体，故想完全体现出精益管理的基本情况，那就要求在设计评价体系时，其包含的指标要涉及各个部分，并且有结构、层次及系统鲜明。与此同时，为使结果能突出重点且明确，那就要在全面的前提下，尽可能挑选有代表性的指标，从多角度进行考核。

例如，在对医院进行精益管理评估时，既要考察能体现隐性效益的设施布局规范等，也要考查能体现的隐性效益的“以人为本”的思想。此外，比如还可实施减少痛苦性的医疗措施，以减轻患者的疼痛、舒缓其对死亡的恐慌。采用些舒适的护理方式如音乐疗法，以减轻其临终前的痛苦，使其安详平静地走完人生最后一程。

三、可操作性原则

评价指标对医院精益管理来说，具有重要的参考价值，不仅要易获取，而且需要有详细完整的评价标准，从而可以有效地反映出医院的管理效果。主要包含以下几方面内容。

1. 整体规范操作　相关流程操作、评价指标、数据获取要系统规范化操作。

2. 评价指标和方式均要简捷有效　建设评价体系要以科学依据为前提，确定评价方式可以简捷有效、被执行为标准。此外，对相应无关联、无效用的指标要进行删除，以保证评价结果正确无误，且评价体系简洁明了。

3. 评价指标信息要方便获取　无论是定性的还是定量的指标，其相关数据获取方法要有可持续性和稳定性。

4. 相关数据要保证有效性、完整科学性　要有严格的质量评价体系对其进行评价。

第二节　评价指标的选取问题

一、精益管理评价指标体系的组成

企业运行的全过程中都包含着精益管理，其中可以根据它的效用特点，将其分为三种类别，即“战略、市场和用户”（strategic market users，SMU），经营结果评价（operation research evaluation，ORE），产品研发/质保能力（product R & D / quality，PDQ），领导/组织/员工（leadership / organization / employee，LOE），制造过程/现场管理（manufacturing process / site management，MSM），信息管理（management information system，MIS）和供应/采购管理（supply / purchase management，SPM），评价精益管理的绩效水平一共有七大类，这七大类因素相互之间紧密联系，相互作用，但同时在评价体系里面的体现却不同。以下将进行详细描述。

（一）核心层次

精益管理的关键是“战略、市场、用户”，三者之间是否协调有效、应用得当，都关系医院的价值水平及是否可稳定持续发展。此外，精益管理不仅在医院的运行上起到较好的协调作用，而且可以将有限资源加以优化配置，进而制订出最优分配方案，并鼓励医院把市场和用户当作企业生产的最终出发点和医院生存的最终决定者。一般来说，核心层次在评价体系中所占比重为 20%。

（二）中间层次

中间层的四个子系统分别是制造过程/现场管理（MSM）、产品研发/质保能力（PRDQ）、领导/组织/员工（LOE）、经营结果评价（ORE）。而之所以能体现医院精益管理本质特点，是因为其分别涉及医院的研发能力、产品质量、财务、人力资源和生产环节。一般来说，这个层次的各评价指标所占比重均为 15%。

（1）经营成果评价子系统位于中间层，贴近核心，与其他子系统紧密相连。而经营业绩综合整体体现了精益管理下企业的绩效、增值水平和股东权益，同时直接反映了精益管理是否能够帮助企业实现最大化的价值。此外，经营成果既反映了战略实施的效果，又体现出了企业其他功能的实现。

（2）精益管理的特色是不断设计开发成低成本、高质量的新产品。可以在产品开发的过程中，通过减少不必要的浪费和周期，提高公司的核心竞争力。与此同时，还要保证企业生存所依赖的产品的质量。故企业的产品研发/质保能力的子系统应位于中间层。另外，其也需要依赖于其他各个环节的团结协作。

（3）精益管理开展的基石是“领导、组织、员工”。其核心是以人为本，需要全员的精细配合，需要每位员工主动献计献策，同时还需要领导的带头，为组织的发展指明方向，这样就能真正做到精益管理。此外，还需人力资源和各级组织同时发力，才能使得精益管理不断改进和深入。故“领导、组织、员工处于内核指导球体的中间层”，评测精益管理的组织管理水平和人力资源。

（4）精益思想对精益生产的管理的体现形式为制造过程/现场管理。制造企业增值的基本过程是制造过程，其目的是最大限度地减少资源浪费和无效劳动，将精益管理思想完美融入生产的整个过程中，以实现过程的精益化。所以，该系统也是位于这个体系的中间层，以更有助于了解精益管理和生产的最终效果。

（三）外部层次

评价体系的最外层为外壳，包括两个部分，分别为信息管理子系统（MIS）和供应/采购管理子系统（SPM）。为什么我们把这两个子系统放在最外层？首先，采购和供应是精益管理的成本，位于企业的价值链的外层。其次，信息管理不能仅依靠一个部门进行，它是在各个部门的团结合作下有序进行的，内核通过中间层对信息管理起引导作用。

（1）持续高效有力的信息管理对于顺利展开精益管理有很重要的意义。精益管理需要企业在设计技术、制造和企业管理等领域具有规范、完整、经济、高度共享的信息采集、存储、处理和使用功能。

（2）采购与供应可以有益于公司与外部联通。企业通过采购和供应与外部环境来进行相互沟通，以尽量使企业在沟通中进步，相对于产品的品质、成本和是否及时，则会作用到下一个生产过程的操作。引入精益管理对实施管理方法有益，不仅可以使成本大大节约，还可以提升企业的管理水平，与供应商建立良好的合作关系。其实，即使球体是分层的，但是每一层都会在最终一起汇聚在球中央，从而，达到让信息连续传递的目的。每个通信信道都是相互连接的，但是路径的长度和时间的速度是不同的。所以选择球体来表示这种评价体系。

二、精益管理评价指标的选取

（一）战略、市场和用户子系统

评价指标：企业阶段性目标、企业设定计划完成管理、市场与竞争力分析过程、国内外市场开发计划及管理、用户满意程度，用户意见的反应与改进机制。

（二）产品研发和质量保证能力子系统

评价指标：产品开发队伍及工作的协调方式、对于用户质量反馈和投诉等相关信息等设定的程序、企业的整体创新能力、先进方法在产品开发和研究方面的应用等。

（三）经营成果测评子系统

评价指标：市场份额所占比重，预测要实现的销售收入和收入的增长状况，在市场销售方面的比重是否提高，成品合格率及服务质量状况，集团对于各个不同企业月度综合指标的安全及环保状况的测评，自主研发产品和新产品的所占比率，是否发生大批量退款和抱怨事件。

（四）制造过程和现场管理子系统

评价指标：拉动系统的建立和运行状况及与之相适应的生产计划体系的灵活性和作业负担的均衡，企业内部的准时供货制度和物流标准化的优化与改进，一人多岗位的改进和劳动效率的提高。

（五）领导、组织和员工子系统

评价指标：加强对领导机构精益管理、提高对管理和策划工作的要求，提高推进改进工作的积极性和主动性，改进活动及团队工作法的推广及实施成效，企业文化建设及管理创新效果的评定及改进，密切关注员工培训计划的实施状况并及时进行完善。

（六）供应商/采购管理子系统

评价指标：建立供应商之间的关系网并加强供应商与产品之间的信息管理，同时纳入管理程序及管理机构的状况，相关管理人员和业务人员的组织机构和岗位职责，采购价格监督机制及采购委员会的架构，以及对采购成本的目标与考核。

（七）信息管理子系统

评价指标：企业信息化工作是否得到了有效的规划与实施，以及信息集成的软硬件条件状况，另外在经营管理、设计、制造的过程中信息管理工作程序及信息是否发挥了有效的作用。

三、医院精益管理评价体系的组成及指标选取

根据精益管理的评价原则、指标体系组成和指标设定，医院精益管理的评价指标体系的构建可以从以下几个方面进行。

（一）战略/市场/患者

在精益管理中，医院的战略管理应遵循以患者需求为出发点的基本要求，树立和增强员工“一切为满足患者”的价值观，培育和增强自身的核心竞争力。

在“评价体系”中，以这些方面为主题的指标内容主要包括以下内容。

（1）分析医院战略和制定战略规划程序。

（2）加强对战略规划的实施与管理。

（3）市场与竞争力的分析程序。

（4）国内外市场开发的目标与规划。

（5）患者满意程度的管理。

（6）依照用户意见及时调整与改进的机制。

（二）领导 / 组织 / 员工

首先，各企业领导必须充分重视、亲自参与评价。“高层领导”维度提倡医院高层将精益管理纳入医院总体战略，支持持续改进活动并提供必要持续的资源，还要积极参与精益管理活动，并带动各项活动的推进。肯尼迪（Kennedy）等（1999），迈耶（Meyer）和科利尔（Collier）（2001），李（Lee）等（2013）的研究认为，“高层领导”对各种管理实践的驱动作用，如“质量方针制定”“精益管理部门角色的发挥”“培训工作的顺利开展”等均有正向促进作用。

由于医疗行业的特殊性和专业性，所以如果有人想做医院领导工作，那么他很大程度上需要毕业于医学专业或医学相关专业。无论医院院长还是管理层都在医学方面比较擅长，却在管理方面不怎么擅长，他们大多都是依靠经验对公司进行管理。医院与医院之间的竞争越来越激烈，一些医院高层意识到先进的管理方法可以帮他们从竞争中脱颖而出，于是他们开始学习模仿优秀的企业管理模式，但这些还不够，一所医院如果真的想在医疗界站住脚，那么它的管理模式必须切合它自身的真实情况。如何提高医院高层对管理的领导能力，是当今社会讨论的重点，不同的人给出了不同的答案。如：易利华教授（原无锡市第二人民医院院长）根据领导品质、领导智慧、行为能力、亲和程度和知人善用这五个方面提出现代医院院长领导力模型；王永庆先生提议引入企业式经营理论来管理医院，他的这种想法被称为长庚模式，有效地提高了医院的管理、增加了医院的收益；也有人提出医院高层可以通过共启愿景、挑战现状、信誉、以身作则及团结众人去提高自己的领导能力。王永庆先生提出的长庚模式被许多医院学习、模仿。长庚模式的“医管分工合治”制度为了区分医管双方责任，通过专业化分工原则，再适当的程度上分开了医疗专业管理和医院经营管理，虽然承担医疗专业管理和医院经营管理的人不同、医疗专业管理和医院经营管理负责的工作不同，但是由于双方的相互配合，使患者得到了更为专业的服务。专业管理参谋是医院职业经理人，他们的工作是将管理制度化、作业标准化及流程合理化等，如：设计流程与制度，根据医院院长的需求提供解决方案，推动医院进行精益化管理。

为了更好地制订目标、计划，利用员工的智慧，医院需要建立领导组织机构，组织文化建设和适当地对组织进行变动。昆明医科大学第二附属医院的行政管理机制是由独立法人治理，实行管办公开。这种机制不仅在一定程度上可以让医院法人对医院实施治理，还可以使政府对相关医疗机构实施监督。但这只是理想状态之下的结果，在实际情况中，这样的管理模式并不能实现真正的法人治理。而且，很多医院的院长不具有对医院人、财、物的自主支配权，在用人制度上，政府有权利去决定院长和班子成员的聘用以及任免，在各科室主任的聘用上是由院长决定。医院

各部门、科室实行任期目标责任制，以此来提高医务人员的积极性，通过简单的规则，来进行定岗、定员、定责、定位、实行优胜劣汰的制度，增强员工的竞争意识。在运行机制上可以引入市场机制。医院要提高医疗服务水平，可以在公益性的基础上，大量地聘用高级的医学人才，通过制定相关的优惠政策，吸进更多的优秀人才加入。

昆明医科大学第二附属医院虽然已经是一家颇具代表性的公立医院，但是如今随着社会的不断发展，市场竞争也在不断地加强，所以，他们也要尽最大的努力，采用最低的成本和最佳的服务以满足社会的基本医疗保障。随着医疗保险报销比例逐年上升，加剧了市场竞争，使得医疗人员更加注重自我学习，丰富自己，以逐步提升医院的服务水平，进而使医院优质化服务逐步提升。

昆明医科大学第二附属医院绩效考核方面主要分成两个板块，即考核机制和分配机制，其中更为重要的是考核机制，而考核对象即为科室和个人，主要是对个人从德、技、勤方面对其进行综合测评，包括员工考勤、参与手术台次、职称、学历、工龄等的考察，每年进行一次；对科室则采用科室成本核算机制，该机制与经济指标紧密挂钩，还包括门诊人数的多少、手术台数的多少、医疗质量的好坏、患者出院人数的多少等。此外，科室主任还根据每年年初卫生厅下达的科主任责任目标完成情况进行评估，把评估结果算入科室绩效考核中。另一方面，昆明医科大学第二附属医院积极推行分配制度，建立重贡献、重实绩、重效率，灵活多样的分配机制，真正建立多劳多得、有奖有罚的体系制度。

最后，倡导全员参与的持续改进活动，以及卓有成效的员工培训活动。全员参与对服务绩效的提高有着极大帮助，这种说法无论是对医疗服务还是非医疗服务都是成立的。现代医院管理中，员工、患者分别是医院的内部顾客和外部顾客，想让外部顾客得到优质的服务需要内部顾客对医院满意且自信。王永庆先生在其提出的长庚模式中提到：管理者想照顾好患者就必须先照顾好医疗人员。在医院员工管理中存在工作多、工作时无动力、缺乏工作能力等问题，而造成这些问题的原因是医院工作具有特殊性。所以，管理者要了解员工的需要，重视员工，对员工进行适时、适当的培训，还要调动员工的积极性和工作热情。医院需要一个有着各种专业技能和经验、能改善医院各种工作质量的团队。

在关于“评价体系”中，这方面要求的体现的标准内容如下。

（1）“评价体系”通过对精益化管理中的领导机构、管理和计划工作进行要求；

（2）对改进活动支持、推动；

（3）有效的实行团队工作法；

（4）对企业文化建设、对管理模式进行创新；

（5）对员工进行有效的培训来满足这方面的要求。

（三）医疗质量和质量保障能力

为了减少在开发过程中造成的浪费，以节约时间，故要使精益思想贯穿整个过程。质量保证即是医院能够生存下来所必须有的条件，也是提高患者满意度的重要方法。

医疗质量是指在医院现有的技术条件水平下及相应规范要求下，在临床诊疗过程中，医院及其医务人员给予患者的照顾程度；医疗质量是医院发展的立身之本。提高医疗质量是改善医患关系的根本，也是患者利益的保障，还是每个医院都在不断探索的问题。现行医疗质量监控与评价指标多为间接指标，如“病床使用率”“病床周转总次数”“平均住院日数”“住院的人数”“平均住院费用”等，上述指标质量的控制较为滞后，如床位的使用率，很多医疗机构或医疗管理部门也结合基于病种，用反映病种质量的指标评价医疗质量，如价值系数，只是这些指标都是对医疗终末质量和效果的评价，而且，发现信息化技术可提高质量管理的效率。

医疗水平和质量保证能力的评价内容如下：

（1）医疗队组织形式与运行协同。

（2）先进医学思想和技术在医疗方面的应用。

（3）医疗水平保证体系运行的效率。

（4）过程水平及管理考核的实施与效率。

（5）病人投诉及水平反馈情况的处理过程。

（四）供应商与医疗物资采购管理

在总的管理战略下，契约式的常规秩序是医疗机构的主要物质来源。在购买医疗物资时，决策者首先根据以往的数据和经验规则，确定下一年的预期需求。然后，购买人员需充分了解和评估相关医疗产品在市场上的价格、折扣、质量和信誉，再选择合适的供应商，并与其签订相关供货协议，协调产品价格、数量、折扣、交货时间、配送、售后等。当前，我国医疗机构在市场上有很多供应商，但其建立的评价指标体系却大多不完善。多数医院的采购模式由传统的“大批量、小批量”向“多批次、小批量”转变。他们为降低物流成本，提高资金利用率，而只保持当时所需库存，对医疗物资尽量“零库存”。然而，对于紧急的医疗事件所需物品，没有针对性的采购计划很难迅速解决。

关于医疗物品的内部配送，国内医疗机构大多有专门人员负责，对于需要接收医疗物资的人员，他们会进行记录入库及收货、检验存留情况，协调内部配送员工凭借搬运工具运输。一般来说，流通运输所产生的成本和库存及周转次数呈现出正比关系。当前，物资信息管理水平不高，配送方式不高级，使管理成本增加。在医疗物资的储存方面，库存物资多，但急需物资无法供应，造成医院急需的物资不能满足。同时积压的医用物品花费资金，因储存和保管成本造成经济压力。

在医院管理中，供应商管理的影响是非同一般的。当前，有少数医院已认识到医院应与供应商协同发展，并制定了一系列供应商评判标准，但实施效果并不理想。拿药品供货商来说，历史遗留问题严重，“以药养医”现象普遍，多用昂贵药品与耗材，医院很难凭质量而不是价格来选择供应商。

评价体系中的指标内容主要有以下几方面。

（1）建立和管理供应商关系的程序和机构。

（2）供应商及产品的数据系统。

（3）相关管理人员和业务人员的分配与职责。

（4）采购的价格监督体系。

（5）采购的成本计划与评估。

（五）诊疗过程的现场管理

医院精益管理特色之一是诊疗过程的精益化。诊疗过程的现场管理是医院精益管理的一个重要组成部分，是精益管理系统的一个区域性子系统。诊疗过程现场管理，就是按照医院的医疗服务目标及具体到科室的目标，对诊疗现场的一切医疗活动，进行计划、组织、指挥、控制、监督与调整的总称。诊疗流程现场管理对医疗服务水平及医院管理水平的提高有很大影响。首先，现场管理是消除无效劳动和浪费的管理。现场的诊疗过程中包含着程度不同的各种无效劳动和浪费。要消除这些无效劳动和浪费，只有经过现场调查、考察、分析、诊断，并通过现场的改进才能实现。现场管理就是要不断地发现诊疗活动中不创造价值的劳动，并使之转化成创造价值的劳动；揭露诊疗活动中的浪费并彻底消除它；讲求时间效应、空间效应、资金效应等的最佳化。其次，诊疗过程现场管理是医院内部管理的出发点和落脚点，各项专业管理都要通过现场管理去贯彻实施；各种科学管理方法和手段只有应用于生产现场才能发挥出效益来。最后，诊疗过程现场管理是形成良好的思想、作风、素养的职工队伍的管理。诊疗活动围绕医院的未来发展来开展，每个人都相互帮助，遵守秩序，意气风发，体现了整个医院的精神文明建设，员工的思想道德修养。

诊疗活动现场管理的“评价体系”标准内容如下。

（1）拉动体系的建立和运行。

（2）建立和完善医院内的准时供应体系。

（3）服务目标系统应用于拉动系统。

（4）规范化操作和改进。

（5）物流程序化，减少等待时间。

（6）平衡作业负担，实行一人多岗作业，增加效率。

（7）可视化管理如现场 5S 管理等。

（六）医院信息管理

近年来人民健康意识提高，对医疗卫生服务需求多样化，推动了医改的进行和我国医疗体制的不断完善。医院信息化管理是提高医疗服务质量的重要组成部分。医院信息管理系统的建设，也可以提高医院的运营效率，加强部门间的协调配合，保证信息的及时性。以往的信息管理需对相关信息进行整理、统计和输入，所需人力物力较多，使工作人员的工作量增加，也在一定程度上制约了医院信息的更新速度。造成部门间信息的滞后，大大减少了信息的有效性。管理者通过医院信息管理系统掌握到医院的状态，推动管理者做出有效合理的决策；提高了医疗机构的医疗服务水平。

信息系统和信息功能的评价标准在“评价体系”中主要有以下内容。

（1）医院信息化的策划与实行。

（2）信息集成的软硬件条件。

（3）信息管理程序。

（4）信息在企业管理、设计和制造中所起到的作用。

（七）经营成果评价

从医院的经营成果，可反映医院对增值过程管理的影响，可分为五类：医疗服务和过程成果，与顾客有关的成果，与员工有关的成果，领导以及治理有关的成果，最后一类是财务和市场成果。此外，因为医院的公益性、对社会的影响成为很多文献研讨的重要的绩效指标之一。

对于医院精益管理成效评价来说，其“评价体系”的指标内容包括以下几方面。

（1）销售收入计划的整体情况。

（2）市场份额所占比例、覆盖面的大小来评价医院精细化管理的成效。

（3）反映服务质量状况的治愈率和医疗事故等。

（4）反映财务状况的各类指标。

（5）社会影响力。

四、基本评价指标项构成

指标体系模型选择：在设计公立医院的绩效考察系统时，必须按照《医院管理评价指南》的标准，把医院常规使用的绩效考察作为基础，选取当中可操作的、既定的、尽量不受人的因素影响的指标作为考察项目，同时还要覆盖医院日常工作的方方面面。医院主要的绩效考察项目有 3 个基本要素。

1. 目的 绩效考察系统最重要的内容是考核目的，考察有没有作用与考核目的有巨大的关系。

2. 内容 主要需要考核公立医院的这些内容：医院医疗水平、医疗人员效率、患者住院费用、科研水平等方面。

3. 指标 考核指标是对工作人员的工作进行评估，绩效考察系统项目内含：科学考察项目、合理项目比重，这对考察系统有很大影响。

第三节　实施成效评价的具体方法阐述

一、评价指标确定的方法

（一）对比法

对比法，是一种比较常用的评价方式，主要是将近期统计的数据和之前的数据进行对比分析，以此来确定一段时间内管理水平的变化，根据对比结果给出正确的评价。这一评价方式相对来说是比较理性的，通过大数据的对比分析来进行评价，具有很强的说服力，并且这一方法在医疗领域当中应用比较合理，数据的记录及分析都是非常方便的，可以针对不同病种的医疗质量进行数据分析，从数据分析当中可以看出不同病种在进行治疗的过程中存在着哪些差异性，成本费用等方面需要注意哪些问题等，这些经济数据的分析能够有效地给患者提供建议，并且提供有效的医疗参考。这种对比评价的方式在医院管理体系评价当中是比较常用的一种，能够明显地看出两段时间内医院的管理水平及服务质量的好坏，更加具有说服力。

（二）分层评价法

分层评价法，顾名思义就是按照不同的阶层来进行分类，将问题分解成几个不同的层次，根据决策内容来进行拆分。如果在管理的过程中出现了多目标、多准则的情况，那么就比较适合分层评价法，将复杂的问题简单化，进行有效的拆分，以一种比较简单的方式来进行回答，实用性是比较强的。特别是在医院消毒工作的评价方面，需要采用这一评价方式，有针对性地进行分析评价。

（三）功效系数法

这是一种定量的评价方式，也就是对每一项工作都进行一定的评价，规定一定的许可范围，不能超越规定的下限值，一项指标都完成之后，再综合地对各项工作进行分析评价，定一个满意程度。在一项工作开展的过程中，对每一个小步骤都进行满意程度的评价，确保每一项都在要求的范围之内，这样具有规划性地开展管理工作能够有效地保障最终的工作效果。将一个大的目标分解成很多个小的目标，然后进行评价，这种评价方式对于医院管理工作者有着重要的应用价值。

（四）模糊综合评价法

这是一种综合评价法，采用模糊数学统计的方式来对复杂的对象进行量化评价。这样的评价方法主要就是能够有效地解决无法量化的问题及医院管理评价当中的难题。在日常管理中如果存在一些小问题，通过这样的方式就能够有效地进行评估判断，这样的评价方式能够有效解决各种小问题，建立完善的评估指标。

二、设定权重的途径

（一）理论——层次分析法

运用分层、比重等决策分析的方法便是层次分析，美国学者在1970年左右提出的方法，曾被美国的国防部使用在主题为“根据不同系统对国家效益贡献的不同从而给予不同的电力分配”的研究中，为美国解决了界限模糊的困难。

在利用层次分析法考察项目系统的内部联系时，需要知道医院的绩效评估指标体系的权重，并且把这个评价项目当成有序层次结构代表，结合所学专业知识，对社会价值观、历史经验分组匹配，逐一比较，研究不同层次的影响，对比标准尺度。最终确定判断矩阵的最大特征根，计算出重要性排名。

（二）医院绩效评估方法

1. 目标参照法　这一办法建立在不同科室或部门的详细工作状况之上，将实际的工作结果同该项指标的目标值进行比较，利用比较系数乘以 100，转化为指标得分。

即正向指标分等于实际数值除以预期数值再乘以一百；反向指标分等于 2 减去实际数值除以预期数值的商再乘以一百。

2. 扣分法 对各个项目制订相关扣分原则惩罚不按照计划实施的人员，要在评估的时候，依赖完成情况及项目性质扣分，使扣分值不能超过总分值。

当指标值＜预估值时，正向指标得分 = 满分 –（预估值 – 实际值）÷扣分量×扣分分值；负向指标得分 = 满分＋（实标值 – 目标值）÷扣分量×扣分分值。当指标值＞预估值时，正向指标得分 = 满分＋（预估值 – 实际值）÷扣分量×扣分分值；负向指标得分 = 满分 –（实际值 –预估值）÷扣分量×扣分分值。

3. 加分法 不同项目的绩效项目的加分法，其要求和标准也有区别，依赖考察期间中的规范程序来确定是否加分。

4. 比较法 不同的科室和部门的绩效比较法，理应选择其中优秀的作为规范。利用比较法设定出各个层次的权重，最终创立出完整的评价系统。

按此方法只是计算出 4 个维度的权重比，接下来继续按照这种方法对下面第 2 层次和第 3 层次的指标分别设置权重，则可以构建出一个完整的改良后的绩效评价指标体系。

第四节 综合评价模型的构建与实施

建立测评体系并对医院开展精益管理成效评价，是指导和推动医院全面推进精益管理的重要举措。依托于上文确立的测评体系和测评指标，在综合评价过程中以下文的评价指标体系作为参考，按照相应原则加以实施。

一、综合评价过程中考核指标范例

在对医院实施精益管理成效评价时，应遵循系统性、层级性的原则，从医院总体上确立评级体系的构面，再在此构面上确定科室的评价指标及个人的具体评价指标（表 8-1～表 8-3）。医院总体评价指标从财务、顾客、内部运营和学习成长 4 个构面进行。其中财务层面包含营利性、流动性和效率性 3 个层面；顾客层面包含患者满意度、综合服务质量、服务及时性、社会形象和员工满意等关键区域；内部运营面包含医疗质量、费用控制、效率和安全性；学习成长面包含技术创新、新技术状态、员工学习能力与其他机构合作等层面。

表 8-1 医院总体评价指标

构面	关键区域	关键评价指标
财务面	营利性	业务收入、就诊人数、经济增加值
	流动性	现金流充足度、资产周转率
	效率性	固定资产折旧、存贷周转率、成本利润率
顾客面	患者满意	患者满意度调查、患者保持、患者的投诉与表扬
	综合服务质量	患者评价（诊疗结果评价、员工服务态度、膳食与环境评价、相关配套服务评价等）、患者忠诚度
	服务及时性	急诊反应时间、办理出入院手续时间、时间安排灵活性
	社会形象	社区满意度调查、新闻报道的覆盖率、接受捐赠的金额
	员工满意	员工满意度、员工保持率、员工缺勤率、优秀人才的保留率、员工流失等

续表

内部运营面	医疗质量	患者反馈、员工职业化程度、新型诊疗技术的运用、诊断符合率、辅助检查正确率、住院日、就诊等待时间、危重患者死亡率、申诉处理过程正确性等
	费用控制	单病种费用、住院患者的每日费用、门诊患者平均费用、管理费用
	效率	成本利润率、资源利用率、床位使用率、平均住院日、门诊循环时间、流程改进状况、设备利用率等
	安全性	医疗事故发生率、医疗纠纷发生率、院内感染率等
学习成长面	技术创新	医疗技术项目的创新数量、新服务项目的数量、创新的市场反应
	新技术状态	自动化程度、新技术的时效性、成本效益比
	员工的学习能力	出版物的数量、专业论文的数量、继续教育的学时
	与其他机构的合作	合办活动的数量、参加活动的员工数量

表 8-2 表示了中级评价指标，针对临床、医技和药械 3 个系统，分别从总体评价指标中确立的 4 个构面根据自己的实际情况制定评价指标体系。

表 8-2　医院精益管理中级评价指标

科室性质	层面	考核主要指标
临床系统	顾客面	客户满意度、相关科室满意度、员工满意度、服务响应及时性等
	内部运营面	病历达标率、感染控制率、医疗安全、合理用药、诊断符合率、医疗纠纷、平均住院日等
	学习成长面	论文科研、科室制度建设、新技术新项目、合理化建议、培训等
	财务面	百元成本、经营指标、利润、床位利用率等
医技系统	财务面	材料消耗比、经营指标、利润等
	顾客面	客户满意度、相关科室满意度、员工满意度、服务响应及时性等
	内部流程面	报告准确度、感染控制率、设备完好率、设备利用率等
	学习成长面	论文科研、科室制度建设、新技术新项目、合理化建议、培训等
药械系统	财务面	百元成本、经营指标、利润、药品损耗等
	顾客面	客户满意度、相关科室满意度、员工满意度、服务响应及时性等
	内部流程面	工作准确性、供应及时性、药品完好率等
	学习成长面	论文科研、制度建设、合理化建议、培训等

表 8-3 表示业务层人员评价指标体系。业务层人员根据业务性质不同分为两个系统：医疗技术人员和药物器械人员，每一类人员再根据总体评级指标的 4 个构面及中级评价指标体系的关键区域确定该系统人员的评价指标。

表 8-3　医院精益管理业务人员评价指标体系

个人性质	层面	考核的主要指标
医疗技术人员	顾客面	落实首问负责制、做好宣教工作、“七声服务”、患者满意度等
	内部运营面	医疗和护理文书达标率、各项操作规程符合率、病房管理、感染控制率、医疗安全、合理用药、诊断符合率、医疗纠纷、平均住院日等

续表

个人性质	层面	考核的主要指标
	学习成长面	论文科研、新技术新项目、合理化建议、培训等
	财务面	财务制度、百元成本、严格收费等
药物器械人员	财务面	百元成本、药品损耗、财务制度、严格收费等
	顾客面	客户满意度、相关科室满意度、内部员工满意度、服务响应及时性、核对制度落实情况等
	内部流程面	工作准确性、药品完好率、供应及时性等
	学习成长面	论文科研、合理化建议、新技术新项目、培训和学历教育等

二、精益管理成效评价应与医院评审相契合

（一）我国医院分级管理与等级评审

为了在评估医院质量时提供依据，我国医院在 20 世纪末期开始实施质量标准化管理建设。卫生部于 1997 年 5 月下达的《关于开展创建“以病人为中心，优质服务百佳医院”工作的通知》，标志着我国医院正在从“以医疗为中心”到“以患者为中心”，也预示着医院服务的重大改革创新，并且对于医院的办院方向和医患关系的重新定位有着直接的影响。我国于 1989 年启动了医院评审活动，提出了三级医疗服务网络，推动医院的科学和规范的发展，该工作一直持续到了 1998 年。2005 年为医院管理年，卫生部以此为契机，出台了以“持续改进医疗质量服务和保证医疗安全”作为医院管理的核心内容的《医院管理评价指南（试行）》（卫医发〔2005〕104 号）。之后经过不断修改，又推出了配合医院管理年、医疗安全百日专项检查等活动形式进行深入宣讲与落实的《医院管理评价指南（2008 版）》（卫医发〔2008〕27 号）、《三级综合医院评审标准（2011 年版）》（卫医管发〔2011〕33 号）。

（二）国际医院管理标准

JCI 是诞生于 1997 年的美国医疗机构联合评审委员会国际部（Joint Commission International，JCI）的简称，作为是世界卫生组织承认的权威部门，专门对美国以外的国家实行评估判定。在近几年，JCI 认证已经慢慢进入了中国人的视野，如浙江的邵逸夫医院和北京的和睦家医院等中国的医院都通过了 JCI 的认证。就现在而言，在医疗服务领域，国际统一的标准就是 JCI 认证，医院积极通过 JCI 的认证，可以提高医院的知名度、建立核心竞争力，在与国际接轨方面起着很大作用。所以即使得到 JCI 的认证需要很多金钱，国内一些医院特别是民营和外资性质的医院，也希望申请成功。

医院在进行精益管理成效评价时，可结合国内医院管理评审标准和国际 JCI 评审标准，在提高医院管理水平的基础上，为医院接受管理评审做好铺垫。

三、评价实施阶段应明确医院绩效管理考核组织及职责

可据医院自身具体情况与发展趋势，进而成立精益考核小组，组中包含组长、副组长和组员；组员可由医院相关部门职员组成，与此同时，设立出绩效考核办公室。

（一）精益管理成效考核小组的职责

（1）该年度的精益管理成效考核目标的制订应根据该年度的工作安排及目标，概括出管理医院的错误，思考医院的任务安排。

（2）对关键的考核指标相关的调查应按照医院该年度精益管理成效目标和各科室及医务人

员该年度的分目标来进行。

（3）学会掌握精益管理的评价，快速纠正偏差，促进医院的精益管理的发展。

（二）办公室职责

（1）该年度精益管理成效考核目标的制订和完善。

（2）监督和检查医院精益管理的实施情况并了解各科室的职责及对医务人员进行有效沟通与培训。

（3）收集各个部门人员的管理结果，得出绩效工资。

（4）及时回复和汇报各科室及医务人员对绩效管理考核结果提出的质疑及申诉。

四、医院精益管理考核指标和考核方法的升级

医院精益管理过程的完善。第一步，将利用平衡计分卡法来进行各个部门人员的绩效管理，设立相应的考核系统。第二步，根据实际计划进行工作，记录概括各个部门的工作态度，提出合理的意见，发现问题并解决工作中的问题。评估时，对被考核者在考评期间绩效管理目标完成情况，根据绩效评价体系及基于平衡记分卡法不同权重的设定来实行评估，在评估的过程中，找出错误的和优秀的表现，使之成为绩效进步的根据。第三步，进行考核者和被考核者的双向反馈和沟通，并且使分析评估结果和绩效管理的过程更加完善，结果更加准确。

五、医院精益管理考核申诉受理机制的建设

如果被考核者在医院进行精益管理考核的过程中出现对评估结果有不解和不满就可以提出申诉，纪检监察部与绩效管理办公室会认真调查研究，而且还会上报给小组领导，有效地告诉被考核者的意见。若确实是错误的评估，办公室就会立即调整改正。这有利于提高员工作的积极性，推动工作的有效性和准确性，提高医院的服务水平和质量。

六、如何应用精益管理的考核结果

考核结果应用是以绩效管理模式全过程为基础的，考核结果为下一年的考核计划提供标准及依据，并且能应用于工资增减、医院人员调整、聘用人才等很多方面。

【本章小结】

本章从医院精益管理评价指标体系的设计原则入手，通过对评价指标的选取、实施成效评价的具体方法，评价综合模型的构建与应用几个方面提出了一套适用于医院精益管理的评价体系，旨在为医院精益管理实践中的成效评价问题提供参考。

医院精益管理评价指标的设计应遵循实用性、系统性和可操作性的原则。精益管理评价指标的选取、设计涉及组织运行的全过程。按照效用特点突出最重要的管理类别，本章提出了从战略、组织（宏观）到质量和现场管理（微观）等 7 个方面的评价指标，涵盖精益管理的各个层面。同时进一步提出了评价指标的确定方法和评价指标权重的确定方法并构建了综合了评价模型和体系。

医院精益管理的成效评价是检验医院绩效是否达到预期要求和精益管理是否应用到位的重要一环，本章的内容具有较强的实操性和延展性，能作用于医院精益管理实践。

第九章　医院精益管理实践案例

美国梅奥诊所在2009年编写了著名著作《向世界最好的医院学管理》，揭示了国际上医院管理发展的最新方向的《精益医院》，也在同年被马克·格雷班（Mark Graban）以华盛顿弗吉亚梅森医疗中心为蓝本撰写。2014年出版的由肯尼（Kenney）写作的《医改传奇：从经典到精益》一书主要介绍了弗吉尼亚梅森医疗中心走向精益的过程之路。

近年来，精益思想在医院管理中的应用日渐成熟和稳定，精益思想对于医院管理而言确实存在着很强的借鉴性。本章将从国家典型的精益医院的案例出发，来探索其精益发展思路及对我国医院管理的重要启示和借鉴意义。

第一节　梅奥诊所

一、医院简介

1864年，梅奥医生在明尼苏达州罗切斯特市创建了梅奥诊所（Mayo clinic），其是世界著名私立非营利性医疗机构，是目前国际上为数不多的具有极强的医疗服务水平和品牌能力的医疗机构，梅奥诊所听起来像是规模很小业务范围也很窄，可事实上，它却是一个具有深厚的历史沉淀的完整性医学研究中心。梅奥诊所是明尼苏达排名十分靠前的组织，它不具有营利性，十几年前他的营业额就已经超过了50亿美元，有大量的门诊患者和住院患者，梅奥诊所给医生支付薪资的方式具有独特性，大部分医疗机构根据医生所看患者的多少来决定给医生多少工资，可是在梅奥诊所工作的医生，其薪酬参照可比的大型医疗集团的医师的市场薪酬。梅奥诊所通过对医疗创新要求的不断增高，终于在2009年正式成立“创新中心”，旨在将临床经验转化成切实可行的方法应用于医疗保健。旨在将临床经验转化成切实可行的方法应用于医疗保健。

二、重要地位与显著成就

主院区位于明尼苏达州罗切斯特的Mayo clinic（下称梅奥诊所）在《美国新闻与世界报道》公布的2018～2019年“全美最佳医院排名”中，再次荣登第29届《美国新闻与世界报道》综合排名榜首，且排名第一的科室数量超过美国国内其他医院。多年以来，梅奥诊所一直在“全美最佳医院排名”中名列前茅并屡次位居榜首。在2019年的排名中，梅奥诊所亚利桑那州院区、佛罗里达州院区和明尼苏达州院区也分别在其所在各州内位居第一。

《美国新闻与世界报道》表示，因其在多个领域“综合的卓越表现”，梅奥诊所与一众顶级医院一起入选“全美最佳医院排名”榜单。此次共有20家医院入选榜单，梅奥诊所在16个科室中荣获最高评分，并在11个专科排名中名列前三。梅奥独特的运营方式是其成功的关键，其核心理念：将“医、教、研”相互结合。即临床治疗、医学教育和医学研究，这三者共同推动了梅奥的成功，也是为每个患者提供最佳的医疗服务的重要保障，其中心标志即象征着这三者的3个盾牌。

《美国新闻与世界报道》2018～2019年度排名中，梅奥诊所的6个专科排名为全美榜首。它们分别是糖尿病及内分泌科、消化内科和消化外科、老年科、妇科、肾脏科、神经内科及外科。此外，还有4个专科排名第二，分别是心内科和心脏外科、骨科、肺病科、泌尿科。[①]1个专科排

① 资料来源于梅奥诊所官网，网址：https：//www.mayoclinic.org/

名第三，就是肿瘤科。梅奥诊所是以高度合作、团队为基础的医院，每位专家及其团队成员为满足患者需求，齐心协力解决复杂的、高难度的医学挑战。

三、发展特色与优势

（一）建立共同目标——为患者的利益着想

前往梅奥诊所治疗的患者大多是患有疑难杂症，患者们把梅奥诊所视作救治的最后希望。梅奥诊所的核心价值观就是“患者需求至上”，这体现了梅奥的基础理念和基本原则。梅奥诊所倡导团队医学，即医院中的员工组成诊疗团队来为患者进行治疗，互帮互助和团队精神不失为是一种极好的服务方式，同时也体现了医疗智慧。

梅奥诊所之所以能够历经百年而不断发展并且始终处于领先地位，最重要的一点就是其将核心价值观——患者至上作为发展动力和前进方向。如果梅奥诊所离开了这一价值观的支撑很有可能就会失去其优势地位。梅奥诊所的患者认为梅奥诊所和其他地区医院有着很大的区别，在这里可以让他们觉得能够获得同情和尊严，因为这里的每一个工作人员都会给予他们关心。即使梅奥诊所作为一家综合性的大集团，但是它对每一名患者的治疗过程都非常的个性化，在 特定的时间内医师们只针对一名患者进行服务。同时在社区也给予了患者们关爱，梅奥诊所通过支持社区的服务提高了百姓们 的生活质量。为患者的利益着想这也是精益思想的目标价值。

（二）组织集体学习

梅奥诊所汇集了不同领域的专家团队，成为一个合作性极高和适应性极强的组织，争取为每一位患者都提供最好的医疗服务。在梅奥诊所，只要患者有需求，众多医师都可能为同一个患者提供看病治疗的服务，有的患者可以找多个医师进行就诊，患者的初诊医师会负责与其他医师进行有关治疗方案的协商。

（三）以技术手段创新助力医学诊疗

梅奥投资大量资金用于基础设施和通信设备，让医疗、护理的实施过程变得更有效率，同时优化就诊步骤来提高临床服务的质量和效率，例如建立一体化的就诊历史记录系统，梅奥诊所记录了每一位前来就诊的患者的普适性诊疗记录，以方便医疗团队对患者信息的获取，减少医务人员的工作量，而且善于创新，比如简化就诊预约流程，很大程度上方便了患者和医生本人，梅奥诊所在许多方面都是值得学习的例子，梅奥追求预约服务质量及效率，将中央预约台从最初的人工卡片预约系统发展到了现在的计算机软件预约系统，最大程度的使用可供物质，梅奥诊所所提倡的观念还有发展所运用的方法，有效地提高了工作效率，提升了患者的满意程度，优化了工作人员提取有关信息的途径。

（四）重视员工

一个团队的成功离不开人才，梅奥诊所十分爱惜人才，他给每位有需要的成员都提供帮助，员工之间也十分团结友爱，遇到困难不轻言放弃，遇到难题齐心合力解决，相互交流经验，这正是梅奥诊所的文化影响的体现，他提倡团队合作，团队信任，互帮互助。同时团队离不开相互尊重，员工之间相处礼貌，互相欣赏配合，有利于提升团队的工作效率，增强团队凝聚力，没有互相尊重，团队合作就无从谈起。投资员工就是投资成功，这无论是对于个人还是机构都是成立的。梅奥集团的第一原则就是聘用正确之人，支持并奖励员工是该原则的必然结果。梅奥诊所十分重视每一位工作人员，重视员工同时也使得员工在梅奥找到自己的归属感、实现自己的价值。梅奥诊所的荣誉首席执行官罗伯特 C. 罗斯勒曾在他的论文集《原则与人：梅奥的核心要素》中写道，“梅奥的员工才是梅奥诊所成功的最根本要素”。梅奥诊所在创新中心创立的当年，就专门设立了为激发员工创造力的 connect-design-enable 基金，使得梅奥的每位员工都有自己专门的“思考时间”。这个基金一年一次，每一个有需要的员工都可以申请使用，这能够使员工在常规工作时间之外研究自己所喜爱的科研项目。这也是梅奥培养员工创新型的一个重要环节，梅奥诊所还为员工提供基础设施建设，对员工的通信设备进行投资，目的是为了员工之间可以更便捷地进行合作和学习。梅奥诊所有自己独特的教学机制，它不仅是负责传统意义上的培训新医师，还是注重鼓励员工们互相学习的新型教学机构。在梅奥诊所，医师们有更加广阔的发展空间，发展前景辽阔，还可以发挥各自的专长。

四、对我国医院发展的可借鉴性

（一）合作互助

理念优秀只是梅奥成功的一个因素，聚集多个不同领域的先进科学群体、掌握先进知识是另一种重要因素，正因如此，梅奥才能够研究出来优秀的项目，取得优异的成绩。梅奥的合作医学，使得各部门之间有疑难杂症可以与其他任何专家沟通和解决，一同将患者治好。

提倡互助，详细来讲就是团队利益为优先，共同解决个人无法处理的问题。一方面，可以相互进步；另一方面是对于患者而言，专业医师针对患者病情而互相请教有助于对患者做出最科学的病情判断，采用最完备的诊治方案。以互帮互助，尊重他人为核心的企业文化氛围主要是员工之间互相进行心灵的交流、主动沟通，以及对团队的奉献精神来支撑的。相互尊重的情谊遍布在梅奥的各个角落，“患者需求至上”这一目标是梅奥借助“发展医学合作，也就是团队医疗”这一执行性价值观来实现的。协力，协调，协作三梅奥的团队协作的三个支撑点，有这三者的支撑，才有广阔的市场，梅奥也才能够一直针对患者个人定制服务，医师到病房看护也能够更好相处，团结一致，互相帮助，来更好地解决检查和治疗过程中出现的问题。

（二）不断创新

梅奥以“大处着眼、小处着手、迅速行动”为思维途径，员工能够更全面设想寻找新的办法，利用现代化科学技术，从小到大、从少到多、从单一到复杂、不断深化探索临床研究，集众人之优秀新颖想法，分析汇总出最有效的解决方法，刺激创新性的发展。梅奥兄弟曾经时常旅行于全世界各个地方，目的就是为诊所带来最前沿的医学方面的科学技术。多年以来，梅奥诊所从未断过这一传统，现在，全世界各个地方游学的医学顾问，都能够看到梅奥诊所人的身影。多年以来，梅奥诊所对研究和教育方面的投入，让他们了解最为前沿的医疗方面的发展，也给患者提供了最好的医疗服务。对于我国医院来说，不论是从医学技术上进行创新还是从医院管理模式上进行创新都是重要举措，梅奥的创新手段值得我国医院学习。

（三）尊重员工

以管理对象的角度在医院的管理中强调人的因素，通过人文，人性的思维方式和行动来管理员工，尤其对于理解、尊重、培养、凝聚、关心等人文管理的模式方面十分重视，梅奥的各个角落，都充满了员工之间的相互尊重的情谊，员工参与管理则在机制上保障，持续地提供现代医院管理知识的学习和培训的机会给员工。《向世界最好的医院学管理》一书中描述的梅奥诊所的服务细节为我们提供了一种新思路和借鉴，该书将梅奥诊所的服务细节划分为 3 个类型：功能性线索、机能性线索、人性线索。功能性线索关注技术质量和解决问题的能力，它包括医院的专家、技术、设备等，能增强患者对于医院的依赖感和信任感；机能性因素代表无形服务的有形可感知部分，决定患者的第一印象，包括医院的内部装饰、声音、灯光、陈列品、家具等，当患者踏入医院的那一刻，它就能感觉到医院的收费价格、技术能力等；人性线索，则是医院医师、护士等一切医疗服务提供者的行为和外在，它包括医师对于患者的人文关怀、客服人员对患者的热情态度等。功能性线索是医院医疗产品价值的基础和根本，而机能性线索和人性线索则为医院医疗产品提升价值或产生溢价。所以，对于广大民营医院来说，在为患者解除疾病问题的同时，要想提升自身医疗价值，就必须注重机能性线索、人性线索的塑造。

总之，梅奥诊所体现了精益管理的精髓，尊重员工、持续改进、以患者为中心、为顾客创造价值，也是我国医院在精益实践中应该加强和改善的所在。

第二节　弗吉尼亚梅森医疗中心

一、医 院 简 介

弗吉尼亚梅森医疗中心位于美国华盛顿州西雅图市，于1920年创办，是以泰特·梅森（Tate Mason）博士的女儿弗吉尼亚·梅森（Virginia Mason）和约翰·伯莱克佛德（John Blackford）博士的女儿弗吉尼亚·梅森·伯莱克佛德（Virginia Mason Blackford）命名的，而这两位博士是这个中心的创立者。

目前，梅森医疗中心的董事长和首席执行官（Chief Executive Officer，CEO）就是加里·卡普兰（Gary S. Kaplan）医学博士。在1998年，弗吉尼亚梅森医疗中心发生亏损，卡普兰医学博士努力去找寻能使医院亏损转为盈利的方法，力求改变医院现状。这期间，他跑遍全国，找了很多医院，与众多专家交流学习。终于，他领悟到，美国所有的医疗机构的制度，均不可模仿。因此，他开始关注日本的汽车制造业。

经过考察研究，2001 年加里·卡普兰博士得出结论："日本丰田汽车的精益经营模式值得我们学习，可以节省我们的资金支出，使医疗效率提升。"卡普兰（Gary S. Kaplan）先将丰田公司的价值流程图带进来，之前繁多的生产流程被分解，成为一个个小的步骤，接着，就想如何使每一步的生产效率能够更高。后来，医院又专门在日本寻找了几名顾问，高薪聘请他们来到医院，帮助他们完成第一份癌症病人门诊流程说明的制作，并传授如何用蓝色的丝线，把每位患者行走路线标注在医院的地图上的方法。制作好之后，医院平面图上极为复杂的蓝色丝线让他们一下子意识到了问题所在：医院的化疗程序十分浪费患者们的时间。于是，他们立即做出整改，认真地纠正了医院在这方面存在的问题。

以丰田生产方式为基础的弗吉尼亚梅森生产系统，在2001年开始被引入。第一，十分生产方面，提高效率以降低浪费；第二，把权利下放给员工，以求出错概率降低。一旦有对患者安全方面不利的隐患，则马上停产，发现加快流程工作中的问题，想办法去解决。通过一系列的整改，六年过去了，医疗中心在费用方面节约了一千五百多万美元，这都归功于弗吉尼亚梅森生产系统（VMPS）。

在弗吉尼亚梅森制度下，医院里的每一位员工都会大胆地提出自己发现的，能够使流程更加高效的办法。有一次，一位加护病房的员工就向医院提出自己的建议，医院对其的建议表示认可，把等候室的椅子都进行了更新，这样一来，那些需要长时间等候患者的家属就可以放平椅背，躺下来休息一下。另外，弗吉尼亚梅森医疗中心通过精益管理的方法将护士的临床护理时间从三成提高到了九成。

二、梅森医疗中心的地位

弗吉尼亚梅森医疗中心在美国医疗行业中居于重要地位，其独创的梅森生产系统在医疗行业树立了高效典范，从而成为美国医疗行业中的学习典范。

三、医院发展特色与优势

（一）独创弗吉尼亚梅森生产系统

在医疗行业，美国弗吉尼亚梅森医疗中心创建的弗吉尼亚梅森得到了医护人员，病人的一致好评。因为，“以患者为中心”这一点在这个生产系统下，可谓是得到了非常好的体现。这一生产系统的出现，让人们明白，医院的管理系统是多么重要，有了高效科学的管理系统，才会产生优质的医疗服务。弗吉尼亚梅森生产系统的核心就是“改善”，这里的改善是一种持续不断地、一步一步地改进，目的是消除浪费、提高效率、减少偏差。

在没有弗吉尼亚梅森生产系统的时候，患者看病经常会浪费大量的时间，使得医护人员无法对患者进行最恰当的护理，而之后，这个问题迎刃而解。对病人来讲，候诊的时间一旦减少，病人的病情就能够更及时地被医生所了解，就医时的安全问题 就有了更好的保障。对员工来说，对一位病人反复诊疗的情况就会减少，如此，为患者提供更为专业的服务方面就会有更多的精力。与此同时，医院的行政方面的工作就会减少，对这方面的开销随之也会降低，病人医护方面投入就能够加大。弗吉尼亚 梅森医疗中心，一家非盈利的医院，把能够省下来的资金放在患者身上，一心为患者的健康着想，进而使自己的愿景得以实现，即在医疗行业处于领先地位。

（二）采用快速治疗方法提升急诊室效率

急诊室往往是医院提高效率的瓶颈所在，为了有效解决急诊室患者多、效率低的情况，梅森医疗中心的急诊团队应用弗吉尼亚梅森生产系统科学地把医护人员分配在各个地方，使对护理服务要求低的患者最先得到治疗，不需要床位就能够治好病的患者优先治疗。这样一来就避免了急诊室患者增多的情况，从而节约了大量护理资源，这对于梅森医疗中心的急诊室来说是一个巨大的进步。

（三）避免行动浪费，增加服务时间

一般把一些没有必要的走动看作是一种行动上的浪费，虽然走动在日常工作中是必需的，但是很少情况下是能够提升价值的但在大多数情况下，可以通过改进物资和设备的布局来降低行动浪费，弗吉尼亚梅森医疗中心通过避免行动浪费来减少工作人员不必要的工作时间，从而让员工有更多的时间照顾和服务患者。除了医院员工外，患者也可以通过减少行动来避免浪费。佛罗德·德罗乐癌症研究所是梅森医疗中心下属的一家机构，它的化疗室和实验室被重新地规划，规划成功之后，患者的私密就诊室便能够直接进行各种的癌症方面的治疗服务。从而使得患者化疗时间上大大降低，以前需要十个小时才能完成，而现在只需要两个小时就足够。不仅如此，走动距离也减少了五十米。

（四）建设全新高压舱治疗中心和使用精益原理设计

经过严密的勘察之后，医院决定在院内目前存在的楼房的基础之上，再寻出一些地方来建设新中心。此为一举两得，一得在建造的成本降低，二得在多个患者一起被诊疗，患者候诊时间减少。急诊患者也可以到新的中心接受治疗，而且不会干预别的患者常规治疗。另外，新中心的地理位置，使得患者不用再借助救护车去其他大楼，又可以节约一部分支出。

（五）建设患者安全警报系统

卡普兰博士在日本丰田工厂的一次意外发现，让他不由得进行了自我反思，正在进行工作的时候，无论员工的职位高低，他们头顶都有一根黄色的线，但凡是他们其中任何一位发现了问题，都会去拉那根黄线，黄线一旦被拉，整个工作都会立即停止，技术方面的专家和一线的工人都会闻讯赶来。

一个只有高中文凭的极为一般的员工，竟然有权利随时使一个数以千万美元工作停止，这是弗吉尼亚梅森团队从未见过，也不敢想象的。然而现在，他们也认识到了这一点的必要性，于是创建了一个按灯系统：在整个制造过程当中，如若员工发现有任何异常，进行工位的呼叫，就能够十分迅速地停止工作。专业团队查询问题所在，更大的损失也能够得以避免。这一个系统现在已经成为丰田制造体系中最关键的一环。而丰田的工作者，都十分认真地工作，绝对不会漏掉任何一个隐患。

试想，同样的系统如果能够应用于医院：医院里的医生，护士，甚至是清洁工如果都能够有

权利对威胁到患者安全的现象加以制止，并通知有关部门出面处理的话，相信医院对患者的安全工作方面会做得更好。梅森医疗中心就将这一试想变成了现实。

2002年，患者警报系统在梅森医疗中心正式启动。这样一来，正如丰田制造体系的员工，医院里的任何一位员工一旦发现对患者安全有威胁的情况，有义务立即向医院有关部门汇报情况，也能够立即使医院的工作暂停。这项工作一经实施，报警的处理效率大大提高，为医院的安全工作提供了有力的保障。只要涉及安全的事情，都不是小事。新的系统应用之后，只要是对患者安全方面不利的事情，弗吉尼亚梅森医疗中心的每一位员工都有可以向有关部门报告。有关部门收到这种消息之后，会立即解决。在弗吉尼亚梅森医疗中心，患者安全问题重于泰山，不仅仅是一线临床员工应该去高度注意，所有的医院员工都有义务去维护医院的安全。医院楼梯上一防滑条就是通过梅森医疗中心的一位人力资源干事的报告而重新整改，据她所言，某次她也是看到防滑带松动，脑海里立即就浮现出可能会有其他人因为这一安全隐患而受伤，所以就立即将其上报，医院对她的报告立即就有了反馈，马上将防滑带重新固定。通过这一个小事例可以证明梅森医疗中心在实行安全警报系统之后杜绝安全隐患的可能性在大大提高。

四、对我国医院管理的启示

（一）建立有效的预防机制

梅森医疗中心以其患者安全警报机制来规避潜在风险，这对我国医院的运营和管理也有重要的借鉴意义。我国医院可在内部建立有效的事故预防机制，让员工有充分的自主权来参与到医院管理中来，鼓励员工及时向有关部门反馈问题和提出建议。在考量医院人、财、物等情况下，可以借鉴其安全报警机制，独创适用于我国医院管理的预防机制。

（二）避免浪费

弗吉尼亚梅森医疗中心在借鉴了日本丰田汽车公司精益思想后先后改进了纸质病历带来的弊端，从而启用电子病历，这一举措减少了医疗系统中出现的浪费现象，如搬运过程中的浪费，加工过程中出现的浪费，生产过剩的浪费。也在时间和员工的工作量方面起到了很好的效果：之前财务部天天都要用额外半个小时的时间去复印存档，每星期还要把之前的文件进行集中清理，而现在这些工作都不用去做了。这就节省了相当一部分人力物力，包括财力。但其实最主要的还是让患者能够更快地转诊，为患者争取了宝贵的时间。虽然我国的医院目前已经普遍使用了电子病历，但是通过梅森医疗中心对于病历首次改进的方法可以将其运用至医院其他方面的管理和运作中，通过精益思想中的流程管理、现场管理等途径来做到减少浪费。减少浪费可以为员工腾出更多的时间来正确处理工作，如向患者提供更多高质量的服务，而不是出于缺乏时间的压力而偷工减料。

（三）让等待变得有价值

弗吉尼亚梅森一直致力于门诊预约系统的升级和患者看病办理手续的简化。但是，万事没有绝对的，患者就诊过程中肯定还是会有等待的时间，这些时间他们也没有放过，让患者在等待的过程中能够学习一些医疗常识，患者还能够看到医院各个流程的工作情况，以及如何使用自助机进行预约；或者是医院对于患者诊疗的导向知识介绍等内容。

第三节　阿韦拉·麦肯南医院

一、医 院 简 介

一家隶属于阿韦拉保健组织的医疗机构，阿韦拉·麦肯南医院和大学健康中心（Avera

McKennan Hospital and University Health Center），2004 年也在它的实验室里开始进行精益管理。变革以后，其周转时间降低了 46%，10 000 平方英尺的空间得以释放，生产率提高了 10%以上。阿韦拉 · 麦肯南医院在医院中多个部门展开精益管理，如药房、急诊室、手术室、陪护服务、门诊部等。

阿韦拉 · 麦肯南医院通过实施精益管理在改革过程取得了许多成效，如通过淘汰移位终止总结，每年节约了外科护士 600h 的时间；流动外科预估时间从 45min 降低到 25min，减少了护士 90%的走动距离；乳房 X 线照相等候室的等待时间从 40min 降低到 12min；通过精益原则设计并建造了新的妇科中心和门诊外科中心，标准外科设备的型号减少，节约了采购成本，减少了再加工的工作，提升了员工效率。

二、发展特色与优势

（一）降低化验室周转时间，提高患者容量

阿韦拉 · 麦肯南医院自 2004 年开始在化验室开展精益管理的方法，当时已有许多医院的化验室开始接触精益理论。阿韦拉 · 麦肯南医院的化验室在推行精益思想的当年就有了初步成效，化验室的周转时间降低了 46%，空间得到最大化利用，生产能力有了显著提升。在化验室总监的领导下，精益开始成为医院的文化和管理系统。到了 2011 年，与刚开始推行精益思想相比，在没有增加员工的前提下，化验室进一步提高了患者容量，降低了周转时间。这样一来，员工的满意度也大大提高，员工不仅是推行精益思想的贡献者也是受益者。

（二）改善流程，降低成本

在医院管理和运作中，门诊室的拥堵和延误往往会造成急诊室、手术室和术后恢复室等部门的拥挤。所以阿韦拉 · 麦肯南医院在门诊部改善了门诊患者出院的流程，使得病人出院之后，医院为后续患者的准备工作能够更好地进行，病房也能够更合理地应用，患者候诊时间也减少许多。这种改善使得患者诊疗流程更加高效，避免时间浪费，同时也降低了医院建设成本。马克 · 格雷班（Mark Graban）在《精益医院》一书中就提到阿韦拉 · 麦肯南医院利用精益管理的方法将患者滞留时间减少 29%，同时避免了新建急诊科的 125 万美元投入。

（三）提高医护人员的满意度

在改善急诊患者流程时，医院管理者和工作人员发现假若急诊室变得拥挤，患者和员工就容易出现问题，那么在这种情况下，医院工作人员在面对患者的抱怨时会常常感到力不从心，从而患者更加一味地指责急诊部工作效率低，其实根本的问题是出在急诊的流程上，而不是工作人员的工作能力上。在急诊患者被安排进行诊疗或是回家之前，如果患者处于急诊流程的不同阶段，急诊患者就可能面临着不同的等待。精益管理办法给予了医院在安排候诊上的新的挑战，如通过特殊的挂号方式来记录患者最为基本但是也是最主要的挂号信息时，可以减少患者进入医院到接受候诊的时间；同时，患者可以去其他部门进行更为详尽的挂号登记。阿韦拉 · 麦肯南医院在直接观察患者流程时，就发现借着流程改进可以减少等待时间，阿韦拉 · 麦肯南医院试图寻找价值增值时间和等待时间之间的差距，最后针对发现问题来重新制订了分诊程序，以此来优化流程、节省患者看病时间，这样一来也能够有助于员工提高工作效率，提高对工作的满意度。

（四）实行项目负责人领导制

阿韦拉 · 麦肯南医院意识到精益思想的推行最关键的因素在于人，医院将曾经在精益转换项目部门工作过的员工作为医院进行精益运营的顾问，并且在项目转变过程中采取更长的周期，使原本程序烦琐的复杂项目能够更好地掌握精益的精髓，从而真正做到精益。不仅如此，顾问要持续不断地对部门领导进行培训，让每一个项目都有精确的负责人，这样部门领导才会掌握

精益流程并且把持续改进当作新的管理方法，从而使得流程改进在部门内得以有效实现。项目负责人保证流程改进安排在部门小组内得以有效实施。

（五）重视员工

目前，在阿韦拉·麦肯南医院，精益理论已经成为每一位员工的必修课，医院未来的发展也越来越依靠于“提升服务，优化流程”这个项目。将服务和工作做到极致，充分地将医院精益管理理论与实践相结合，从而为医疗保健事业做出自己的贡献是他们长期以来的追求目标。

阿韦拉·麦肯南医院的改革热情和领导气魄最初来自于阿韦拉·麦肯南医院地区前院长、现任该执行总裁弗莱德·斯朗纳卡（Fred Slunecka）及他领导的全体员工。斯朗纳卡认为如今在思维顺序方面当务之急便是精简工序流程，清除烦琐部分，因为医院的成本增长率严重高于政府的补贴率，所以医院在管理上必须要精简成本、避免浪费。

阿韦拉·麦肯南医院在精益管理方面通过实行特定流程来减少浪费，并重新设置了晨间诊疗两步循环，把每天开始工作的第 1 个小时用来做计划并且把时间安排表公布在科室，接下来进行药物管理。最终根据调查显示，超过九成的员工认同这种做法，员工的工作量也大大减少，这样一来员工就有休息时间，而不是一直忙于工作。而且繁重的工作通过流程简化和精益管理会变得简单，但是阿韦拉·麦肯南医院仍然不会因为医院的精益管理而裁员，这是医院对于员工的承诺。医院的弗莱德·斯朗纳卡说：“只要员工能够尽自己最大的努力来保证医院的财产和安全，医院就会不惜一切保障员工的职业生涯。”

三、对我国医院管理的启示

（一）以员工为改善的核心

阿韦拉·麦肯南医院在进行精益方式改进医院管理方式时意识到了员工才是关键因素，即精益在于人，因此医院搜集了大量的管理培训资料对员工进行培训。如此一来，工作环境和方式都与之前有很大不同，员工压力倍增，为了缓解现状，医院增派一名员工辅助工作。而且阿韦拉·麦肯南医院不会因为想要精益化而对员工进行人员裁减、编制减少等，反而医院曾向员工承诺会保证员工在为医院发展做出努力的同时也会保证员工自己的职业发展，不会因精益或其他变革解雇任何人。这与我国医院进行改革的思路相比有独特之处。在习惯思维情景下，任何一家企业想要通过革新来达到精益化、高效化都会通过精简人员的方式来革新。但是通过阿韦拉·麦肯南医院的案例可以发现，除了精简人员之外，通过流程、管理的改进一样可以达到精益的目标。因此，以精益管理为核心的人力资源管理很重要，加强人力资源管理环节，招聘、培养、考核激励及福利制度，将这些与精益思想衔接起来，用精益思想指导医院人力资源管理是我国医院管理的关键所在。

（二）推行领导负责制

不管是在医院或是在其他组织，领导对于变革的推行力度及实施力度都发挥着重要作用，领导积极推行某一项改革的话，那么就会在很大程度上有利于改革或改进项目的实施。反之，如果缺乏一位具有改革思维的领导，那么即使下属员工有心改革或创新，那么也是难以为继。阿韦拉·麦肯南医院在每一个需要改进流程的项目里都有一位项目负责人来负责领导精益改进，这种方法对于我国医院而言具有十分有益的参考意义，在医院进行精益改进和创新的过程中需要一位擅长精益管理并且符合精益价值观的领导来在部门或医院推行精益管理，这种领导带头示范的作用将会有助于整个医院管理水平的提高，也更加有助于在员工之间形成精益改进之风。

第四节　约翰·霍普金斯医院

一、医院简介

1889年，在美国马里兰州巴尔的摩市，约翰·霍普金斯医院（The Johns Hopkins Hospital）应运而生，它是集各种诊室于一体的综合性医院。在同一时间，它的附属学校约翰·霍普金斯医学院也随之发展，现代医学教育也最先从该学院开展，这一附属教育模式也掀开了现代医学教育的帷幕，作为以深入浅出为学风的研究学院，学生参加科研项目已成为学校一大特色，该学校总是走在科学研究的前沿，掌握不断变化的学科新动态，随世界变化而不断发展。约翰·霍普金斯医院和约翰·霍普金斯医学院虽然是附属关系，但而这只存在医疗资源互通，行政方面互不干涉。

现如今，时隔百年，约翰·霍普金斯医院规模不断扩大，成为最大非营利性的医疗保健集团之一。它有一个享誉世界的名号“约翰·霍普金斯卫生系统”，由多个公司和医疗机构组成，如约翰·霍普金斯医院、约翰·霍普金斯医院 Bayview 医学中心、霍华德县总医院、约翰·霍普金斯社区医师、约翰·霍普金斯医学服务公司等。

二、医院的声誉和地位

约翰·霍普斯金医院以口碑好、服务佳在医疗界处于一流地位，它不仅持续 23 年在《美国新闻与世界报道》中获得了全美最佳医院的称号，还总是在疾病治疗方面遥遥领先，比如在癌症、神经系统疾病、眼科、泌尿科、精神科、老年病等领域。2018～2019 年《美国新闻与世界报道》（*U.S News &World Report*）公布的最新美国医院排行榜中，约翰·霍普斯金医院综合排名第三。其中，风湿病专科在全美排名第一；神经科、糖尿病和内分泌科、老年病专科及泌尿外科在全美排名第二；肾科、眼科排名第三；胃肠科、妇科、精神科排名第四。

约翰·霍普金斯医院在医学史上开创了许多新的起点，总是引领着医学界取得大的进步，例如第一例完全变性手术、第一例心脏搭桥、第一例新生儿法洛四联症手术等都是由该医院完成，同样，在外科手术中使用橡胶手套，心肺复苏术、肾透析这些许多如今医院的常规操作也由约翰·霍普金斯医院最先开始的。最值得一说的是，约翰·霍普金斯医院的研究人员分离出脊髓灰质炎病毒、发现 DNA 的限制性内切酶、发现脑内啡。在这领域，是在人类历史上迈出的第一步。

三、发展特色与优势

（一）采用共同管理模式

约翰·霍普金斯医院采取共同参与的管理模式，如在护理管理上，约翰·霍普金斯医院注重锻炼护士们的主角意识。约翰霍普金斯医院专业的联合管理模式不仅归纳了护理实践、核心价值、观念信仰，使其能够实现高水平的护理工作；而且交给护士更多的权利、成立专业的组织管理架构进而提供一个平等沟通与合作的工作平台，提高护士主动参与护理决策与管理的积极性。最终致力于让护士自主地去管理工作，并有满足感，让他们认为自己就是主角，这样他们才能够更好地为病人服务。这种模式增加了组织环境的灵活性，对护士的自我管理有帮助，从而提高护士的整体素养，降低流动率，促进护理专业的发展。

（二）优质管控体系

首先，理事会领导下的院长负责制是约翰·霍普金斯医院主要实行的机制，并且这个理事会在医院有着很高的权力，主要职责为审核医院提供的医疗服务是否符合要求，医院的独立运行是否正常有序。再者，质量一直是约翰·霍普金斯医院管理的重中之重，因此一直在不断地进行丰富和完善。在手术安全管理、多学科诊疗等方面，该医院的医疗质量保证体系和标准都很完整，可谓是面面俱到，非常细致，并且不良事件周报告制度也按照标准逐一执行。与此同时，医院、诊所及医师的医疗行为是否符合要求，由保险公司专门地负责，对他们实行不间断的监督和考试。

（三）追求安全至上，保障患者权益

医患治疗是一个有高风险、需要通过实践不断地纠正，探究新事物的过程，而医学认知总是存在尚未完善的地方，各类疾病又在不断更新。患者在治病的过程中，根据病情的不同，肯定也要承担相应的风险。约翰·霍普金斯医院特别看重安全问题，尤其是安全文化、团队协作，因其与患者的安全问题息息相关。2002 年 9 月，医院组织了一大批的临床一线的护士，成立了一个对病人安全问题测试的项目，名为“霍普金斯安全文化”，为了更好地发展该文化，约翰·霍普金斯医院还专门搞了一个“基于综合病房的安全项目”，成功地为患者的安全又建起了一道屏障。

四、对我国医院管理的启示

（一）加强质量监控，保证医疗安全

马克·格雷班（Mark Graban）在其《精益医院》一书中提到，质量是精益的两大支柱之一，所以需要改善医疗质量，提高患者安全性。针对我国医院在医疗质量和安全方面的困境，从约翰·霍普金斯医院可以借鉴的方面是学习其质量管理理念。为了保证医疗质量的稳步提高，需要我国医院加速进行多学科诊疗；这也是减少医疗资源浪费以及提升诊治质量的最好措施。另外，多学科诊疗还可以为患者提供优质服务，从而提升医院的口碑，进一步增强医院各学科的市场竞争力。不仅如此，多学科诊疗还具有方便快捷，提高服务质量的显著优点，并且能够针对患者提供更为个性化的服务，使医疗资源分配更为合理。这样就可大量减少不良事件的发生，故推动多学科诊疗的发展，势在必行。此外，我国医院在管理过程中应加强对药物、药品的管理。如实施和完善自动取药、摆药系统；加强药品安全网络信息系统建设等。只有通过提高质量这种精益方法，才能减少可预防的伤害、感染甚至是死亡的数量。从这一角度来看，精益工具和思想能够帮助医院和医护人员减少可预防的错误。

（二）任用贤人，提升人才综合素质

培训素质优良的全科及专科医生，完善医师培养方案，不断对继续医学教育系统进行补充，定期提供高质量的培训课程，实时监督医务人员的执业资格证书，确定执业的范围，保证医疗质量的不断提升。

（三）合理分配员工工作

将医疗过程中的各个环节进行详细统计之后，以统计结果为参考，再将不同部门的工作量和工作时间汇总，形成一个科学、完整的数据库，对医务人员和医疗资源进一步再分配，在合理安排好各个部门应该配备的相关人员之后，也要注意医务人员的劳逸结合，不能出现由于医务人员太过劳累而导致工作失误的现象。提高效率，尽快配比每位患者的诊治时间，增进医患交流，从而使患者在诊疗的过程中对医院的服务感到十分满意，降低医患问题的发生率。

（四）在区域性医疗中实施分级诊疗制度

落实分级诊疗制度，第一步要在政策方面下工夫、进行医疗保险支付制度的再修订，完善关于病种管理方面的制度，定时考察医疗服务方面的情况，据此来分配医疗保险。接下来第二步，需要对底层的医疗卫生相关机构提供支持，人才方面，以全科医生为核心，强调医师的自我发展，加强素质建设，对口提供支持。在待遇方面，提升工资水平，给予与工作和服务水平相称的薪资水平，提高人才流动率。疾病诊治按层级分开，社区治疗小病，医疗中心治疗大病。对在大医院

看病难，小医院缺少患者的现状对症下药。第三步，引进国外社区首诊制的经验，让全科医生成为职业“守门人”，增加基层患者的数量，减少就医价格，扩大诊治范围。第四步，完善建设医联体，以大医院为中心带动小医院发展，避免大型医院垄断部分市场的现象。使医联体内部以互相分工合作而不是竞争为主，治疗疾病从预防开始，对医疗费难以负担的部分提供医疗保险，提高工作效率，推动分级诊疗工作顺利发展。

第五节　麻省总医院

一、医 院 简 介

19 世纪 80 年代，在新英格兰地区，麻省总医院（Massachusetts General Hospital，MGH）从成立到 21 世纪，已经历经百年，是美国前三所最先建立的医院，也是隶属于哈佛医学院的历史最悠久的，面积最大的教学医院，2012 年，该医院得到了全美医院的桂冠。麻省总医院是全美实力最强的前五“家”医院，同时也是美国东部马萨诸塞州最好的医院。2018 年 12 月 18 日，麻省总医院入选 2018 年度（第十五届）《世界品牌 500 强》排行榜，排名第 389。麻省总医院在医、教、研方面取得了令人瞩目的成绩，一直处于医学界的领先地位，注重培养团队合作的文化氛围，打破医学领域的界限，传播最先进的医疗理念，并坚定不移地践行着承诺，那就是创造服务型社区。到麻省总医院看病的患者可以切身体会到麻省总医院服务的专业。

麻省总医院总以最大力度保障患者的切身利益为目标。事事以患者为先，对待患者公平公正，努力使患者体验到最优质服务。目前，医院基础设施健全，现设有床位 900 余张，医务人员 2.1 万余人，住院患者 4.7 万余人，年门诊量 140 万人次，急诊 8.8 万人次，手术台数 3.8 万余次。

二、医院的声誉及地位

麻省总医院拥有闻名全球的六大多学科治疗中心：癌症中心、消化系统中心、心脏病中心、移植中心、血管中心及创伤治疗中心。此外，麻省总医院儿童中心还提供了一套完整的儿科健康护理服务体系，即从基础护理到复杂罕见疾病的尖端治疗。麻省总医院中的各中心汇集众多权威专家，可为患者提供最好的综合医疗服务。

麻省总医院作为主心骨，带领全美医院深入进行科学研究，每年在科研方面的经费投资巨大，年支出 6 亿美元以上。有投资才有回报。人才方面，13 位诺贝尔奖获得者从麻省总医院脱颖而出。学术方面，麻省总医院建立了在医疗界一定的权威和地位，在癌症、脑血管、眼、耳鼻喉、心血管、儿科、神经风湿免疫、血液、内分泌等研究方面有了新的造诣和突破，并且史无前例地拥有了癌症全基因检测技术，在癌症的基因定位治疗、放疗手术、proton 治疗等方面有了新的飞跃，闻名世界。

麻省总医院获得的荣誉无数，值得一提的是，美国护士资格认证中心因其卓越的护理服务，授予其“磁性医院”的称号；美国胸外科医师学会（Society of Thoracic Surgeons，STS）因其在心胸外科方面的杰出成就，授予嘉奖；关节炎委员会（Joint Commission）为表彰麻省总医院在卒中护理上做出的努力和成果，授予其综合卒中护理证书；医疗保健教育机构跳蛙集团（leapfrog group）在最新公布全美医院“病患安全措施”的评比中，给予麻省总医院评分 A 级。由于麻省总医院对科研方面做出巨大贡献，研究项目繁多且深入，有了“研究型医院”的荣誉称号。不仅如此，麻省总医院的全美排名也是有目共睹，自世界新闻社开始报道以来，总是位于名单前列。

在《美国新闻与世界报道》（*U. S News &World Report*）公布了最新的 2018～2019 年美国医院

排行榜中，麻省总医院（Massachusetts General Hospital）综合排名第四。在专科排名中，精神科和康复科排名第二，糖尿病和内分泌科在全美排名第三，眼科和肺病科排名第四。综合可见，麻省总医院在医疗方面拥有较为权威的地位和管理上的高超水平。

三、发展特色与优势

（一）切身为患者利益考虑

以患者利益为一切工作的出发点，是麻省总医院一直以来秉承的信念和目标。不断在科研医疗技术水平上有新的突破是发展的基础，该医院的另一大特色便是无微不至的人文关怀。通过打开沟通渠道，接收患者及家属诉求来达到对医院的反馈。从而使各方面漏洞和不足显现出来，进行弥补和优化，做到扬长避短。同时不仅仅局限于现有患者，而是在全美扩大范围，收集评价，以便获取及时准确的信息。在医护患沟通、疼痛管理、就诊程序、医院照顾、药物使用沟通等这几方面给出批评和建议，积极采纳，提高服务水平，提升患者满意度。

（二）磁性医院范例指导

磁性医院的概念是指即使在医疗市场不景气、护士的人力资源严重短缺的情况下，依然能吸纳和保留高质量的护士资源，并给患者提供源源不断的高质量的服务。

1981 年，美国学者 McClure 等首次提出磁性医院。1983 年，发表于世。1990 年，美国护理协会与美国护士认证中心对该概念完善了认证步骤。现磁性医院的评价和审核已经在发达国家广泛推行。这一认证体系，第一次系统地提出了护理环境医院的判断标准，得到此认证的医院也可作为一项殊荣。实现了个人价值与职业价值。

麻省总医院为了达到磁性医院的目标要求采取了大量有效措施。首先，在培养员工方面，麻省总医院坚持活到老、学到老的理念，该理念是员工的基本素养。只有不断更新知识、提高素质水平、掌握学科前沿，才能保证高效率、专业化的服务输出。所以，麻省总医院为员工制订了职业发展项目来为员工进行职业培训、安排学习课程，这样可提高员工的临床技能、科研能力。其次，麻省总医院为了能够留住并培养能力全面的员工，在招聘和鼓励员工学习交流上十分用心。再次，麻省总医院强调医护人员之间的合作和分工，维护二者相互平等、尊重、和谐的工作关系。无论作为医生还是护士，在医疗服务行业，都应秉承职业道德，拥有信念感和使命感，发挥全部精力，致力于给患者提供舒适的治疗护理，提升患者满意度。最后，麻省总医院保障了护士的大容量编制，保证医院有足够专业数量的护士来开展工作，降低护士的工作压力，也给予护士更多自主学习及与患者的沟通时间。美国磁性医院的管理理念促使医疗机构的发展处于一个良性竞争的可持续循环状态，使工作系统结构更合理、更有效地支持员工提供最佳的医疗服务质量，医护人员在这样的环境中工作必然会提高其工作热情和对工作的满意度。

（三）重视研究和创新

麻省总医院十分重视研究和创新，麻省总医院不仅有全美“最佳医院”的荣誉称号，而且因为研究方面做出的巨大贡献被冠称“研究型医院”，麻省总医院在科学创新和先进临床服务之间形成纽带。近几年，在研究方面投资也再创新高，在科研方面的贡献不可估量，这种孜孜不倦的精神为世人所赞誉，并渗透到了医疗、教学、科研方面，不断激发医生创新性思维，进而不断提升自我。而持续改进和不断创新也成为麻省总医院的企业文化。

此外，麻省总医院与哈佛医学院相辅相成，共同发展，由麻省总医院里的医生几乎都在哈弗医学院担当教师可看出，这也体现了其对于教育的重视度；长期为医疗界和国家输送精英和领袖是其创办初心，并致力于为医生、护士、执业医师、物理治疗师、职业和语言治疗师以及其他健康专业人士提供自我发展，自我提高，自我成长的机会。而这些也带来了良好的反馈，这些被培训的精英也给麻省总医院注入新的活力、新的创新性思想。

四、对我国医院管理的启示

（一）合理配备医护人力资源

重视员工是医院管理中突出的核心要义，但是目前我国医护人力资源严重不足，护士短缺和护士离职率不断升高，医师与患者的配比率偏低，以至于护士人员配置和护理质量水平得不到提高。所以从麻省总医院在有关磁性医院建设的范例中我国医院可以也将磁性医院的要求纳入医院的评审标准中来。其中一点就是医院在保证护理服务质量的前提下，要合理分配工作量，减少高强度工作，放慢工作节奏，增加护士的责任感和使命感，提升工作满意度。在招聘医护人员过程中选择灵活的招聘方式，给予医护人员足够的发展空间，这样才能吸引更多的优秀员工。另外，医院在管理过程中，要善于营造良好的工作环境和工作氛围。

（二）重视医护人员的工作满意度

提升员工对工作的满意度，享受工作带来的愉悦，首先便是提供一个舒适的工作环境，合理分配工作量，以人为本，重视个体提升，并给予相应的物质奖励；而医护人员对于工作的满意度又与患者对于医院的满意度息息相关。以麻省总医院（磁性医院）的特点为例，要吸纳高素质人才，可通过比如可观的酬薪水平、给予人才自我发展的余地并给予物质和精神支持、开展高质量培训课程，以此来提高留职率，增加员工对工作的认可，提高医护队伍的整体素质，进而确保医护人员向患者提供高质量的护理服务。

（三）投入资源以进行创新

麻省总医院在发展研究型医院及进行“磁性医院”建设过程中都注重为员工投入教育和培训资源。通过投入资本来营造一个潜心研究、孜孜不倦的学术氛围，在科研过程中也可以实现员工自我价值，发展高新技术和培养高素质人才，这是麻省总医院的目标之一。因此，麻省总医院中有超过 1400 位医师既是医师也是科学家，另外还有大量支持研究的医护人员。麻省总医院对于创新研究投入了大量资本，研究经费达到了 7 亿美元。此外，医院还有大面积的科研专用场地。可见，麻省总医院不论是从人才还是经费或是场地上都给予了员工进行创新研究以最大的支持，这是值得我国医院借鉴和学习的地方。

综观对上述案例的分析，精益的理念是相同的，管理方式是千差万别的，可以是日式、中式和美式等。核心就是怎么实现以健康为中心，为顾客提供价值，实现共同发展，怎么提供安全优质的服务、减少偏差。在此基础上为社会做出贡献，做永续经营的品牌医院。走质量、安全之路，注重创新、消除浪费、提高效益、减少差错、医教研一体化发展，让员工有尊严并积极工作、实现共同发展。

【本章小结】

本章是通过对业内精益医院运行的典范介绍来分析各知名精益医院的优势和特点。首先是梅奥诊所。梅奥诊所作为世界最具影响力的医疗机构，有着医院整体的共同的发展目标和独特的产学研模式，并且在医院发展中运用共同学习的理念服务患者。其次是梅森医疗中心。梅森医疗中心最著名的特点是独创其梅森生产系统，从而最大限度地减少浪费、提高效率，与精益管理的核心和内涵不谋而合。再次是阿韦拉 · 麦肯南医院，该医院同样通过流程优化来实现降低成本和避免浪费，进而提高员工工作效率和患者的就医满意度。最后是约翰 · 霍普金斯医院和麻省总医院，约翰 · 霍普金斯医院强调质量管理和患者安全导向，而麻省总医院发明磁性医院模式并成功运行，其重视员工提升能力和技能，并且十分重视创新和科技投入。这些精益医院的成功运行，对我国精益医院的发展有着重要的典型示范作用。

第十章 我国医院精益管理的发展展望

十九大报告提出了一项重要的内容，即中国特色社会主义进入了新时代，这是中国新的发展方向，中国进入了一个新的发展阶段。实现中华民族伟大复兴是新时代党的历史使命，是近现代中华民族伟大的梦想。伴随着社会主义新时代的来临，我国原本医院的管理模式和服务模式已经不能满足人民的需求，迫切需要进行改革。当前，我国医院面临着医药体制改革、患者顾客对服务需求的变化、科技技术引发的变革等各方面的机遇与挑战。在看到机遇和挑战的同时，也需要认识到我国医院未来的发展趋势，即医疗服务内容更加多样化、服务方式更加智能化、服务流程与规划布局更加人性化、服务环境更加生态绿色美丽。在未来的医院管理趋势下，需要以精益管理方式改进医疗服务，改善医患关系，最终实现医院良性健康发展。

第一节 我国医院发展的机遇与挑战

一、新时代背景下的医药卫生体制改革

医疗卫生发展离不开大时代背景，同样，对进入新时代的现代化中国而言，改革医疗卫生制度是一道难以跨越的围栏。“为人民群众提供全方位的健康服务”是十九大向我们展示了美好未来。要构筑起“新医疗”的健康体系，药物器械供应体系、卫生服务体系、医疗保障体系、卫生服务体系等都将做出变革和实质性的发展。

（一）社会经济发展进入新时代

1. 宏观发展

（1）政策方面：2018 年，针对我国医院现今医疗服务费用、服务范围、医院职权等信息建设不完备、服务不透明等现状，国家卫生健康委员会对外发布了《关于印发全国医院信息化建设标准与规范（试行）的通知》（国卫办规划发〔2018〕4 号；以下简称《建设标准》)，明确医院信息化建设的建设内容和建设要求。根据调查来看，从现在医院现代信息化建设的状况，着眼于将来 5 到 10 年内全国医院信息化应用发展的要求，面对各种医院的临床业务、医院管理等，进行医院信息化建设全覆盖，在安全建设、软件设施和硬件设施保障等方面规范了信息化建设的关键内容和需求。《建设标准》分为信息平台、基础设施、新兴技术等内容，包括人力资源管控、后勤管理保障、科研投入与运行、医院运营、医疗服务与管控、机房基础、硬件设备、基础软件、安全防护，数据中心安全、终端安全、网络安全、大数据技术、云计算技术、物联网技术等各种各样的医院信息化建设需要。通知的颁布给我国医院信息化管理模式提供了方向引导和建设任务，对改善和提高我国医院管理体制机制、增强信息化管理、提高医院作用效能，具有重要的政策引导意义。

（2）经济方面：经济稳健发展为医疗和医疗相关行业的构建完善提供资金支持，使得医疗行业繁荣。我国经济的稳步提升促进医疗机构建设和医疗人才的培养。截至 2017 年末，《2017 年国民经济和社会发展统计公报》的数据报告统计显示，全国范围内的医疗卫生机构有 99.3 万家，包括 2.9 万余家医院，1.3 万余家公立医院，1.6 万余家民营医院。基层医疗卫生机构占比较大，有 93.1 万个，包括 3.5 万余个社区卫生服务中心（站)，3.7 万余个乡镇卫生院，21.7 万余个门诊部（所)，64.2 万个村卫生室。全国有 2.9 万个专业公共卫生机构，包括疾病预防控制中心 3484 个，卫生监督中心 3138 个。共有 844 万人从事卫生技术行业，其中执业医师和执业助理医师 317 万人，注册护士 350 万人。医疗卫生机构床位 747 万张，其中医院 575 万张，乡镇卫生院 123

万张；全年总诊疗人次 78.0 亿人次，出院人数 2.2 亿人。

（3）医院的发展也面临着一些挑战：如医患关系持续紧张，诸多问题仍然存在于我国的医疗纠纷之中；政府补贴机制不合理，医院经济负担沉重；政府投资不足，医院社会融资带来成本加剧；“看病贵”“看病难”问题普遍；医疗资源配置不均衡；混合所有制医院发展面临挑战等问题也随之而来。

2. 大健康产业 党中央、国务院把人民健康放在首位，2016 年，“要把人民健康放在优先发展的战略地位”的理念在全国卫生与健康大会上被提出。在《“健康中国 2030”规划纲要》上提出“发展健康产业”“推进健康中国建设”的观点。十九大报告中也明确了“实施健康中国战略”，随后，相关省市也相继推出“健康强省”“健康强市”等一系列呼应政策，健康产业的发展迫在眉睫。

健康产业出现了新的机遇，据初步测算，2017 年全国卫生总支出 55588 亿元，其中政府卫生支出占比 30.1%，共花费 15 517.3 亿元，社会卫生支出占比 41.1%，共花费 21 206.8 亿元，个人卫生支出占比 28.8%，共花费 14 874.8 亿元，人均卫生总费用 3712.2 元卫生总费用占国内生产总值的 6.2%。中国的健康产业规模是世界上仅次于美国的第二大产业。作为世界上人口最多的国家，经济水平的提高带动人们收入增长，中产阶级的占比也随之扩大，人口老龄化趋势明显，环境污染伴随新奇疾病的出现，全球变暖，医疗卫生方面财政支出的增加，人民对健康的重视，健康产业发展有极大的市场，前景广阔且愈发趋向个性化、多元化和多层次化。到 2030 年左右，中国有望成为全球最大的健康产业市场，因为，按现有发展趋势来看，中国健康产业的规模在 2020 年可能将达到 10 万亿元，在 2030 年可能将达到 30 万亿元。如今，新技术、新经济、新商业、新人文互相交织，健康产业与养老、养生、旅游、文化、美容、餐饮、地产等各类产业关系愈发密切，例如，在一些自然资源和生态资源丰富的地区，合理利用现有资源特色发展康复疗养、健康管理、健康促进等产业，并且与中医保健和养生养老产业不断融合；一些地区重点强调医疗健康中的养生特点，并与本地区生态文化特色结合发展，为健康旅游发展提供了新思路。

与此同时，伴随着大健康产业发展中产生的问题，一些保障措施必不可少。首先，提供优质的发展环境。总结健康产业发展规律和特性并据此建立建设持续发展健康产业的机制。深化落实改革，完善公立医院革新，优化药品生产流通体制，改良国有医药企业，建立健全医疗保障制度等，建设服务型政府，推动职能转变。其次，构建实时监管制度。强调“权威、高效、审慎、包容、前瞻”。对健康产品和服务层层把关，提高从业人员的门槛，规范职业道德。实施追责制度，从而提高健康产业产品和服务的质量，加大个人健康信息隐私的保密力度，规范数据流动过程。完善信息收集、发布、监测和评价体系，确定健康产业标准和统计。再次，给予强有力的经济支持。从商业银行、互联网金融、风险投资、社会资本、证券市场、商业保险等产业吸纳投资，对具有现代法人治理结构的优势医疗卫生机构、医药企业、健康管理企业、健康咨询企业等上市融资提供经济和技术支持，加强医疗、体检、护理这些医疗机构与保险公司的协作，促进产品和服务多样化、多层次、规范化。

3. 健康中国战略 人的全面发展离不开健康，在社会经济发展、民族昌盛和国家富强的过程中健康也必不可少，健康一直为广大人民群众所追求。在 2015 年 10 月，“健康中国”在党的十八届五中全会上第一次上升为国家战略。次年 8 月，在北京召开全国卫生与健康大会。中共中央总书记、国家主席、中央军委主席习近平出席会议并发表重要讲话，“没有全民健康，就没有全面小康”，这一主题在大会中被强调。2016 年 10 月《“健康中国 2030”规划纲要》被中共中央、国务院审核并印发，表示要围绕“完善健康保障、建设健康环境、发展健康产业”，加快健康中国建设发展步伐，全面地保障人民健康，为实现“两个一百年”奋斗目标努力，为实现中华民族伟大复兴的中国梦奠定基础。

健康的中国涉及到的领域众多，例如医疗服务、食品安全、科学技术、教育等。要实现健康中国的建设，就要从各领域整体出发，多个机构互相合作，共同治理。要进行具体地实施，就必须先找出关键所在，紧紧把握这整体的核心，做好预防工作，加快推进不同地区的医疗保险制度的统一建设，用科学技术、科学方法进行管理等。对人民来说，健康中国的建设无疑是一个福音；对于国家而言，健康中国建设对于国家各项事业的发展都有着极其重要的意义。党和国家对民生工作的高度重视在健康中国的建设中可谓是体现得淋漓尽致，未来国家的发展重点也必然在于为人民谋幸福。对于发展生产而言，健康必然在首位。目前，中国的健康事业正在持续不断地发展，社会劳动率不断地提升，人口红利从之前的数量型，到现在的质量型，经济实力与综合国力节节攀升，已经全然进入一个全新的发展阶段。国家健康事业的发展促使着民生经济在新的发展方向上不断突破。健康中国在进行“提供全面的健康服务”时，医养产业、医疗服务行业、健康管理、服务产业、娱乐健身等各类健康服务也一定会有长远的发展。社会的和谐安定离不开健康中国的建设。

在 2017 年，党中央、国务院部署国家卫生和计划生育的有关部门积极地发展健康中国建设与医疗事业的改革，已经有了阶段性的成果。生育服务管理、中医药管理、医疗卫生服务、公共卫生、各种疾病的预防与控制等，这些工作都得到了进一步地发展，对各个工作的监督系统也在不断升级，工作水平不断提高，城乡居民的健康水平普遍提高。从 16 年和 17 年的统计数据来看，成果显著，孕产妇死亡率从 19.9/10 万下降到 19.6/10 万，婴儿死亡率从 7.5/10 万下降到 6.8/10 万。居民人均预期寿命从 76.5 岁增加到 76.7 岁。

但是，健康中国的建设还有很长的路要走，目前面对的困难很多，要迎难而上，积极地去应对。其一，目前中国的人口之中，老人占比过高，如何应对这一问题，应当制定什么样的政策方针，对于社会的发展而言十分重要。因为如果老人占比持续增加，看病的人数越来越多，那么国家在医疗卫生方面的投入力度就要相应地加大，而国家对政策的调整完善的窗口期就会很短。其二，如若国家在医疗卫生方面的投入不足，那么患者看病的负担就会加重。对于这一点，社会的医疗保险可谓是十分重要，这一角色的出现，妥善地解决了这个问题。但是目前社会医疗保险发展得还不够成熟，吸纳资金还不够，各项管理还有不足，有待完善和发展。

（二）“三医联动”改革深入推进

1.“医保，医药，医疗”联动

“三医联动”，也就是医疗保险制度、药品生产流通体制、医疗卫生体制三个方面互动改革。是由整体协调机构指挥，使医院原本相对独立的部门联合起来，共同推进我国医疗行业发展进步、提高人民健康水平的改革。国家卫生服务系统之中，占据十分重要的三个方面就是医药、医保、医疗，而且三者密不可分，缺一不可。三者相互制约，相互促进。医药子系统由于药品如何使用和采购受制于医疗卫生子系统，医疗保险子系统需要接收医疗产品和诊疗方面的服务，因此它的基金收支和城乡居民的健康保障是否到位，也受医疗卫生子系统的影响。然而，医疗卫生子系统和医药子系统也受到医疗保险子系统的制约，因为医疗保险子系统能够扩大或缩小医疗基金报销的多少，如何结算等影响它们收益利润和运行系统。如此，也可以保障自身的基金平衡和稳定。

但是目前，“三医联动”仍然没有达到想要的效果，过程仍有一些比如医疗保险、医疗卫生、医药供应体制改革滞后的障碍。虽然全民医疗保险制度已经在我国初步建立，不同医保制度的覆盖率已经飞速提高，城乡居民疾病医疗体系不断完善，在医疗卫生体制和医药流通体制方面的改革不断深化，但医保、医疗、医药三者间的联动改革仍需发展，从而造成了医疗保障体系、医疗卫生服务体系与公众日益增长的健康需求差距较大的结果。

造成资源浪费和低效率等问题的两个突出原因：第一个原因是因为医药流通体制、医保支付、以及公立医院改革滞后；第二个原因是因为基层服务薄弱，激励机制不当以及患者、优质资源向较为上级的医疗机构倾斜。每个国家在医疗服务与医疗保险这两个方面的制度化安排都包括基层首诊、分级诊疗、急慢分治，想要把这两个方面做好，需要医疗保险和医疗服务之间的相互配合。

在目前的社会环境中，仅仅凭借医保的报销比例差异是无法得到分级诊疗的预期的。想要强制做到基层首诊制的话，就需要让基层医师得到社会民众的信任与依赖，而想要推进基层医疗服务以及所有医生队伍的进步，就需要形成足够有竞争性的医疗服务供给格局。除此之外，社会上的医疗机构在医保资质获取以及机构的设立方面还存在着一些困难。

2. 保制度整合与医疗保障局的成立 国家医疗保障局是改变目前医疗方面存在的问题的最好策略。这一项工程对于医疗保障方面来说，有着非常重大的意义。我们的医保改革和制度建设将从原来的各个方面相互分割变成各方面统一管理的新格局。所以，可以解决的城乡分割、群体分割的体制性问题，做到了尊重医保制度的常规规律，也真正做到了集权管理与集中问责，也就是可妥善解决医保制度目前存在的问题。国家医疗保障局的建立为我国全体国民提供更加值得信赖的安全预期，彻底解决看病难、看病贵的问题，也保证居民在看病时有医疗卫生部门和医疗机构的有效协助。

建设健康中国的根本目的是全民健康，而疾病是造成人民不健康的重要原因，同时也是实现健康中国的一大“拦路虎”。为了分担疾病的经济风险，我们应用了医疗保险，对患者进行患病治疗的费用补偿，在一定程度上解决了患者治疗疾病的后顾之忧。医疗保险的医疗费用补偿体系，使人们在罹患疾病时，不会因为费用问题而耽误疾病的治疗，这推动了人们在医疗方面的需求，也提升了民众的健康水平，从而让更多的人获得健康。全民医保是实现民众全民健康的经济保障，也是健康中国的基石。全民医保中最主要保险是职工基本医疗保险、城镇居民基本医疗保险、新型农村合作医疗。在社会保障的所有基本保 险当中，医疗方面的保险人数是最多的。2018 年初，中国医疗保险参保人数达到了十一亿五千一百万余人，2017 年全年参保人数为十一亿七千六百万余人，参保人数超过了十一亿，比同期的 2016 年多了五十七个百分点。从这些方面可以看得出来，全民健康水平得到了大幅度的提升，医疗需求得到了刺激以及释放，虽然目前还存在着“看病难、看病贵”的问题，但是由于全民医保的实现，也使国民做到了敢看病与看得起病。所以，在全民医保实现之后，让全体国民的个人疾病经济负担降低了许多，这也变相推动了健康中国的发展。

3. 加大对医疗费用的控制，降低患者付费比例 我国在 1994 年对城镇职工基本医疗保险制度进行试点后，取得了显著的成就，有效缓解了医疗费用的快速增长，也降低了医疗用品以及药品的过度消费。通过对国内外医保的改革情况的研究与分析，得知能否在建立起合理支付方式的同时，建立科学的管理模式，是国内医保改革的关键所在。我国为了控制医疗服务需方的道德风险，使用了医疗费用分摊机制，对参保人采取了起付线、封顶线、共付线以及监理个人账户。国家已经开始在着力推行，病种也有不断扩大的趋势，这是一个积极方向，通过这些手段，可以降低患者的自付比例。当然，医院还应该考虑控制医疗成本，但医疗成本的控制，需要国家与医院同时参与。从国家层面控制医疗成本，主要在于国外医疗技术项目的引进与消化的问题。目前我国的医疗界医疗技术主义比较盛行，医院之间的技术装备竞赛比较激烈，大型医疗设备、高精尖医疗设备引进与使用成为医院的面子，也成为吸引患者的利器。新型药品的研发与引进也值得考虑。对于医疗器械与设备，国家应该在审批以前做好价格管控工作。我国的医疗装备的引进，最终交易价格相对于国际平均水平处在较高位置。如果在装备引进之前，做好国际市场价格调研，设立最高控制价格是有必要的。此外对于高新技术的引进，根据引进成本，可以设立这些项目诊疗的报销限额不高于传统诊疗项目，或者就是全自费，或者随着经济的发展，逐渐提高报销比例。这样既能保证新兴技术的适时引进，保证国内有需求有支付能力的人群及时得到先进的技术，又能保证其余老百姓尽快得到新技术的实惠，还能降低医疗成本。

4. 做好医院收支平衡工作，改革医务人员薪资制度 在新的医疗改革制度下，医院的发展面对着很多的机会和挑战，只有加强经济方面的管理才能更加适应社会的形势。与此同时，各个医疗机构需要考虑实际需要，开展相对应的医院经济管理创新的合理机制，上至医院领导，下至基层医护人员，都要结合医院的各个部门、科室实际情况，建立完整的经济管理体系来减轻国家的财政支出压力，从而将节省下来的资金应用在相关的项目当中。这样就能从根本上提升医院的常规化管理水平，从而提升社会效益。医院的收入以及支出和财务内控管理决定了医院的经营和未来的发展，所以医院收支和财务内控管理有着非常重要的作用以及意义。

医务人员是医疗卫生体系的核心与重要基础环节。医院对从事医务人员这一职业有“高技术、高压力、高风险、高负担”的要求，所以建立合理的薪酬激励体系能有效调动医务人员的积极性，激励医务人员，这也是当前医改中重要的一项任务。医院在薪酬改革方面需要结合我国当今医疗卫生改革的新背景，并且结合自身的实际情况，坚持公正、公平原则，从而使新的薪资制度发挥其应有的作用，也能实现新医改中的惠民目标。同时，合理、公平的人员评定与选定岗位非常重要，不同岗位例如医生、护士、行政的岗位定级应该是不同的，指标的敏感性也要足够，从而保证一线医疗服务人员的薪资在合理的水平内，薪资水平也应该与医疗人员的劳动结合起来，使他们的能力以及劳动能够在薪资方面进行体现。奖励性薪资也应该适当地拉大分配梯次，激励他们提升医疗服务质量且精进医疗服务水平。这不仅有助于提升自身收入，还有助于提升医疗机构的社会效益和经济效益。与此同时，审计部门需要不定时的对医院的薪酬管理制度进行检查，不断监管新的薪资制度的实行。而在监管的过程当中，要对发现的问题以及漏洞进行及时的改正以及改进。财务人员也要认真地履行职责，避免出现一些贪污徇私的人和事。在遇到制度中的问题时，也要有合适的渠道去申诉来解决问题。

从目前的社情来看，大多数的医院都存在有或多或少的问题，这些问题直接或者间接地导致了医院的收支不平衡，这就对医院的未来发展起到了不利的影响。所以，需要详细了解情况，明白现状、问题产生的原因，从而创建有效的管理措施。就比如医务人员的付出与薪资不平衡、保障性差、薪资分配不合理等问题。

（三）医疗市场出现新变化

1. 扩大对外开放背景下的外资进入 我国国民的经济水平正在提高，社会发展也在提高，但我们国家的医疗方面依旧存在着资源不均衡，供给不充分等问题。为了适应经济社会发展和满足人民群众的需要，促进医疗服务领域的扩展、加快医疗服务项目的增加、激励医疗卫生方面供给量的提升，多元化医疗服务体系的构建已经成为接下来努力的方向。所以大力促进社会资本发展医疗卫生事业是重要的战略举措之一。

国务院印发的《关于支持社会力量提供多层次多样化医疗服务的意见》(国办发〔2017〕44号)，提出要提升对外开放水平，吸引境外投资者通过合资合作方式来华举办高水平医疗机构，积极引进专业医学人才、先进医疗技术、成熟管理经验和优秀经营模式。2019年6月，国家卫健委等10个部门联合发布《关于印发促进社会办医持续健康规范发展意见的通知》(国卫医发〔2019〕42号)，为促进社会办医进一步创造了有利条件。

2. 鼓励社会办医背景下的民营医院发展 根据中国政府网的统计中心数据显示，截至2018年2月底的全国医疗卫生机构数目为医院3.1万个，其中公立医院1.2万个，民营医院1.9万个。与2017年2月底比较，公立医院减少333个，民营医院增加2335个。包括2016年的《国务院关于印发“十三五”深化医药卫生体制改革规划的通知》(国发〔2016〕78号)在内的一些政策之中，不断强调“支持民营医疗机构的发展”“鼓励民营医疗机构”“鼓励民营资本进入医疗”等观点。这些政策的发布，促进了社会资本进入医疗行业，如今已有大量民营医院出现。增加医疗服务主体多元化，初步发挥市场机制作用，形成医疗竞争格局。

通过最近这几年的观察，发现我国的民营医疗机构发展的机会非常之多：首先是国家政策大力支持，带来了许多机会，这也为民营企业家传达了一则明确的消息：国家扶持鼓励民营医院的发展。这样不仅可以减轻国家医疗服务方面的压力，还能与公立医院形成良好的竞争，从而让医院在当今市场的引导下形成合理的资源配置。其次是公立医疗卫生事业方面供给不足和社会医疗需求的提高问题。虽然已经在进行公立医院的改革，但是短期内很难看见成效，这就对民营企业来说是一个发展的机会。最后就是小康家庭对医疗需求的改变。报告显示，截至 2017 年 1 月 1 日，中国 600 万资产家庭数量已经达到 460 万，比去年增加 27.4 万，增长率达 6.3%，其中拥有 600 万可投资资产的家庭数量达到 161 万。这些人不能接受为了看病、获取医疗服务而去大医院没日没夜的排队，他们愿意支付更多费用，从而获取更加优质的服务，也能得到医务人员的尊重；所以民营医院在这个方面还有着很多的机会来发展自身。

3. 医生集团 医生集团大家都有所耳闻，从 2014 年第一家医生集团创立，近几年来，中国的医生集团数量大幅增加，到 2018 年的十一月，我国就已经有了超过一千家医生集团，而 2018 年的前 4 个月，就有 208 家医生集团正式注册。究其原因，是政策给了医生集团很多便利，可这也随之带来了问题，怎样去完善一个成熟的商业模式并且在商业竞争中取得胜利，这也是很多医生集团需要面临的挑战。

4. 线上医院的诞生 随着科技的进步，社会的网络化，线上医院也逐渐出现在公众的视野内。这是因为，我国的医疗资源主要是分布在大城市、高级医院，一些山区的群众，得不到优质医疗资源，不平衡的问题太过于突出，如果想要解决这种问题，就需要下派大量的医师资源，可医师的培训需要非常漫长的时间，短时间内很难做到，但是通过互联网技术，可以缓解这种情况。实体医院可以把第二名称设置为网上医院，在网络上提供优质的医疗服务。同时，非医疗机构也可以在网上为医师和患者搭建平台，开展远程医疗服务，服务于山区群众。

医学方面的很多资料是可以共享，检验结果以及检查结果互认的，比如：医学影像，检验、病理检查。通过网络共享，各级医疗结构，特别是三级的医疗机构，就都可以为患者提供手机支付，床边支付、就诊提醒等指导。互联网医疗是一种新的技术形式，可以把诊断和治疗相互分离。近几年，通过网络医疗的发展，更多人愿意在网上求医问药。通过互联网技术来分配医疗资源，可以充分利用医生的时间，也可以得到患者们的认可，是我国医疗方面的巨大进步。国家支持网络问诊，改变了传统的医疗模式，提高了民众们的就医体验，使患者看病变得更加便捷。

网上医院纵然是一个非常好的尝试，但是也存在着许多问题，如果想要得到长远的发展，就要解决这些问题。首先是虽然国家明文规定只有副高以上职位的人员才可以在网上行医，但是网络医疗还处于无序状态，于是就有很多骗子打着医师的幌子招摇撞骗，在网络上创办网上医院，骗取人民钱财，以至于时有患者上当受骗；另一方面是虽然网上医院数量大幅增长，可是能够提供优质医疗卫生服务的网上医院却还不是很多。一些网上医院缺少很多重要的信息，仅仅只有电话、地址、专家介绍以及一些图片信息，有关医疗功能的介绍极少甚至根本没有。所以想要充分发挥网络在医疗卫生方面的作用，还需要加强对信息资源的合并，对网络医疗进行充分的管理、严格审批并且鉴定医院资质。

二、顾客服务需求的新变化

随着社会的进步与发展，医疗模式也发生了转变，医学的目的也从治疗发展到预防-治疗-康复，医院在治好患者的同时，也应该真正做到服务患者，承担自己应该承担的责任。

（一）健康观念全面增强

近年来，我国居民健康意识提升，医疗需求增加。居民人均可支配收入提高为医药行业发展提供了经济基础，随着经济的增长，我国城乡居民收入增长迅速，医疗服务具有一定的刚性特征，收入的增加和人民生活水平的提高，直接引致居民健康意识提升，医疗服务需求上升，从而拉动医疗服务市场发展，为我国医院发展带来契机。

根据 2017 年《中国家庭健康大数据报告》的数据显示，2017 年居民健康观念出现了向好的变化趋势，国民健康生活意识增强，八成的受访者表示愿意改善自身相对不良的生活习惯以及获得健康干预服务；这表明积极预防的健康理念已经让人们从心底里接受。绝大多数人都认为积极的健康管理方案因素对健康更为重要。家庭健康管理意识提升，有约93%的被访者认为，应该以家庭为单位进行健康管理，因为每个家庭成员的自我健康行为和意识会相互影响。在家庭健康行为方面，18～30 岁这个区间作为家庭健康掌门人的比例增长较为明显。这预示着年轻人开始积极承担起维护家人健康的责任。而未来几年里，年轻人群体也是家庭消费的主要决策者，这个群体将是加快实施健康中国战略的主力军。

（二）服务需求扩展至健康全链条

随着医疗事业的进步，国民的平均寿命稳步增加，人民经济实力提升，这都使医疗服务行业的需求快速增加，并把医疗服务方面的需求扩展到健康全链条。所谓全链条，即覆盖医患之间的医疗全进程，其中包括三个阶段：诊前、诊中、诊后。智能导诊、健康管理、自我诊断、健康咨询是诊断前需要做的；诊间支付、医疗诊断、电子病历是诊中需要做的；追踪随访、医患互动、双向转诊、复诊预约是诊后需要做的。全链条也可视为医疗服务的无缝、紧密闭环，围绕患者的需求，为患者更好地服务。

国家发展到了一定程度，人们对于服务的需求将会越来越高，我国进入中等收入国家，随着人口老龄化、城镇化、收入增加财富增长、环境变化，以及生活、工作方式的变化，人们对医疗保健的需求也逐渐增加，健康产品和健康消费更加多元化、高级化。医疗服务市场如果想快速扩展，需要多方面努力，例如：人口的老龄化、城镇生活水平的提高、生活方式的改变、财富的增长及全民医保制度的推进就是从需求方面来说的。据前瞻产业研究院发布的《医疗健康行业投资分析报告》预测，2020 年中国医疗健康产业市场规模将高达 10 万亿元。创新型医疗科技设备、创新型医疗服务、精准医疗技术和服务三部分是医疗健康行业中最具有发展潜力的、最值得关注的。

（三）服务品质需求提升

1. 质量的内涵扩展　医疗是有质量的，同时，医疗的质量也是判断医务人员水平的标准，一般使用医疗效果、工作质量以及医务人员的技术水平几个方面来衡量。医疗质量常用治愈率、生存率、平均住院日、病床使用率等。从另一方面来讲，它不仅包括了诊疗质量，还强调患者的满意度，医疗的工作效率、技术经济效果和连续性和系统性，故又称为医院的服务质量。

最近几年，医院等医疗机构的服务质量正在稳步提高，医疗品质正在逐渐构建“以人为本”的核心，现在要求在为患者提供服务的同时，不仅使结果对患者是有利的，同时也降低患者的不良反应的程度。“品质医疗”战略应运而生，逐渐形成了以患者为中心、保证品质和安全、深化内涵发展医院文化、提高医疗水平的医院文化，最终推动医院的医疗品质成为医疗品牌。它的内涵是运用高质量的管理方面的理论，为患者提供较低风险，较高品质的服务，并且通过优质服务来体现医疗品质的技术和安全基础。

2. 服务质量改善　以患者为核心，通过解决问题，切实改变人民看病求医的感受，全方位开展提升医疗服务的专项行动、同时改善医院环境，彻底解决个别医务人员服务不周到，沟通不到位，语言生冷行为拖拉散漫，部分医院脏、乱、差等问题，让人民群众治病体验更加舒心，全面改善医患关系。

医院应在医疗服务环境方面积极做出改善：①加强医院环境卫生治理，美化医院环境。搞好环境卫生治理、卫生设施的改造、保洁制度完善，创造一个“干净的”医院。②推进医院“厕所革命”。医院要加大经费投入，按照标准要求加快卫生间升级改造，不仅环境卫生方面有明显的提升，更要注重人文细节上的服务。③改善医疗服务形象。各级卫生计生部门和医院要在加强医务人员职业道德教育、改进服务态度、推进文明服务的同时，深入开展创建“优质服务示范窗口”活动，制订各窗口的服务规范，特别是挂号、收费、药房、一站式服务中心等主要服务窗口要模范执行服务规范。④优化服务方式，开展“一站式”便民服务。要全面开展“一站式”便民服务，设立医疗便民服务中心，一次性解决患者四处跑的现状，简化就医以及就医流程，带给患者更好的体验。

3. 安全健康长寿 在如今的社会环境下，提高人民健康意识的时代到来了。国家把“健康优先、改革创新、科学发展、公平公正”作为指导原则，要求把健康补充到所有政策，全方位地呵护人民群众的健康，把健康定义为国家的一个战略。

充分了解患者的体验以及对接下来的期望和需求，有利于患者提升看病医疗感受也有助于提高医疗服务方针的制定。患者对现有医疗服务满意部分为服务态度明显好转、诊疗服务规范性改善、医疗技术水平提高；不满意方面关注点主要集中在医疗费用高、就诊等待时间长、过度检查；希望改进的部分依次为增强医疗技术水平、加强医患沟通、改进服务态度、降低医疗费用、关心患者。结论是改善医疗服务可通过规范诊疗行为，增强医疗技术水平；加强医学人文关怀，构建和谐医患关系；以患者为中心，优化就医流程；合理用药，透明医药价格；改善基础设施，营造良好的就医环境；加强基层卫生医疗机构建设，落实守门人功能等途径实现。

三、科技进步与发展引发的服务变革

近代科学技术的持续进步不断引入生产、生活中，已经大大提升了人们生活品质与居住环境，同时使得人们的综合素质也有了大幅提升，促使人们生活习惯、保健养生需要等有了进一步变化。此类变化极大促进了医学科学的迅猛发展和医疗模式的转变。人类的医疗模式已逐渐从“生物医学”过渡至“生物-心理-社会医学”。基于治疗为目的的现代化医疗服务模式，通过实践证明已经能够在较大范围内实现流行病防治，为维护人们身体健康，延长人类寿命完成了首次卫生革命。目前人类主要面临的医疗目标是进一步提高医疗服务质量，延长人类寿命的第二次卫生改革。

（一）信息技术革命

1. 医学大数据 如今，在基础医学、临床医学以及公共卫生领域方面，大数据扮演着不可或缺的角色，通过二、三代测序技术的进步，人们对分子生物学的研究逐渐深入，同时也提高了对疾病和健康的认识。这些方面需要非常多的数据，例如全基因组、全外显子组，这些数据是临床诊断和治疗的依据，而且这些数据非常庞大，分析难度极大。大数据的广泛运用是推动传统医学转变为精准医学的核心动力和必要前提。而精准医学需要充分考虑患者在基因、生活方式以及环境因素的差异，从而对患者进行精准治疗，这体现了精准医学预防的医学模式。精准医学的核心是整合患者的各项数据，其中包含健康和预防等多个方面，也有日常生活习惯、社交媒体、地理位置和环境暴露因素，这就可以对人体的疾病进行更为透彻的理解。通过大数据，使得大数据来推动决策，对患者以及相关人群进行有利影响。

虽然大数据有诸多好处，但是同样也存在着它的不足，这其中有着高昂的成本、技术困难、分析数据对人员的要求。大数据的应用需要经过“数据的获取、信息的整合、知识的积淀、行动”四个阶段还要同时符合隐私管理规范和战略互操作性，从而进行数据共享，并且进一步增大数据量。从数据中提取出知识依赖于计算科学、机器学习领域的发展。医学大数据的方向与临床信息进行深度整合，也在统计学的指示下获取新的知识，这是医学大数据在将来几年主要的应用方向。不过想要使用这种知识改变疾病的方式，需要医学伦理、医患教育、政策法规、IT 产业发展技术以及许多相关因素的参与和支持这样才能提升人类健康水平。中国目前在医学方面的大数据应用上还存在着许多的问题与困难，其中最重要的是政策法规、伦理研究、安全技术等方面的数据互通存在问题，医院之中和各个医院之间信息并不互通，各个科研机构之间难以数据互通。虽然我们在许多方面存在着优势，但缺乏实际的检验。另一方面，即使在机器学习、基因测序技术等方面有着一些优势，但是缺少了临床数据的核验，这就使得这些数据利用价值大大减少，更难产生新的信息和知识。不过国家科技部已经将精准医学的科技专项中的顶层问题缺陷进行整改，期望构建更为良好的大数据应用生态。我们应该相信国家政策可以推动各个社会阶层联动，一同促进大数据为国家的基础和临床医学发挥效用，为人们谋福利。

2. 5G时代到来与物联网技术　目前许多巨头公司已经开始了5G网络的测试，5G将成为全球通讯产业的下一站。5G的发展突破将会带动相关设备、器件等企业业绩的增长，同时促进物联网相关行业的发展，也带来更多新的投资机会。5G的发展对未来智慧医疗行业也有重大意义。

在2015年，国务院颁布文件，明确提出开展健康中国云服务计划，大力推动应用网络、互联网、物联网、云计算等技术，逐渐推动惠及全民的工程。物联网就是通过各种装置，按照协议，将物品和互联网联系起来。物联网对提升人民健康生活水平和推进健康中国的建设有着极为重要的实际意义。例如改善医疗服务质量、提高人民健康水平、优化医疗就医体验。可是物联网医疗体系也同样存在着它的不足，其中包含分级诊疗制度仍不完善，大医院人满为患，基层医院门可罗雀，大量的医疗资源被浪费闲置等严峻的问题。在很长一段时间里，存在着基层医疗资源长期闲置、大型医院超负荷运转以及分级诊疗技术方面的不完善等问题，所以就出现了优质的医疗资源难以传递到下层，更难以满足社会各个层次对健康的需求。物联网医疗体系就是为了让医疗机构有限的医疗资源得到合理的利用，让患者能够得到更精确的诊断和治疗，也让亚健康状态的人们能够获得预防性的治疗。所以物联网模式下的智慧医院系统也需要把以下几个方面做好：系统的规范性、系统的易操作性、系统的可拓展性、系统安全性。

我们应该以物联网的技术为基石，把“感、知、行”作为核心，创立一个将医疗服务资源逐步倾斜向下的服务体系，逐渐实现分级诊疗，使医疗数据更加互通，更加移动便捷，建设更加高效的智慧医疗平台。同时也及时地将实时数据和历史数据进行整合分析，通过云服务等方式来让用户进行参考。

3. 区块链发展　区块链可以构建更加真实可靠的互联网系统，有助于解决价值交易的欺骗问题，同时可以简化工作流程、降低成本，为改善医疗行业环境提供了可能。如，区块链能利用匿名保护患者隐私。像电子病历、DNA钱包、药品防伪等多个领域都可利用区块链。通过在2017年发布的医疗保健与区块链报告，我们可以看到，区块链技术在临床医学的监管合规性以及健康记录领域起着非常重要的作用，同时也在医疗设备管理数据的记录、健康管理、计费和理赔、医疗合同管理等诸多方面都发挥了作用。区块链自身的属性如高速度，高质量挑选信息并纳入信息库，高度保密且安全使其可以有效地消除信息摩擦，防止信息泄露等。要运用区块链，智能合约的标准化是关键一环，这在监管医疗行为中有重大价值。当非合规事件出现，智能合约会自动追查合规情况并实时向相关方发送通知，去除检查环节，简化执行流程，降低成本。在数据保密且真实可靠的基础上，各组织机构可以利用数据进行采用医疗设备数据、个人健康数据、医护人员采集的数据等合作，开发新的医疗设备并提供服务，也可以实施健康管理并创建新的数据源，在此基础上构成更大的生态区块链，形成良性循环。

在国内，2017年8月，阿里健康携手常州医联体，希望实现医疗业务数据互联互通，区块链试点项目最为引人注目。但是，区块链背后隐藏的风险也应防范警惕。某些披上区块链概念外衣的企业业务不成熟，并无实质性的落实区块链。或许，这与区块链技术仍处于探索阶段，整体技术水平不高有关。此外区块链行业尚未统一，没有标准只能在国内自成体系，无法在全球普及。

在国内，阿里健康与常州市合作的医联体＋区块链试点项目最引人注目。2017年8月，阿里健康携手常州医联体，以期帮助医疗业务数据实现互联互通，据悉该技术首先在常州市武进医院和郑陆镇卫生院落地，后续将逐步推进到常州天宁区医联体内所有三级医院和基层医院，形成快速部署的信息网络。但是，区块链快速发展的背后隐藏着的风险值得警惕。

4. “云医院”的发展　如今，各地的一些医院开始发展“云医院模式”，健康云生态的核心是实体医院的医疗服务。健康云生态可以帮助医院打破传统围墙、为患者提供更好医疗服务；帮助基层医疗机构得到的远程帮助；帮助基层医疗机构拥有人工智能；帮助患者选择正确的云医院，使传统的院内信息化系统拥有与员工内部工具相同的性质。新的技术被引入医院内部，服务于医院流程管理，确实提升了医院管理效率。但是，它的一个特点是，因为不跟患者发生直接的关系，患者在其中的主动参与缺失。医院管理者也正在寻求技术转向。挂号业务接入信息系统，将医院管理系统部分扩展到院外，患者开始参与进来。

为了更好地切入医疗，过去数年，已经出现了的网上挂号、轻问诊等多种医疗方式，是因为互联网在其他领域的成功经验，在医疗领域基本都尝试过。如今，市场越来越关注与传统医疗机构融合较好的互联网医疗项目。目前，国内缺乏一个患者信任的基层诊疗网络，因此，患者在就医选择过程中存在很大的盲目性。由于现在智能分析技术可以自动给患者分配适合的医师和医院，极大程度地方便了患者；可以使患者只通过网络输入自身症状数据，就可被自动匹配合适的医院和医生；此外，系统也会把患者的主诉信息推送给医院和医师，甚至导入到患者个人健康档案，供医师接诊时调阅。

（二）人工智能技术

1. 医疗机器人 医疗机器人是全球的医疗器械的最近兴起的一个发展方向，是各国都在发展的重要技术领域。这门技术有着非常明显的三高表现：高技术、高门槛、高附加值，在医疗卫生服务方面有着极其重要而深远的影响。如今，我国的机器人行业在近年来发展的极为迅速，展现出了非常良好的市场前景，备受医疗服务行业人员的关注。

而我国在最近三年才开始大量出现机器人企业，上市的专业公司只有区区数家，更为严峻的是，通过对样本的统计，在目前所有的医疗机器人公司之中，把医疗机器人作为主要业务上市的公司只有一家，手术机器人发展更早也由此体现。在另一个方面，通过计划康复机器人上市的公司也只有一家，目前还正处于正在上市阶段。同样的，在医疗服务领域以及健康服务领域的机器人技术就更为青涩，而且大多数都是在近两年才创办的，所以这个行业目前还处于培育的前期。

医院物流、医疗问诊、影像定位是目前的医疗服务机器人的主要工作方向，在对企业进行样本统计的过程中，康复机器人占 41 个百分点，手术机器人占 16 个百分点，医疗服务机器人和健康服务机器人则分别占比 17 和 8 个百分点，其他类型的机器人占 18 个百分点。在这之中，手术机器人对技术水平的要求更高，而且这个领域比较集中；在康复机器人的领域，企业的数量最多，但是相对而言不够集中；另外一种胶囊机器人也出现在人们的视野当中，这种机器人别具特色，有着显著的优点；最后一种健康服务机器人，起于智能产品领域的进步发展，这都依赖于我国在这个方面的较为完整的产业链。

2. 深度学习 社会和国家的信息化之中包含有医院的信息化，这促使医院转型为科学管理体系。而深度的机器学习模仿了人类的机制，模拟建立了类似人脑进行分析学习的神经网络，可以辅助医院的医疗质量监控、医院运营管理、辅助诊断等。为医院机器人的应用提供了新的方法，而且已经取得了非常好的应用效果。但在另一方面，虽然人工智能已经非常方便，可以帮助医务人员完成一些特殊的任务，但如果想要实现较为全能的机器人，还需要做很多的工作。

对于医疗来说，深度学习将更深植于医学影像、基于传感器的数据分析、转化生物信息学、公共卫生政策发展等方面。专业的深度学习研究人员专门分析了近年来深度学习在医疗信息化中的应用，指出：计算机功能、快速数据存储、并行计算这几方面的提升，是深度学习得以迅速发展的基础，而深度学习的预测功能和自动识别功能让它在疾病诊断中广受欢迎。另外他们还发现，医疗行业对深度学习技术的使用不仅在频率上有显著提升，而且在种类上也有一定的变化。

3. 辅助诊疗 近年来，医疗卫生服务的需求不断增长，人工智能技术也在不断推进。在未来，人工智能和医疗相互结合，会成为解决医疗卫生方面资源不足的重要方法，同样也可以推动医疗方面的生产。通过研究阿里云的科研报告，三到五年后在智能服务的阶段，人工智能数据可得性的优点将会全面展现，并且首先用于解决行业痛点。据分析，金融、医疗、公共安全、零售、教育等行业数据化、电子化的程度较高，会较早出现人工智能应用的场景。人工智能加医疗就是在医疗领域应用人工智能以及相关技术。专家预估，到2020年，医疗数据会达到四十万亿个G，数据的生成以及共享速度快速增加，而80%数据是非结构化的。

部分机构认为，这种方法会将人工智能的技术在医疗卫生领域充分使用，特别是在辅助治疗、医学影像等比较细分的场景。而“人工智能加上辅助诊疗”是让计算机学习专业知识，从而模仿专业医生的思维和诊断，而且得到可靠地诊断和治疗方案。

而目前，这项产业正处在起步阶段，远远比不上国外。国内的科技偏向于向技术层的框架算法以及基础层的数据计算能力发展，同时创业公司倾向于解决应用层的方案问题。随着全球科技的发展，以及智能平台的开放，可以有效补充我国在这个领域的缺乏。当算法发展到一定阶段，就可以让人工智能在医疗方面自由切换，适应不同的场景。

（三）生物医药技术

1. 基因工程　基因工程是一种高端的技术。是以分子遗传学理论为基础，以分子生物学方法为手段，将一种或多种生物体（供体）的基因按预先设计的蓝图，在体外构建、编辑重组DNA分子，然后导入另一种生物体（受体）细胞，使之稳定地向子代遗传。基因工程在农业、工业、环境保护、能源和医药卫生等领域有着非常重要的作用以及价值。

基因工程的迅速发展依赖于其自身的优点，①高效：能够突破物种自身的生殖隔离，按照人类需要设计和改造生物体的结构和功能，制造出满足特定需要的动物、植物和微生物品种。如将苏云金芽孢杆菌的Bt基因整合到棉花细胞染色体上，获得转基因抗虫棉花品种，使棉花自身能产生Bt杀虫蛋白，抵抗病虫害。②经济：在相同或低投入的情况下，高效地生产出必需的生物功能产品，如将合成的胰岛素基因导入大肠杆菌，每2000L培养液就能产生100g胰岛素，使胰岛素生产成本大幅降低。③可持续发展：基因工程对微生物的改造，革新了工业运行模式，实现了自然资源的可循环利用。如将能分解三种烃类的假单孢杆菌基因都转移到能分解另一种烃类的假单孢杆菌内，创造出能同时分解四种烃类的“超级细菌”，从而提高细菌分解石油的效率，治理环境污染。

基因工程虽然有很多优点，但是在发展它的同时，还要着重解决存在的问题以及争议,如医学伦理问题、生物安全问题、物种多样性保持等。因此，科学、合理、谨慎地应用基因工程才能使其安全、高效地应用于生产实践并蓬勃发展。

2. 组织再生　利用生物和工程学相关的技术支持，重新培育出受到损伤的组织和器官，从而使其具有正常的功能。放眼全世界，每年有着上千万人受到各种创伤，导致了数百万人的部分器官功能丧失，同时每年有着数十万人急切的等待着器官移植。在受损后的修复以及康复过程中，科学家们依然把器官的重建、修复作为一个非常困难的课题。

每种人体组织都有着再生能力，这是动物为了保护自己而进化出来的。正常来说，越低等的动物的组织再生能力越强；分化程度越高，越不容易再生；在平常生活中，比较容易受到损伤的细胞组织再生能力更强。从细胞的增殖分化能力方面来说，人体的细胞可分为三类：第一种在不断地增殖，来取代凋亡或者受到损伤的细胞，例如表皮细胞、造血细胞等；第二种细胞处在静息状态时不怎么增殖，但在组织受到损伤的时候，会急速进入分裂期，从而快速修复受损组织，比如内分泌腺、肝、胰、汗腺、肾小管的上皮细胞等；第三种是几乎不分裂的细胞，受到损伤后就彻底损坏，例如神经细胞，这种细胞在人体诞生后就不会再增殖分化，一旦受到损伤就将会导致身体永久性缺失。

随着人们对组织再生的理解不断加深，组织再生已经涵括了许多方面。人们从人体上提取出极少量的功能细胞，与其他的一些材料按比例混合，然后形成需要的组织与器官的混合体，达到修复创伤部位和重建功能的目的。此外，随着重编程细胞技术的兴起，细胞移植也成为组织再生的重要手段。如2014年，日本科学家便利用诱导多能干细胞培养出了视网膜色素上皮细胞层，并成功移植到一名 70 岁女性患者右眼，使患者重见光明。

虽然组织再生医学领域有良好的发展前景，但在发展的过程中仍需要注意干细胞安全性和定向分化的问题带来的长期效应和可能的不良反应，以及伦理和道德问题。

3. 靶向药物 几百年来，人类穷尽一切办法，渴望能够战胜癌症。从最初的手术切除，到砒霜和射线不分敌我的以毒攻毒，再到后来的化学治疗、中药治疗、靶向治疗及生物细胞治疗等，人类付出了高昂的代价，但也获得了无尽的希望。

发展初期的癌症，通过临床手术切除，就可以将绝大多数的肿瘤排出体外，病情较轻的患者甚至不需要接受更进一步的放化疗。但是对于大多数患者，就没有如此的幸运了。由于病情较重，肿瘤分期晚，近百年来癌症患者除了接受手术切除以外，还要面临不良反应极强的化学治疗和放射治疗。如果说肿瘤在体内是伪装手段极为高超的敌人，那么放化疗就像火力强大的枪炮，虽然足以杀死大多数的肿瘤细胞，但这些疗法就像没有准星一样，对准体内的所有细胞一通扫射，将其赶尽杀绝。虽然可以换来患者某种程度上的治愈或病情缓解，但是整个治疗过程中的不良反应，严重影响了患者的生活质量。

所以，人们一直希望获得有精准靶向能力的抗肿瘤药，与此同时，药物开发的最终目的也是获得有精准靶向能力的抗肿瘤药。靶向药物是指可以精准杀伤肿瘤细胞的药物或其制剂。其目的显而易见，即抗癌药或其载体靶向特定病变的位置，然后在目标位置积累或者直接发挥作用。靶向药物通过将药物成分在病变位置形成相对较高的浓度来提升药效并且减少在提高药效的同时引起的不良反应情况，从而降低对健康细胞的损伤。

30 年前，靶向药物的出现，如同大地初开的第一缕曙光，让人类终于有机会扼住癌症的咽喉。2005 年，是靶向药物进入中国的元年。经国家食品药品监督管理总局（China Food and Drug Administration，CFDA）批准，由阿斯利康研发的吉非替尼进入中国市场。自此，成百上千万的肿瘤患者，在中国的公立医院，就可以购买到靶向药物，中国的肿瘤治疗就此进入靶向治疗时代。到目前为止，国内已经有几十种靶向药物用于临床的抗肿瘤治疗。2018 年 PD-1 抗体在中国大陆被允许应用于临床，为肿瘤患者带来了福音。挽救患者生命的同时，极大提高了患者的生存质量。如果说化疗药物是低效高毒的话，那么靶向药物则是低毒高效。

电影《我不是药神》，真实反映了癌症患者对生的渴望，患有慢性粒细胞白血病的患者将靶向药视为唯一救命稻草更是凸显了肿瘤患者的无助和辛酸。但事实上，靶向药物也并非神药，并不适合于所有的癌症患者。由于肿瘤的异质性，不同患者体内的肿瘤细胞，具有各自独特的突变和性质。靶向药物正是利用了肿瘤细胞不同于正常细胞表面或内部的分子结构，才能做到正确地识别敌我。这也就意味着，虽然罹患了同样的肿瘤，但是某些癌症患者并不适用看似强大的靶向药物。临床上也存在着一些不规范治疗，例如没有提前进行分子诊断或者基因检测就对病人进行了靶向治疗。靶向药物在使用过程中有一个必要指标，即找到患癌病人体内基因突变的部位。同时，靶向治疗仅适用于中晚期患者，而早期患者并不适合使用该治疗方式。靶向药物在临床使用之后很可能会出现耐药性，倘若癌症患者的癌症复发，患者将会面临无药可医的尴尬局面。

几乎所有的靶向药物治疗都会出现耐药现象，其根本原因是由于癌细胞的异质性及动态变化造成的。所以，靶向药物在现阶段，虽然能够大大地缓解肿瘤患者的痛苦，有效地延长其无病生存期。但是，肿瘤细胞作为一个善于伪装和改变的敌人，在人类抗击癌症的道路上，依然不可小视。前路漫漫，但光明不会迟到。

4. 干细胞治疗 当代医学已从分子治疗向细胞治疗过渡，随着现代生物医学技术的高速发展，细胞技术的研究与应用是打开健康宝库的金钥匙，细胞疗法的兴起激发了对各种干细胞的研究热潮。

简单来讲，干细胞就是未分化的细胞，其具有多向分化和自我复制的能力，是哺乳类动物各个器官组织形成时所需要的原始细胞。目前临床上较多使用的干细胞是胚胎干细胞、诱导性多能干细胞和存在于骨髓、脐带、脐带血、脂肪等多种成体或胚胎组织中的间充质干细胞。间充质干细胞解决了胚胎干细胞取材难、分化不确定及伦理问题等难题，拥有保持高效增殖的能力，有着多向分化的潜力，而且在体外特定培养环境下可以向各种类型的细胞增殖，为组织损伤修复及一些心血管疾病的细胞治疗提供了良好的种子细胞。实验室优化的经血源性子宫内膜干细胞研究与转化应用体系为干细胞研究提供了又一个新的干细胞来源。

干细胞具有多项潜力，可分化成身体的各种细胞，医学界称之为“万用细胞”“种子细胞”，对一些重大疾病（糖尿病、卒中、心肌梗死、肿瘤等）具有明显疗效，干细胞在帕金森病、阿尔兹海默病等神经性疾病及糖尿病、癌症中的良好的改善作用，是从根本上治疗许多疾病的有效方法。

目前，在规范化的前提下，国家正逐步放开对于干细胞临床试验的研究，细胞治疗市场发展迅猛，但同时也十分混乱。如干细胞治疗领域缺乏统一的干细胞分类和鉴定方法及干细胞制剂质量标准；质量合格的干细胞制剂数量不足；干细胞制剂具有适应证和禁忌证；干细胞治疗需要筛选患者，进行长期随访。但是，近期的干细胞研究与应用中出现了依赖、违规治疗等问题。未来，随着干细胞治疗管理模式的转变，细胞水平的治疗将向组织水平的治疗发展，利用干细胞活性成分（细胞因子等）或亚单位（囊泡或外泌体）进行治疗是今后干细胞治疗发展的另一个方向。我们坚信在国家政策的指引下，干细胞在未来多种炎症性疾病的临床治疗中会有广阔的应用前景。

5. 免疫细胞治疗　免疫细胞，是由造血干细胞生成的，与机体免疫应答有关的所有细胞类型的统称，主要包括 T 细胞、B 细胞、NK 细胞、粒细胞、巨噬细胞等。免疫细胞是免疫系统最重要的组成部分，是机体强大的健康卫士，免疫系统正常功能的发挥离不开各种免疫细胞的参与；它们帮助机体抵御病毒、细菌等病原微生物的入侵，识别并清除体内衰老、损伤、癌变的细胞，防止癌症发生，保卫机体免受内部和外部有害物质的侵害。如果把身体看成是一个细胞王国，免疫细胞就是这个王国里的防卫部队，不同类型的免疫细胞就好比是部队里不同的兵种，既有像士兵、侦察兵、后勤兵一样的普通兵种，又有像炮兵、特种兵一样的高级兵种，它们分工明确、各司其职、相互配合，时刻维护着身体的健康。免疫细胞功能异常导致诸多疾病，已知的人类大多数疾病都与免疫细胞功能异常有关，所以对免疫细胞功能的研究不但有助于阐明这些疾病的发病机制，还可以有助于开发对应的治疗方法。

近年来利用效应 T 细胞和树突细胞在肿瘤临床治疗中的成功，让人们深切地意识到利用免疫细胞疗法来治愈肿瘤已经越来越近了。目前最火热的莫过于 CAR-T 免疫细胞疗法，即利用嵌合抗原受体（CAR）导入 T 细胞中，对 T 细胞进行定向的改造，来增强 T 细胞识别肿瘤细胞的能力，这一伟大的创造已经在癌症的临床治疗中取得了巨大成功，或许离癌症的治愈真的已经不远了。不仅如此，针对特定的免疫细胞进行靶向改造，使得这种改造后的免疫细胞能够对抗特定的免疫缺陷性疾病，这种免疫细胞的靶向疗法很可能将成为未来临床治愈多种免疫缺陷性疾病的一剂良药。

在中国的免疫细胞治疗领域，我国绝大部分三甲级医院已经开始细胞治疗。不过，目前我国因免疫细胞治疗技术的管理规范未出台，细胞实验室的建设标准、实验室安全管理、操作规范均无专项法规要求。细胞治疗室大部分挂靠在临床部分，细胞治疗所使用的试剂基本由治疗室自己配置，五花八门，目前尚没有一个正规的细胞治疗试剂公司，也几乎没有一个得到官方权威机构认可的细胞治疗试剂。

免疫细胞在治疗方面的研发和应用需要基础研究的发展和技术进步的同时，也需要社会环境要素的扶持，来希望达到人们修复和培育组织器官的目的，通过疾病的治疗、寿命的延长、生活质量的提高从而为人们谋福祉。

第二节 我国医院发展的趋势展望

一、服务形式更加多样化

（一）医疗联合体

当今我国正处在新医改的大潮流下，国家在医疗体制进行改革时，鼓励建设新型的医疗服务模式，也鼓励对医疗资源的配置进行优化配比，从而推动医疗卫生事业稳步发展。医疗联合体拥有自己独特的特点，在一定程度上，医疗联合体等于医疗，它能够很好的改善医疗服务，使资源配置得到优配的一种特殊服务行业模式。医疗联合体是一种医疗服务组织，它是由大型医院带领中小型医院、社区卫生服务中心、诊所等所组成的。医疗联合体的核心是区域卫生的规划，并为此区域的群众提供一些医疗方面的服务。医疗联合体的构建目的分为 5 类：①正确配置资源、保证服务的安全、合理的价格；②保证医疗服务服务、公平、及时、安全；③节约资源；④满足人民群众的需求；⑤增加群众的医疗服务满意度。由于改革开放，中国有了具有特色特点的医疗联合体，《中共中央、国务院关于卫生改革与发展的决定》（中发〔1997〕3 号）于 1997 年出台，提出"要调整医疗机构和合理利用医疗资源""以医疗服务需求为导向，调整医疗机构的宏观布局和功能定位，引导医疗机构进行多种形式的联合和合作，优势互补，资源共享"。逐渐形成了医疗联合体构建模式。各地之所以能形成医疗联合体构建模式是因为它们通过兼并、联合、委托管理等方式探索医疗联合体的发展途径。各地的医疗联合体的形式是各具特色的，例如：南京鼓楼医院集团是以技术协作为纽带的松散型医疗联合体；大庆油田总医院集团是以产权经营为纽带的紧密型医疗联合体；上海瑞金医院集团兼有紧密型和松散型两种类型特征的混合型医疗联合体等。下一步，根据我国推进分级诊疗制度建设的有关要求，医联体发展将逐步实现"社区首诊、双向转诊、急慢分治、上下联动"的就医格局。

（二）医、康、养一站式服务

我国医院未来发展的方向会是服务内容更加多样化，医、康、养等一体化的"一站式服务"。"一站式服务"的实质是对服务进行集成与整合，"一站式服务"的主要的优点是操作流程极其简化、更方便办事以及提高效率。"一站式服务"的服务理念是"以患者为中心，让病人满意"。而且"一站式服务"有效地提高了服务质量、服务效率、群众满意度。"一站式服务"通过简化程序、优化流程、及时协调好有关职能的部门和科室，集成整合导医导诊、方便门诊、咨询服务和发放检查报告服务等多项服务流程来实现快捷服务患者的目标。促进综合服务的内容不断完整，确保"一站式服务"水平切合实际的提高。通过实施"一站式多功能服务"可以有效地避免患者在门诊收费挂号和药房、检验、检查各科室窗口之间来回走动。我们可以通过缩短患者就医流程，来大大地提升就医满意度，因此我们实施"一站式多功能服务"即患者在门诊收费窗口通过一卡通进行挂号、充值、扣费，然后可以去药房取药、去进行化验检查等。为了减少医患的距离、搞好医患的关系、树立良好的医院医疗形象和提高品牌效应，可以通过使用精细化的服务模式实现即设立"居民健康卡"、"医疗联合体"功能窗口、"七十周岁以上老年人优先"窗口；按期对出院患者进行回访、召开患者座谈会、开展满意度调查、进行整改；虚心接受建议；不断地完善医患沟通制度等。

二、服务方式更加智能化

智能医疗服务的产生、医疗服务过程的更加智能化、一系列智能医疗服务产品，如智能药盒、智能手环等的产生是因为人工智能的突破性的进展以及移动互联网的普遍存在。智能医疗服务是人工智能的实际应用之一，且智能医序服务之所以能够显著改进和解决许多问题是因为它和人们的日常生活息息相通。为了让每个人都拥有自己的医疗电子健康档案，需要把人工智能和云平台的大数据相通。促进人工智能和健康管理与智能医药监管在相关领域的结合，并将这些数据用于诊断、评估和治疗干预这些领域。通过增强智能医疗供给市场能力，集合发展智能医疗和健康产业以及发扬智能医疗先进技术示范性作用，可以造福人类。

（一）智能互联

为了更好地去面对社会现代化进程和新医改的目标，人性化“智慧医院”建设已经提上日程。为了更好地服务患者，为了给患者提供更多的福利，智能互联建立一套能让医院的医师与护士运用并且能够良好地运行下去智慧的医疗信息网络平台体系，再添上行政管理人员在后台对平台进行有效管理，这样就可以很好地将患者、医生、护士、医疗服务的提供者和社会上的保障部门联合起来。

智慧医院对于不同的人群应该有不同的含义，基于患者就医体验的智慧医院，强调为患者提供更加便捷的医疗服务，能够给患者提供最佳的治疗方案，同时规范医疗行为，避免过度医疗，降低医疗费用。由于医院信息服务系统功能的进步，不仅方便了患者，还保证了患者能得到及时的临床治疗。当今社会有着几个热点问题：怎样通过信息化手段让病人在享受医疗服务的时候获得更多便利，如何缩减患者在整个就医流程中等待时间，怎样改善就医体验。

（二）方便、快捷、高质量

智能医疗的推广，是现代高科技结合先进医疗观念的产物。智能医疗之所以能成为医疗服务的“智慧助手”，是因为智能医疗能通过高新技术的创新应用，从而提升医疗服务的水平与能力，促进医疗服务更方便、快捷、高质量的发展。

智能医疗的发展有三个阶段，现在已经进入了第二个阶段即市场商用阶段。在第二个阶段中，智能医疗将迎来高速发展期，并呈现出不同于上一阶段的特性。在这一阶段，智能医疗将对具体问题提出解决方案，服务对象转为患者、企业。同时，与传统医疗保健系统进行深度整合，令医疗服务更加高效，达到方便、快捷、高质量的医疗服务。

具体来说，智能医疗将呈现 4 个主要特性：①大数据辅助诊治。为了改变医疗整体的运作模式，可以利用终端设备收集信息、整合数据，完成多方交互共享的目标，从而实时监控医疗情况，及时地解决问题。②实现全方位感知患者。通过相关设备、为了使医疗服务更贴近人心，系统或流程要做到实时感知、测量、捕获和传递患者信息，并且系统或流程根据采集到的信息采取相关措施或进行规划。③全面整合分析医疗资源。智能医疗最大的特点是智能化，即能依据数据进行深入分析、汇总、计算，为特定场景、特定问题的解决方案提供依据，而这个前提是获得详细、具体、全面的信息资源。④终端目的。打破时空的限制，达到对病情信息连续并且准确监测是智能医疗终端的目的。不过，仅起到记录或监测还远不够，未来智能医疗终端要更加智能化、专业化。

三、服务流程与规划布局更加人性化

医院是医疗行业的核心，所以在文化建设的活动中，医院要坚持以“人本理念”的目标，认真落实贯穿科学发展观，促进物质、精神、管理三方面的文化建设。医院可持续发展的基础是“人本理念”，在医院发展中起到重要作用的也是“人本理念”。不仅外在的规章制度被要求，医院内部人员也被要求要团结合作、拥有高要求的职业道德。

医院应以患者为中心，增强个体服务性。医师要更加了解患者的情况，便于患者得到及时诊治。另外，可以借鉴一些国外的先进经验，在转诊过程中，应在转诊单上说明患者情况，提高诊疗质量与效率。医师应该根据患者情况确定合适的转诊医院，能够切实保证患者利益。另外，可以推行患者导向的委托制，患者有自主选择的权利，一切目标都为了满足患者需求与期望，保证为患者提供更多的医疗服务选择机会与更好的服务。在规划布局中，应突出政府在医疗服务过程的服务与监管作用，保证医疗资源的公平分配。当前以药养医、过度医疗、医患纠纷、医护人员道德缺失等各种问题，也是当前“看病难”“看病贵”问题的原因之一。仍要坚持政府的调控与服务职能，增强政府责任意识，切实发挥其公共服务与监督管理的职能，运用有形之手切实维护医疗服务供给中的公平与正义。管理部门应监督完善医疗服务机构管理，减少信息不对称导致的供给方诱导需求，建立供给方竞争约束机制。我国政府还应该实行医疗机构管办分离，加强宏观管理，建立监督机制，“放权”的同时履行有效的监管职能，建立健康完善的医疗行业监管与市场有效竞争的环境。

四、服务环境更加生态、绿色、美丽

我国虽然提出建设绿色医院的想法，但是我国的建设及运行管理经验不足，所以我国应该不断探索绿色医院的建设和发展，这将极大限度地减少我国与西方国家在绿色医院管理方面的差距。医院的建设标准、运行管理理念及服务方向都在向绿色化方向发展，所以绿色医院将成为未来医院发展的主流。总的来说，医院的各个方面都有自己的特点，如：医院选址的科学性、合理性；医院各项设备的安全、高效等特点；医院运行管理的标准性、规范性；医院服务质量的精细化、人性化的特点。另外要说明的是绿色医院不仅具有救治患者的功能，还具有节能环保的作用。生态环境将会在患者的生理和心理造成影响。

第三节　我国医院管理的精益化发展

一、重申人本管理理念

现在大多数医院的管理模式，使用的是人本管理的指标，看重员工的价值。医院要注重提升员工的职业技能和职业素养，向员工灌输“人文化、人性化、人本化”的服务态度，向患者提供优质的服务，确保他们的健康状况。在医疗方面，医院管理的目的是为社会带来更多的公共福利，基本任务是提供服务、进行研究和培养专业人才，另外也要对服务系统进行改进，提高人民的满意度，在管理过程中强调对人的尊重，不要只以获取经济利益为目的。

（一）注重员工价值和顾客价值

医院获取自身价值的基础是为顾客创造价值，价值的传递过程和传递机制指医院为顾客创造出来的价值及时传递给顾客后转化成顾客所有的价值。想要医院创造的顾客价值充分实现，避免由于顾客价值传递出现问题而导致顾客流失，这就只能通过认真研究顾客价值传递的规律和特点来实现。

（二）全员参与管理

医院人本管理实质是指医院把员工看作十分重要的资源，在现实管理中考虑员工的综合能力，从而把他们安排到最合适的岗位。在实际工作中，要关注员工的成长，用科学合理的方式激发员工工作的主动性和积极性，从而提高员工工作效率，使员工为医院的进步做出贡献。

新时代的医疗卫生改革要求所有医院通过科学、有效的员工管理转变现有的工作理念。为了确保患者拥有更加贴心的医护服务，需要用有效的员工管理来规范员工的医疗服务。为了保持医院竞争力的基础，为了留住医学人才，需要医院改革传统的员工管理方式。为了保证以上两方面的需求，需要医院引入人本管理来保障医院的可持续发展。在一所医院的日常工作和文化体系构建过程中文化导入不够，会使新员工找不到情感归宿和存在感，导致荣誉感降低，造成全员参与管理在医院的人本管理中无法发挥应有的重要作用，所以医院应该培养员工的文化认同感。

（三）尊重员工

创建鼓励机制，成立新型技术人才队伍。重视管理观念，在医院用人机制上，医院要大胆创新、积极探索，如：废除干部任职终身制，尊重员工、重视员工的意见，公平、公正、公开选拔人才，竞争上岗，公开招聘，保证医院有良好上升通道。广泛听取建议后再下决策，杜绝独断专行情况的出现。中上层听取意见能够更好地反映当前形势的底层声音后，实施在底层的决策能更好地服务于中下层。为了使他们能更好地体现自我价值并在最大限度上唤醒了员工的工作热情，需要制订专业的带头机制、选出优秀的专业带头人、搭建平台。为了在一定程度上减少公立医院的人才流失，稳定医务人员队伍，更要需要懂得尊重员工。

（四）视顾客为上帝

近年来医患纠纷层出不穷，“医闹”现象逐步升级，把医患关系问题推到了风口浪尖上，引起了社会广泛的关注。说明我国医患关系日趋紧张，医患关系总体呈紧张态势。如何建立友好的医患关系和减少医患之间的纠纷，不仅要增加医患之间的沟通促使医护人员对患者的心理、生理、文化、社会、经济等方面的需求进行了解和掌握，也要尊重患者的参与权、知情权、隐私权、选择权。医患沟通要使患者对自己的治疗方案、病情、病情转归、医疗风险、治疗费用等有所了解，并且将医患沟通纳入质量安全管理体系，确定沟通的内容、时间、方式等。同时在患者入院前，医务人员应该与患者进行一些比较正式的沟通改变患者对医院的敌视价值观。

医院通过重视患者需求来提高患者满意度，保证医院可持续发展，患者在接受治疗的过程中，希望得到满意的服务，因此当医护人员的服务质量达不到理想的标准时，医患之间必然会产生一系列问题。因此，在医院管理过程中常常用患者满意度作为服务质量和治疗效果是否合格的标准。患者遵从所制订的治疗方案和医学建议可以有效地确保治疗的有效性。在医院，如何使得患者愿意遵从所制订的治疗方案和医学建议，即满足患者的一个需求。要提高医院满意度，优化外界环境对医院品牌的评价，维持医院的长久发展，就必须以患者为中心，收集患者的意见和需求，并相应的提高医疗技术，提高服务人员的服务质量。医院的最终目的是为患者解决问题，其发展和运行与患者息息相关。医院在建设过程中的首要任务是满足患者各方面的需求，并在具体活动中具体落实，这样才能形成患者至上的核心思想。患者的需求得到满足，就会从内心认可医院的服务，为医院树立良好的社会形象，使医院在与其他组织的竞争中占据优势，进而获得更多的利益。近段时间，一些医院通过制订精细化的质量管理体系使患者的需求得到最大限度地满足。由于精细化质量管理体系具有运行有序、责任范围明确、层次清楚等特征，所以其能在很大程度上提升医院整体管理水平。

二、持续改进服务质量

推动医院质量的全面提升，有助于实现我国医药卫生体制改革的总目标，就是让群众拥有的医疗卫生服务更加“安全、有效、方便、价廉”。从医院的角度来讲，医疗护理服务质量的含意是医院的服务对象对于医院服务的体验效果以及患者与理想服务对比之后的满意程度。医疗护理服务质量被分为三种：第一种，服务质量是好的，即患者接受到的服务超过其预期程度；第二种，医院服务质量不好，令患者难以忍受，即患者接受到的服务低于其预期程度；第三种，医院提供的服务符合患者的要求，基本和患者的预期相同。所以，患者对医疗服务质量是否满意是医疗服务质量的本质。

（一）对服务质量的无限追求

在现有的医疗体制下，一直存在着“看病难，就医难”的问题，为了调节人民需求和医院服务之间的关系，国家一直在进行着医疗方面的改革。深化改革在新一轮医改以后，尤其是在十九大后，取得了极大的进展和显著效果。由于新一轮医改要求加强医院的管理，所以需要对医院进行精细化管理，需要快速提高医疗管理服务的质量水平，坚持完善惠民、便民服务措施。

提高医院服务质量，降低运营成本，增加患者满意度是精细化管理最主要的作用。在医院管理中，很多细节管理工作存在问题，如：排队等待时间过长，如果想解决细节问题的话，必须使用精细化管理模式。研发出进行成本管理精益化的计算机软件，构建规范统一的信息管理平台，不断提升医院成本核算效率，设置医护工作站的相关服务项目，调整挂号和收费等项目，尽可能地满足患者的医护需求。还要建立健全医院绩效考核机制，充分激发医护人员的积极性、主动性及创造性，进而推动医院成本管理精益化工作的正常实施。

（二）服务流程的不断优化

服务流程的不断优化值得研究和重视。改善以“终点到终点”为流程的服务系统的主要任务是及时找到存在或潜在瓶颈，然后通过平衡流程中各组成部分来降低瓶颈的数量，尽最大可能地去满足患者的需求，提升服务质量。在关注解决门诊服务流程时出现的“三长一短”现象的同时也要动态关注服务流程中出现的新瓶颈，如流行性感冒发生时、急诊患者排队等待的时间过长，内科患者住院困难等，突然发生的瓶颈问题，需要医院及时察觉并处理，用心提高医院的服务质量才能使患者真正满意。合理配置人力资源，实现“多功能多元化一站式”服务；门诊主要窗口“一窗多能，一岗多能”；合理布局多功能自助区域，方便智慧就医。

（三）服务理念的全面更新

服务流程的动态改进必须得到重视，全体成员参与纠错和改进。在医院服务方面，与患者面对面接触的是拥有医疗技术、管理机械设备等掌握资源的医疗人员，而医院的营销人员与患者的接触并不多。如果只依靠营销人员的努力，其他工作者却不参与其中，那么医院的服务就不能得到更多人的认可。因此，对于医院来讲，最好的方式是让全体员工参与进来，共同营销。更新全员的服务理念，全员参与纠错和改进将会促进医院管理的精益化发展。

三、充分发挥文化管理的力量

如今的医院面貌发生了极大的变化，其原因是国家经济快速发展，民众在健康方面的需求增加，国家对医院的硬件建设、设施设备等投入逐渐增加。但是医院文化由于发展过迎来巨大挑战。医院文化的核心——“人”正在受到严重的冲击，这是因为过于看重个人利益而忽视集体利益、享乐主义逐渐滋长，同时吃苦主义缺失等问题的出现。在这种情况下，增强医院文化建设十分重要。所谓的医院文化是指医院在发展的过程中，继承优秀传统，更新并积累财富，坚持目标，打造医院特有的特色文化品牌。

（一）包容、创新、团结、精益求精的医院文化

弘扬包容文化即患者至上、人道、忠诚，①把顾客当作中心，那么，企业生产方向是顾客需求，生产过程的组成成分也包括顾客，此时不能仅仅向顾客提供服务；②把员工作为中心，突出表现个人对生产的干预。对成员进行明确的分工，将责任下放到每一位工作者，使其各司其职，提高员工的责任意识，严格把控每一个生产细节。同时，要给予员工更多的权利，除了听从上级的指令，也要辅助上级进行各项事务的决策，提高员工的积极性和创造力，尊重他们的观点，为医院提供解决问题的新思路，激发医院的生命力，提高医院的创新性。

创新活动载体，鼓动员工热情。结合医院的自身特点，开展符合医院的文化娱乐活动。开展主题党日等，中心工作可以依靠党组织在各项活动中的核心推动作用和通过党建带动工建、青建、妇建等形式培养职工的主人翁意识和团队精神和增强职工凝聚力和创造力，也可以开展征文、摄影、知识竞赛等活动，开展文化娱乐活动，提高单位文化影响力，丰富职工的业余生活，在职工的工作中注入能量，使医院员工呈现积极乐观的心态。

（二）团队精神

医院团队精神培养与建设的重要性是因为医院以患者为中心、以质量为核心，为患者提供更好的护理服务等，个人和医院团队工作目标能够实现是依靠全院职工互相依赖、支撑、共同努力的结果。

医院团队精神的基础和取得成败的关键是建立明确的医院目标。在竞争激烈的市场中，医院通过建立了既满足医院发展需要又满足全体医护工作者切身利益的医院目标，才能保证每个医护工作者为医院尽心努力的工作。想要提高医务人员对目标的关注和认可程度，只有使每个成员的利益、目标与集体的利益、目标保持一致。产生团队精神的基础是共同的情感、目标和利益。要实现医院的总目标的前提是每一位医务人员清楚明白自己在工作流程中的定位及有关程序。要实现医院的总目标需要所有医务人员的努力工作，而不仅仅是医务人员听从命令工作。

（三）学习型医院的驱动力

医院是人才知识密集型组织，构建学习型医院是实现医院可持续健康快速发展的重要途径，是适应深化医疗体制改革趋势、贯彻落实科学发展观、坚持以人为本办院理念的重要举措，学习型医院的建设与员工满意度的提高密切相关。创建学习型医院是提高职工满意度，增强职工主人翁责任感的重要途径；创建学习型医院是提高服务水平、优化服务质量、调节日益紧张医患关系的重要手段；创建学习型医院是实现医院健康、快速发展的重要手段。

在国内，越来越多的医院重视创建学习型医院，并作为医院的战略目标来稳步推进。建设学习型医院可以实施以下措施：开展规范化的新职工岗前培训、稳步推进住院医师规范化培训、鼓励和支持员工出国研修、统筹安排进修学习与工作，并鼓励与支持读博、读硕，以及加强对医院骨干培训。

【本章小结】

我国医院发展面临的机遇和挑战主要有三大方面，①新时代背景下医药卫生体制改革迫在眉睫；②患者或顾客对医疗服务需求发生了新的变化；③科学技术持续不断的发展进步促进了医疗服务发生变革。三方面的机遇、挑战又分别受到多种因素影响：社会经济发展进入新时代、“三医联动”改革深入推进、医疗市场出现新变化引发了新时代背景下医药卫生体制的改革。新时期医疗行业得以巨大发展，大健康产业战略的提出及健康中国战略的提出，都彰显了社会经济发展进入了新时代。而“医疗、医保、医药”联动，医保制度整合与医疗保障局的成立，医疗费用控制力度更大，患者自付比例更低、医院收支平衡要求更高，医务人员薪酬制度改革等现实状况及需求都推进“三医联动”改革进一步深入。此外，医疗市场出现新变化，如扩大对外开放背景下的外资进入、社会办医背景下的民营医院发展、医生集团逐渐走入了大众视野、线上医院的产生等。

伴随着我国社会经济不断发展，我国医院行业也呈现出四大趋势，即医疗服务内容更加多样化、医疗服务方式更加智能化、医疗服务流程与规划布局更加人性化、医疗服务环境更加生态绿色美丽。我国医院服务发展将形成医、康、养等一体化的“一站式服务”。“一站式服务”通过简化流程、便于办事、提升效率，不仅提高了服务效率、质量和群众满意度，更改善了医患关系。“智慧医院”与“智能治疗”服务的产生和医疗服务过程更加专业与智能化，得益于近期来人工智能的进展和互联网的普及。在医疗服务和规定布局中必须坚持“以人为本”理念，以患者为中心，增强个体服务，要求各部门工作者共同努力，齐心协力，用高标准、高要求严格约束自己。医疗服务环境要求医院更加注重环境的建设，于是“绿色医院”孕育而出。绿色医院要求医院的建设标准、运行管理理念及服务方向均朝绿色化方向发展，体现可持续发展意识的生态环境。

基于我国医院未来的发展趋势展望，医院管理的精益化将是医院管理的必由之路。医院的精益管理要求重申人本管理理念、持续改进医院的服务质量、充分发挥医院文化管理的力量。作为“以人为本”的管理模式，人文管理突出人在管理中的地位，实现以人为中心的管理，打造和谐的医患关系。它注重员工价值和顾客价值、要求全员参与管理、尊重员工、视顾客为上帝。而持续改进医疗服务质量则是对服务质量有无限追求、不断优化医疗服务流程、全面更新服务理念，进而实现为群众提供“安全、有效、方便、价廉”的医疗卫生服务目标。加强建设医院文化的目标是打造包容、创新、团结、精益求精的医院文化，培养团队精神，建立学习型的医院，坚持目标导向，打造特色文化品牌。

参考文献

艾尔弗雷德·钱德勒，2002．战略与结构[M]．孟昕，译．昆明：云南人民出版社．

安索夫，2009．公司战略[M]．曹德骏，范映红，袁松阳，译．成都：西南财大出版社．

彼得·德鲁克，2008．管理：任务、责任、实践[M]．余向华，译． 北京：华夏出版社．

彼得·圣吉，2018．第五项修炼：学习型组织的艺术与修炼[M]．郭进隆，译． 北京：中信出版社．

曹荣桂，2010．公立医院改革进展与挑战[J]．中国医院，(6):1-5．

陈海生，2013．佛山市医院职业经理人管理模式研究[D]．咸阳：西北农林科技大学．

陈坤，2011．创新型企业创新路径选择和绩效评价研究[D]．合肥：中国科学技术大学．

陈升宝，2017．民营医院医疗服务质量管理研究[D]．天津：天津工业大学．

陈旭东，2002．21世纪医院管理新范式——学习型医院[J]．江苏卫生事业管理，(6):6-9．

陈岩，2014．MS公司知识型员工非薪酬激励问题研究[D]．广州：广东财经大学．

大前研一，1985．企业家的战略头脑[M]．杨沐，译．北京：生活·读书·新知三联书店．

董炳琨，1999．建国以来医院管理的历史经验[J]．中华医院管理杂志，15(9):514-517．

范捷翔，2014．精益化管理在医院管理中的应用研究[D]．杭州：浙江工业大学．

符壮才，2007．建立医院文化管理模式初探[J]．现代医院管理，5(4):26-28．

高晓娟，谷敏，许同来，2010．信息技术在医院流程再造环节中的应用实例与效果[J]．江苏卫生事业管理，21(02):75-76．

弓孟春，陆亮，2016．医学大数据研究进展及应用前景[J]．医学信息学杂志，37(2):9-15．

古文珍，林丽婷，黎德成，2016．看板管理在手术室耗材管理中的应用[J]．中华护理杂志，51(12):1466-1468．

关姝颖，2008．国际快递企业区域精益管理[D]．上海：上海交通大学．

韩建峰，李杰，王海涛，等，2016．霍普金斯医疗风险和质量控制体系研究[J]．中国卫生人才，(4):54-57．

郝佳，苏慧，赵彬彬，2015．手机APP在数字化门诊护理工作中的应用与效果评价[J]．中国数字医学，10(09):57-60．

贺群，2015．患者需求导向视角下的医疗服务定位与思考[J]．管理观察，(35):184-186．

侯胜田，王海星，2014．国外医患沟通模式对我国和谐医患关系构建的启示[J]．医学与社会，27(02):51-54．

胡旭初，孟丽君，2004．顾客价值理论研究概述[J]．山西财经大学学报，26(5)．

华颖，2017．健康中国建设：战略意义、当前形势与推进关键[J]．国家行政学院学报，(06):105-111，163．

黄惠根，2016．霍普金斯医院护理管理浅析与启迪[J]．中国卫生人才，(11):70-74．

黄坚，陈伟全，管玉梅，2016．精益管理优化医院呼吸机管理的实践与思考[J]．中华医院管理杂志，32(8):586-588．

杰弗瑞·莱克，2016．丰田模式：精益制造的14项管理原则[M]．李芳龄，译．北京：机械工业出版社．

杰弗瑞·莱克，大卫·梅尔，2010．丰田人才精益模式[M]．钱峰，译．北京：机械工业出版社．

杰弗瑞·莱克，迈克尔·豪瑟斯，2016．丰田文化：复制丰田DNA的核心关键[M]．王世权，韦福雷，胡彩梅，译．北京：机械工业出版社．

景春风，2016．无锡市区域医联体模式推行现状及对策研究[D]．上海：华东政法大学．

肯尼迪，迪尔，2008．企业文化[M]．李原，译．北京：中国人民大学出版社．

劳伦斯·米勒，1988．美国精神[M]．曹宇，周晓明，译．北京：工人出版社．

雷蕾，李璐，2015．规范化精益管理对病案管理质量的影响[J]．齐齐哈尔医学院学报，36(09):1346-1347．

李海生，2017．医院管理中精细化管理的实践应用分析[J]．中国管理信息化，20(05):109-110

李会玲，赵亚锋，宋晔，2015．CICARE沟通模式在急诊护理工作中的应用[J]．中国医学伦理学，28(03):390-392．

李瑞进，2006．精益建造理论及其在工程项目中的应用研究[D]．天津大学．

李杨，胡敏敏，2014．以精益视角看待医院文化建设[J]．价值工程，(31):200-201．

利奥纳多·L·贝瑞，肯特·D·赛尔曼，2009．向世界最好的医院学管理[M]．张国萍，译．北京：机械工业出版社．

刘尊钰，2018．C医院静脉用药配置中心精益管理研究[D]．济南：山东大学．

罗伯特·安东尼，维杰伊·戈文达拉扬，2010．管理控制系统[M]．刘霄仑，朱晓辉，译．北京：人民邮电出版社．

马富萍，2014．基于精益思想的软件项目管理的应用研究[D]．北京：北京邮电大学．

马克·格雷班，2018．精益医院：世界最佳医院管理实践[M]．张国萍，王泽瑶，等，译． 北京：机械工业出版社．

迈克尔·波特，2014．竞争战略[M]．陈丽芳，译．北京：中信出版社．

穆瑞国，任改瑛，2009．基于精益化管理的医院文化建设[J]．解放军医院管理杂志，16(7):683-683．

潘奕静，2018．平衡计分卡在图书馆个性化服务评价中的应用[J]．人力资源管理，(3):289-290．

彭更祥，2010．山东侨昌化学有限公司营销人员绩效考评体系研究[D]．长沙：湖南大学．

齐学玲，2011．赛默飞世尔公司看板管理项目的研究[D]．上海：上海交通大学．
曲峰，2017．我国医患纠纷调解的问题及政策研究[D]．沈阳：沈阳师范大学．
任文杰，2008．平衡记分卡在战略管理中的应用[C]．中国医院协会职工医院管理分会 2008 年年会．
任文杰，2009．基于平衡计分卡的医疗集团战略管理[J]．中国临床研究，22(4):504-505．
邵菊香，2017．可视化管理在医院急诊室护理管理中的运用[J]．中医药管理杂志，(05):69-71．
师菲，2010．业务流程再造在医院中的应用探讨[J]．医学与社会，23(5)．
石娜，2018．精益管理在医院管理中的应用[J]．才智，(10):244．
水天，2006．上汽集团:打造精益管理评价体系[J]．中国电力企业管理，(5):51．
田永舟，2012．精益生产在 M 公司中国供应商应用研究[D]．武汉：华中科技大学．
涂尚德，罗杰·A·杰勒德，2012．精益医疗[M]．余锋，赵克强，译．北京：机械工业出版社．
王曾妍，2016．基于信息化建设在手术室精益管理中的研究[D]．武汉：湖北工业大学．
王浩锐，2009．FLEX 公司精益生产管理研究[D]．兰州：兰州大学．
王虎成，2013．文化管理与战略管理互补研究[D]．武汉：华中师范大学．
王金菊，刘永生，2007．谈医院的品牌建设[J]．中国医药导报，4(31):112-112．
王青青，2013．浅析非现役文职教员如何发挥自身优势[J]．青年科学：教师版．
王茹，2017．平衡计分卡在医院绩效评价中的运用——以江西 Y 医院为例[D]．南昌：江西财经大学．
王守学，2015．电建施工项目流程一体化管理模式的构建与应用[D]．山东财经大学．
王彤，2018．公立医院绩效管理存在的问题及改进建议[J]．医院管理论坛，35(02):13-16+12．
王怡，2013．G 银行后台部门员工激励策略探索[D]．成都：电子科技大学．
魏际刚，2018．奠定坚实国民健康基础[N]．中国医药报，(004)．
温恒福，张萍，2014．学习型组织的实质、特征与建设策略[J]．学习与探索，(2):53-58．
吴慧芬，2014．CICARE 沟通模式在术前访视中的应用[J]．护理学杂志，29(14):43-44．
吴相洲，王元昊，赵翔，2015．国学测试水平系统[M]． 北京：社会科学文献出版社．
吴亚兵，2009．方法研究技术在烽火集团现场管理推行中的应用[D]．西安：西安电子科技大学．
吴宗勇，齐军，2015．公立医院与民营医院合作模式研究[J]．中国医院，19(01):27-29．
肖燕，2008．基于顾客价值视角的医院营销策略研究[D]．武汉：华中科技大学．
谢雨彤，2014．抚顺银行激励机制改进研究[D]．秦皇岛：燕山大学．
熊晶晶，2015．质量管理实践与医院绩效的关系研究[D]．天津：天津大学．
徐向天，梁金凤，刘旻，2015．医疗大数据对医院精细化绩效管理的支持与研究[J]．中国医院，19(09):22-24．
薛澜，张强，钟开斌，2003．危机管理[M]．，北京：清华大学出版社．
姚淳，2011．星玛电梯有限公司推进精益生产的实践研究[D]．大连：大连理工大学．
于凤兰，2015．刍议实行精益化管理提升医院文化建设的效果[J]．中国卫生产业，12(35):15-16．，
袁少震，2011．转台线布局分析与改善[D]．吉林：吉林大学．
约翰·舒克，2016．学习型管理：培养领导团队的 A3 管理方法[M]．郦宏，武萌，汪小帆，等，译．北京：机械工业出版社．
詹姆斯·P·沃麦克，丹尼尔·T·琼斯，2015．精益思想[M]． 沈希瑾，张文杰，李京生，译．北京：机械工业出版社．
詹姆斯·P·沃麦克，丹尼尔·T·琼斯，丹尼尔·鲁斯，2015．改变世界的机器：精益生产之道[M]．余锋，张冬，陶建刚，译．北京：机械工业出版社．
张凌，2014．重新定义“足够好”[J]．中国医院院长，(15):90．
张胜利，2012．石嘴山银行八零后员工激励因素分析[D]．西安：西北大学．
张彦喆，2017．信托行业人才培养与团队建设的体系创新[D]．成都：电子科技大学．
章冬梅，倪理琪，2013．5S 管理在医院管理中的应用[J]．现代医院，13(06):121-122．
周茜，2009．基于精益思想的柔性薪酬体系构建[D]．天津：天津科技大学．
周全斌，芮永军，朱建栋，等，2015．通过精益管理优化急诊手术流程的实践[J]．中华医院管理杂志，31(2):116-119．
周院生，张自合，2009．医疗纠纷[M]．北京：中国检察出版社．
朱迪·沃思，汤姆·舒凯尔，博·基特，2014．精益医疗实践：用价值流创建患者期待的服务体验[M]．郦宏，赵自闲，徐远航，译．北京：机械工业出版社．
Randmaa M，Martensson G，2014．SBAR improves communication and safety climate and decrease incident reports due to communication errors in an anaesthetic clinic: a prospective study [J]．BMJ Open，04．